• 中医学教程 – 暨南大学外招生教材资助项目（55640080）

• 2022 年广东省本科高校高等教育教学改革项目 – 多模态混合式教学赋能驱动中医药课程优秀传统文化传播的模式构建与实践

• 国家重点研发计划项目（2018YFC2002501）

编委会

主　编：朱晓峰　张荣华

副主编：韩　莉　冯伟峰　金　玲

编　委：（以姓氏笔画为序）

王攀攀　朱诗平　陈秋芳　罗雪花　金　晓

二十一世纪中医学教材系列

简明中医学教程

主　编　朱晓峰　张荣华
副主编　韩　莉　冯伟峰　金　玲

暨南大學出版社
JINAN UNIVERSITY PRESS
中国·广州

图书在版编目（CIP）数据

简明中医学教程/朱晓峰，张荣华主编；韩莉，冯伟峰，金玲副主编．—广州：暨南大学出版社，2022.12
二十一世纪中医学教材系列
ISBN 978－7－5668－3592－5

Ⅰ.①简…　Ⅱ.①朱…②张…③韩…④冯…⑤金…　Ⅲ.①中医学—高等学校—教材　Ⅳ.①R22

中国版本图书馆 CIP 数据核字（2022）第 244076 号

简明中医学教程
JIANMING ZHONGYIXUE JIAOCHENG
主　编：朱晓峰　张荣华　副主编：韩　莉　冯伟峰　金　玲

出 版 人：张晋升
策划编辑：汤慧君
责任编辑：周玉宏　王海霞
责任校对：刘舜怡　王燕丽
责任印制：周一丹　郑玉婷

出版发行：暨南大学出版社（511443）
电　　话：总编室（8620）37332601
　　　　　营销部（8620）37332680　37332681　37332682　37332683
传　　真：（8620）37332660（办公室）　37332684（营销部）
网　　址：http：//www. jnupress. com
排　　版：广州良弓广告有限公司
印　　刷：佛山市浩文彩色印刷有限公司
开　　本：787mm×960mm　1/16
印　　张：20
字　　数：380 千
版　　次：2022 年 12 月第 1 版
印　　次：2022 年 12 月第 1 次
定　　价：69. 80 元

作者简介

朱晓峰，医学博士，教授，主任医师，博士生导师，博士后合作导师，广东省杰出青年医学人才，全国第五批中医临床优秀人才培养对象。出身于中医世家，从事中西医临床工作 20 余年。主持国家自然科学基金项目、广东省科技计划项目、广东省自然科学基金项目、广东省建设中医药强省科研基金项目等 10 余项，作为科研骨干参与国家重点研发计划项目 1 项、国家自然科学基金项目 5 项，在国内外发表学术论文 60 余篇。主讲《中医学》《中成药》等本科课程。

张荣华，医学博士，二级教授，主任医师，博士生导师，博士后合作导师，广东省医学领军人才，教育部高等学校专业设置与教学指导委员会委员，教育部高等学校中药学专业教学指导委员会委员，中国医师协会中医师分会副会长，世界中医药联合会综合医院中医工作委员会副会长，中国中西医结合学会理事，广东省中西医结合学会副会长，《中国中西医结合杂志》《中国病理生理杂志》《中华生物医学工程杂志》等编委。主持国家重点研发计划项目 1 项、国家自然科学基金面上项目 4 项、广东省自然科学基金重点项目等 10 余项，在本领域权威期刊上发表学术论文 200 余篇，参与编写专著 6 部，获省部级以上奖项 9 项。讲授多门本科生和研究生课程，培养硕士和博士研究生 90 余名。

前　言

中医学是中华民族在长期的生产、生活和医疗实践中，对认识生命、维护健康、防治疾病的经验总结，并通过历代的传承、创新和发展，逐渐形成了完整的理论体系。中医学是中华文明的优秀代表，也是中国优秀传统文化的代表。

本书是在全国高等教育“十三五”规划教材《中医学》（第9版）的基础上编写而成。内容涵盖中医基础理论、中医诊断学、中药学、方剂学、针灸学基础、中医内科常见病等的主要知识。本书力求“简明、实用、新颖”，在每一章节中，抓住关键知识点，努力做到内容精练、文字简洁、重点突出、实用性强，使读者能在较短的时间内掌握中医学的精髓。全书共十一章，第一章为中医学导论，介绍中医学的历史沿革、中医学理论体系的主要特点及中医学承载的优秀传统医德；第二章为中医学的哲学基础；第三章为藏象学说；第四章为病因病机；第五章为诊法；第六章为辨证；第七章为防治原则与治法；第八章为中药；第九章为方剂；第十章为针灸学基础；第十一章为内科常见病证。本书适用于港澳台侨临床医学专业学生作为教材使用，也可以作为各高等院校临床医学、基础医学、口腔医学、护理学、中药学等医药专业学生学习中医知识的指导，还可以作为中医知识的普及供中医药爱好者学习中医入门参阅。

由于编者水平有限，本书尚有不足之处，恳请各位专家、中医药工作者及广大师生批评指正，以便进一步完善。

朱晓峰

2022 年 10 月

目　录

第一章　中医学导论

中医学是以中医药理论与实践经验为主体，研究人类生命活动中健康与疾病转化规律及其预防、诊断、治疗、康复和保健的综合学科。

中医学自有文字记载以来已有数千年的历史，它是中华民族长期预防和治疗疾病的丰富经验总结，蕴含着中华传统文化的丰富内涵，是传承弘扬中华优秀文化的重要载体，是生命科学与人文有机结合的系统性的整体的医学知识体系。中医学为中华民族的繁衍生息作出了巨大贡献，时至今日，它仍然在人类的医疗和保健事业中发挥着重要作用。习近平总书记指出："中医药学凝聚着深邃的哲学智慧和中华民族几千年的健康养生理念及其实践经验，是中国古代科学的瑰宝，也是打开中华文明宝库的钥匙。"①

第一节　中医学的历史沿革

中医学是中华民族在长期的生产、生活和医疗实践中，对认识生命、维护健康、防治疾病的经验总结，通过历代的传承、创新和发展，逐渐形成的完整的医学理论体系。

一、中医学理论体系的形成

中医学理论体系是在借鉴中国古代精气学说、阴阳五行学说等哲学思想的基础上，以整体观念为主导思想，以脏腑经络和精气血津液的生理病理为基础，以辨证论治为诊疗特点的医学理论体系。

（一）中医学理论体系形成的条件

中医学理论体系基本形成于战国至秦汉时期，是在中国古代哲学思想的影响下，在中华民族传统文化的基础上，经过长期医疗保健的经验积累和理论总结而形成的。

---

① 2010 年 6 月 20 日习近平在墨尔本皇家理工大学中医孔子学院授牌仪式上的讲话。

1. 社会自然科学的渗透

中华民族从春秋战国到秦汉这一历史时期，各种学术流派，如儒家、道家、墨家、法家、名家、阴阳家等展开了学术争鸣与交流，学术上呈现出“诸子百家”的繁荣景象，奠定了中华民族深厚的文化基础。这一时期，中医学吸收了当时自然科学和社会科学的各种学说、各个学派的先进成就，渗透和交融了哲学、数学、天文学、化学、历法学、气象学、地理学、声学、物候学、生理学、解剖学、心理学等多学科的知识，为中医学理论体系的形成奠定了文化基础。

2. 长期医疗经验的积累

实践是中华民族思维的起点。在古代中国，人们在长期的生活、生产和医疗实践中，通过观察积累了丰富的感性材料，经过思维而形成概念、判断，逐步上升为医学理论。从公元前21世纪进入奴隶社会以后，人们对疾病的认识，随着医疗实践经验的积累而不断发展，如殷商时期，在医疗实践中将“毒药”应用于疾病的治疗；西周时期，医家不仅为疾病确立了专门病名，还提出发病和药物治病等理论；春秋时期，秦国名医提出了六气致病学说，开创了中医理论体系的先河；战国时期，《史记·扁鹊仓公列传》记载扁鹊诊病已能“切脉、望色、听声、写形，言病之所在”，说明“四诊”方法已经基本形成。

3. 古代哲学思想的影响

中医学以中国古代朴素的唯物论和自然辩证法思想为基础，构建了其理论体系。如精气学说的万物本原论思想，为中医学整体观念奠定了思想基础；阴阳学说和五行学说的辩证法思想，对中医学方法学体系的建立起到了促进作用。中医学借用哲学的概念和范畴去观察事物，借以阐明中医学中的一系列问题，并通过诊疗实践对这些哲学概念和范畴进行探索、验证和深化，从而又丰富和发展了中国古代哲学理论。

（二）中医学理论体系形成的标志

中医学理论体系形成的标志是《黄帝内经》《难经》《伤寒杂病论》和《神农本草经》四大医学典籍的问世。

《黄帝内经》包括《素问》和《灵枢》两部分，共18卷，162篇，成编于战国时期，东汉至隋唐时期仍有补充和修订，该书集众多医学家的医学理论和临床经验于一体，是对先秦至西汉医学经验和理论的总结，是我国现存最早的中医理论专著。《黄帝内经》的著成，标志着中医学由经验医学上升为理论医学。《黄帝内经》研究了人的生理学、病理学、诊断学、治疗原则和药物学，建立了中医学“阴阳五行学说”“脉象学说”“藏象学说”“经络学说”“病因学说”“病机学说”“病证”“诊法”“论治”“养生学”及“运气学”

等学说。《黄帝内经》建立了天地人三才一体的整体医学模式，创立了经络理论，在疾病的防治上提出了“治未病”的观点，对临床实践具有重要的指导意义。《黄帝内经》为中医学理论体系的建立奠定了基础，是中医学理论与实践发展的基石。

《难经》原名《黄帝八十一难经》，约成书于东汉以前，相传为秦越人所撰，此书将《黄帝内经》中的难点和疑点提取出来并逐一解释阐发，还对部分问题作出了发挥性阐释。全书共分八十一难，内容简明扼要，辨析精微，包括脉诊、经络、脏腑、阴阳、病因、病理、营卫、腧穴、针刺等基础理论，对脉学尤其是“寸口诊脉”有较为详细而系统的论述，对经络学说及藏象学说中命门和三焦的论述，在《黄帝内经》的基础上有所发展。

《伤寒杂病论》由张机（字仲景）所著，成书于东汉时期，分为《伤寒论》和《金匮要略》两部分。《伤寒论》全书重点论述人体感受外邪后出现的一系列病理变化及辨证施治的方法，把病证分为太阳、阳明、少阳、太阴、厥阴、少阴六种，即“六经”，将外感疾病演变过程中所表现出的各种证候归纳出证候特点、病变部位、损及脏腑，以及寒热趋向、邪正盛衰等，以此作为诊断治疗的依据。《金匮要略》是我国现存最早的一部诊治杂病的专著，对以内科为主，兼及妇科、外科的 40 多种疾病的病因、病机、诊断、处方、用药等都有详细记载。《伤寒杂病论》总结了东汉以前的医学成就，将中医学的基本理论与临床实践紧密结合，创立了外感、内伤疾病的辨证纲领和有效方剂，故世代医家尊称其为“医方之祖”。

《神农本草经》简称《本草经》或《本经》，是现存最早的中药学专著。《神农本草经》约成书于秦汉时期，书内记载药物 365 种，根据养身、治病、药物毒性分为上、中、下三品，上、中品各 120 种，下品 125 种，认为上品是无毒的，具有补养作用；中品或有毒或无毒，可治病可补虚；下品为有毒，能用于治病邪，破积聚，不可久服。并根据功效分为寒、凉、温、热四性，以及酸、苦、甘、辛、咸五味，为中药学的“四气五味”药性理论奠定了基础。书中提出了“治寒以热药，治热以寒药”的用药原理，并记载了“七情和合”的药物配伍理论，为组方提供了重要的理论依据。

二、中医学理论体系的发展

随着中国社会文化和科学技术的发展，通过历代医家和人民群众长期与疾病斗争的实践经验的积累，运用相应历史时期的先进文化、科学技术成就，中医学理论体系得到了不断地发展和完善。

（一）魏晋隋唐时期

这个时期是中医学发展史上承前启后的重要时期，中医学理论体系得到了充实和系统化的发展，对于疾病的病因病机、诊断、治疗及用药等方面均有系统的论述，并出现了一批专科性的医学著作。

《脉经》由晋·王叔和所著，是我国第一部脉学专著。它第一次系统全面地论述了浮、滑、数、促等 24 种病脉的脉象及其所主病证；提倡“寸口诊法”，初步确立了寸口处的寸关尺三部脉位法，即左寸主心与小肠、左关主肝胆、右寸主肺与大肠、右关主脾胃、两尺主肾与膀胱，丰富了脉学的知识和理论，为后世脉学发展奠定了基础，并对临床实践有重要的指导意义。

《针灸甲乙经》由晋·皇甫谧所著，是我国第一部针灸学专著。全书前六卷论述基础理论，后六卷记录各种疾病的临床诊治，包括病因、病机、症状、诊断、取穴、治法和预后等。采用分经与分部相结合的方法对腧穴进行分类，详述了各部穴位的适应证、禁忌证、针刺深度与灸的壮数，是我国现存最早的一部理论联系实际的针灸学专著。

《诸病源候论》由隋·巢元方所著，是中医学第一部病因、病理和证候学专著。全书分别论述了内、外、妇、儿、五官、皮肤等诸科病证的病因、病机和症状，提出传染性疾病乃“感其乖戾之气而发病”，山区多“瘿”病乃其民“饮沙水”之故，岭南“瘴气”系“杂毒因暖而生”等，其见解明显超越了前人。

《备急千金要方》和《千金翼方》由唐·孙思邈所著，前者是我国第一部百科全书式的医学典籍。两书集唐代以前诊治经验之大成，提出的关于脏腑、针灸、备急、养生等内容，对后世医家产生了极大的影响。需着重指出的是书中首篇所列的《大医精诚》和《大医习业》，开创了中医伦理学的先河。

（二）宋金元时期

这一时期，众多医家在汲取了前人的医学成就基础上，根据各自的临证实践经验，开拓创新，提出了自己的独到见解，从而使中医学的理论和实践都有了新的突破和进展，并涌现出各种医学专著和综合性论著。

《三因极一病证方论》由南宋·陈言（字无择）所著，结合临床实践及其他医学著作的相关论述，其将病因归纳为三大类：外感六淫为外因，七情内伤为内因，饮食所伤、虫兽所伤、跌打损伤、中毒、金疮等为不内外因，这是对宋以前病因理论的总结，对后世病因学的发展产生了极为深远的影响。

“金元四大家”对中医学理论和实践的发展作出了重要的贡献。刘完素（字守真）主张“火热论”，提出“六气皆从火化”“五志过极皆能化火”，用药多寒凉，被后世尊称为“寒凉派”。“火热论”促进了中医温病学的发展，为温病学说的形成奠定了基础。张从正（字子和）主张“病由邪生、攻邪已病”，提出“邪去则正安”，倡导用汗、吐、下三法以攻邪祛病，被后世尊称为“攻下派”。李杲（字明之）在《黄帝内经》“人以胃气为本”的理论指导下，提出了“内伤脾胃，百病由生”的观点，治疗上善用温补脾胃的方法，被后世尊称为“补土派”。朱震亨（字彦修）则倡导“相火论”，提出“阳常有余，阴常不足”，治病主张滋阴降火为主，被后世尊称为“滋阴派”。“金元四大家”各有创见，各具特色，从不同角度丰富和发展了中医学理论。

（三）明清时期

这个时期是中医学理论综合汇通和深化发展的阶段，涌现出了大量的医学全书、丛书，标志性成果体现在命门学说和温病学说的发展与创新。

明清时期温补学派颇为盛行，其中赵献可、张景岳、李中梓、薛立斋、孙一奎等均重视脾肾，善于温补，创新了对命门的认识，如张景岳提出“水火命门”的论断，将阴阳、水火、精气的理论与命门学说有机地联系在一起，使之达到了前所未有的高度及水平，成为明代命门理论的集大成者。

温病学说的形成和发展，标志着中医学理论又取得了创新与突破。明·吴有性（字又可）著《温疫论》，创立了“戾气”学说，认为“温疫”的病因“非风，非寒，非暑，非湿，乃天地间别有一种异气所感”，提出了治疗传染病的较为完整的学术见解，为温病学说的形成奠定了基础；清·叶桂（字天士）著《温热论》，首创卫气营血的辨证纲领，对温病学的发展起着承前启后的重要作用；清·薛雪（字生白）著《湿热病篇》，提出“湿热之病，不独与伤寒不同，且与温病大异”的独到见解，创新了温病学的湿热病因理论；清·吴瑭（号鞠通）著《温病条辨》，创三焦辨证，使温病学说得到了进一步发展，并逐渐走向系统与完善。温病学说和伤寒学说相辅相成，为中医治疗外感热病的两大学说，在治疗急性热病方面作出了巨大的贡献。

《本草纲目》是一部药物学巨著，为明·李时珍所著，全书载药 1 892 种，分为 16 部，60 类，绘图 1 000 余幅，收录方剂 11 906 个，为著名的中药学全书，并被翻译成多国语言流传至世界许多国家，对中华民族及世界人民都产生了深远的影响。

（四）近代与现代

近代与现代中医学的发展主要为：一方面继续收集和整理前人的学术成果，一方面进行中西医汇通和结合。近代的中西医汇通学派，以唐宗海、朱沛文、张锡纯为代表，他们认为中西医各有优劣，可以殊途同归，主张汲取西医之长以发展中医，如张锡纯所著《医学衷中参西录》，即是中西医汇通的专著。

中华人民共和国成立后，党和国家大力提倡中西医结合，并将“发展现代医药和传统医药”“实现中医现代化”正式载入宪法，一方面，大力发展中医药教育，通过多模式、多途径培养中医药人才；另一方面，积极倡导中西医结合，合理吸收、采纳西医学的研究成果，提倡用现代多学科方法研究中医学。随着生命科学的发展，中医学与生物信息学、细胞分子学、基因组学及蛋白组学等前沿学科有机衔接，进一步揭示生命的本质，为人类健康事业不断作出新的贡献。

中西医结合取得了许多令世界瞩目的成果。例如青蒿素的发现与疟疾的治疗，中国中医科学院屠呦呦等研究人员从东晋·葛洪《肘后备急方》“青蒿一握，以水二升渍，绞取汁，尽服之”的记载中得到启发，改进提取方法后，成功提取了高效新型抗疟药物青蒿素，世界数亿人因此受益。屠呦呦以“从中医药古典文献中获取灵感，先驱性地发现青蒿素，开创疟疾治疗新方法”，获得2015年诺贝尔生理学或医学奖，此后再获2016年度国家最高科学技术奖。再如使用三氧化二砷治疗白血病，“以毒攻毒”是中医学临床运用剧毒药物治疗疑难重症的一种方法。《本草纲目》记载“砒乃大热大毒之药，而砒霜之毒尤烈”，砒霜经砒石升华而成，其有效成分为三氧化二砷（亚砷酸），三氧化二砷在治疗白血病方面取得了令人震惊的效果，达到世界领先水平。*Science* 杂志对此发表评论：“古老的中医又放出新的光彩。”砷制剂被广泛应用于治疗白血病，特别是急性早幼粒白血病（M3型白血病），相关成果先后获得美国拉斯克临床医学奖、第七届圣捷尔吉癌症研究创新成就奖、2018年舍贝里奖等。中医药除在常见病、多发病、急重疑难杂症的防治方面作出了重大贡献，在新型冠状病毒肺炎、传染性非典型肺炎、艾滋病、人感染禽流感、甲型流感等重大疫情防治中也发挥了重要作用。

中医学理论的发展与现代化，必须走继承与创新并行的发展之路。继承是创新的基础，创新是继承的目的。只有重视继承，才能将中医学的传统理论传承下来，为发展和创新奠定基础；创新是中医学继续发展的需要，是中医学新理论、新观点的产生之源，也是中医学的生命之源。

第二节　中医学理论体系的主要特点

中医学理论体系的主要特点有三个：整体观念、恒动观念和辨证论治。

一、整体观念

整体观念是对事物和现象的统一性、完整性和联系性的认识。整体观念着眼于人体的整体功能及整体反应能力，为中医学方法论和认识论的核心。

（一）人体是一个有机的整体

中医学认为，人体是一个有机的整体。人体由若干脏腑、组织和器官组成，每个脏腑、组织和器官各有其独特的生理功能，而这些不同的功能又是人体整体活动的组成部分。人体各个组成部分之间，在结构上不可分割，在生理上相互联系、相互支持而又相互制约，在病理上也相互影响。生理上，人体是以五脏为中心，配以六腑，通过经络系统把五体、五官、九窍、四肢百骸等全身组织器官联系起来而成的有机整体，并通过精、气、血、津液的作用，完成机体统一的机能活动。病理上，内脏有病可以反映于相应的形体官窍，体表组织器官病变也会影响相应的脏腑；脏腑之间在生理上协调统一、密切配合，在病理上亦相互影响。另外，人是形神统一的整体，因而形与神在病理上也是相互影响的。

在诊断与治疗上，由于脏腑、组织和器官在生理、病理上相互联系、相互影响，就决定了在诊治疾病时，可以通过面色、形体、舌象、脉象等外在的变化来了解和判断其内在脏腑的病变，以做出正确的诊断，从而进行恰当的治疗。如心开窍于舌，心与小肠相表里，所以可用清心热、泻小肠火的方法治疗口舌糜烂。其他如“从阴引阳，从阳引阴，以右治左，以左治右”（《黄帝内经·素问·阴阳应象大论》），“病在上者下取之，病在下者高取之”（《黄帝内经·灵枢·终始》）等，都是在整体观念指导下确立的治疗原则。

（二）人与自然环境的统一性

人类生活在自然界中，自然界存在着人类赖以生存的必要条件。因此，自然界的风、寒、暑、湿、燥、火等的运动变化，必然会直接或间接地影响人体，机体则产生相应的生理和/或病理反应，故《黄帝内经·灵枢·邪客》曰：“人与天地相应也”，又如《黄帝内经·素问·四气调神大论》所云：“四时阴阳者，万物之终始也，死生之本也，逆之则灾害生，从之则苛疾不起。”因此，人生活在自然界，必当顺应自然。

季节气候对人体的影响：一年四季的气候呈现出春温、夏热、秋燥、冬寒的节律性变化，人的机体也会发生适应性的改变，如天气炎热时，人体气血运行加速，腠理疏松，汗出增多；天气寒冷时，人体气血运行减慢，腠理密实，汗出减少。但是，人体适应自然环境的能力有一定的限度，如果气候骤变，超越了人体的调节能力，或人体本身的调节功能失常，不能应对自然变化，人就会生病。因此，春多病温，夏多中暑，秋多燥病，冬多伤寒，某些慢性疾病，如痹证、哮喘、鼻渊等，往往在气候骤变或季节交替时发作或加剧。

昼夜晨昏对人体的影响：人体气血阴阳的运动变化也随着昼夜的更替而发生节律性改变。《黄帝内经·素问·生气通天论》云："故阳气者，一日而主外，平旦人气生，日中而阳气隆，日西而阳气已虚，气门乃闭。"这说明人体阴阳随昼夜阴阳变化而做出相应的调整。在病理上，一般而言，大多数疾病在白天病情较轻，傍晚加重，夜间最重，呈现出周期性的起伏变化。《灵枢·顺气一日分为四时》曰："夫百病者，多以旦慧昼安，夕加夜甚。"

地域环境对人体的影响：不同的地域，其环境、地势、气候、风俗习惯等各有不同，这些在一定程度上影响着人体的生理机能和体质。一般而言，东南地区气候湿热，人体腠理多疏松，体型多瘦削；西北地区气候燥寒，人体腠理多致密，体型多壮实。长期居住在一个区域，如果突然改变生活环境，人体生理机能难以迅速适应，初期会感到不适，有的甚至会因此而生病，即所谓的"水土不服"，但时间久了也会慢慢适应。某些地方性疾病的发生与地域环境密切相关，如瘿病、山林区的"丝虫病"、疟疾等。

因此，诊断疾病时要综合考虑可能致病的内外因素，如季节气候、地域环境、生活习惯等，在了解病因、病位、病性后，全面地分析，才能做出准确的诊断。治疗用药时，要根据不同的地域特点、气候特点、体质特点进行综合考虑，即因地制宜、因时制宜、因人制宜。如我国西北偏干燥寒冷而东南偏湿热，故西北慎用寒凉药而东南慎用温热药；春夏慎用温药，秋冬慎用凉药；阳虚体质少用寒凉药，而阴虚体质少用温热药等。

（三）人与社会环境的统一性

人是社会的一员，人的生命活动受到社会环境的影响。政治、经济、文化、宗教、法律、婚姻等社会因素，影响着人体的各种生理功能、心理活动和病理变化。

良好的社会生活环境、和谐的家庭关系、融洽的人际交往等，有利于人的身心健康，会减少疾病的发生；而不利的生活环境，则会使人们精神压抑、紧张恐惧、焦虑烦躁，容易罹患疾病。《黄帝内经·素问·疏五过论》曰："尝贵后贱"可致"脱营"病，"尝富后贫"可致"失精"病，说明人的社会地位、经济条件的变化会对人的生理机能产生影响。所以，人生活在复杂的社会环境中，要不断地自我调整，以适应社会的变化，进而维持稳定有序的生命活动。

综上所述，整体观念是中国古代哲学天人合一的整体观在中医学中的应用和发展，是中医学在临床实践中观察和探索人体与自然界关系所得出的认识，也是中医诊疗疾病时所必备的思想方法，它贯穿于中医学的生理、病理、诊断治疗、防病、养生之中，并对理解现代环境科学，认识和治疗身心疾病，以及解决天人对立的生态失衡，均有重要的指导意义。

二、恒动观念

恒动，就是永远不停地运动、发展和变化。运动是物质的存在形式和固有属性，“动而不息”是自然界的根本规律。中医学理论认为，一切物质，包括整个自然界，都处于永恒而无休止的运动之中，自然界的各种现象，包括人的生命活动、健康、疾病等都是物质运动的表现形式。运动是永恒的、绝对的，这就是恒动观念。

（一）生理上的恒动观

人体脏腑器官的生理功能活动，处于无休止的永恒运动中。如生命活动生、长、壮、老、已的过程，充分体现了“动”的特点。欲维持健康，就要经常锻炼身体，即“生命在于运动”。又如人体对饮食物的消化、吸收，气血的循环灌注，津液的环流代谢，物质与功能的相互转化等，都是在机体内部及机体与外界环境之间的阴阳运动中实现的。这就是生理上的恒动观。

（二）病理上的恒动观

从致病因素作用于机体，到疾病的发生、发展、转归，整个过程都处于不停地发展变化之中。如外感表证未及时治疗则可入里变成里证，实证日久可转为虚证，虚证也可变为实证，旧病未愈又添新疾，新病又往往引动旧病等。另一方面，疾病的病理变化多表现为一定的阶段性，发病初、中、末期都有一定的规律和特点。例如风温，初期在肺卫，中期在气分，末期多致肺胃阴伤。这就是病理上的恒动观。

（三）疾病防治上的恒动观

疾病过程是一个不断变化的过程，一切病理变化都是阴阳失去平衡即阴阳偏盛偏衰的结果。治病必求其本，治疗应以扶正祛邪、调整阴阳的动态平衡为基本原则。中医学主张未病先防，既病防变，就是运用运动的观点处理健康和疾病的矛盾，调节人体的阴阳盛衰使之处于动态平衡。因此，只有不断地把握患者出现的新情况、新变化，细心分析，随时调整治法及方药，才不致贻误病情。

三、辨证论治

辨证论治，包括辨证和论治两大方面。“辨”有审辨、甄别等意思；“证”即为“证候”。“证”是机体在疾病发展过程中的某一阶段的病理概括，包括病变的部位、原因、性质及邪正关系，反映出疾病发展过程中某一阶段病理变化的本质，因而它比症状更全面、深刻、准确地揭示了疾病的本质。辨证，就是审辨、甄别疾病的证候，也可以说是分析并找出疾病主要矛盾的过程。论治，是根据辨证的结果选择和确立相应的治疗原则和治疗方法的过程。辨证论治就是运用中医学理论，对四诊（望、闻、问、切）收集到的症状、体征、病史资料进行分析、综合、归纳，辨清疾病的病因、病位、病性及邪正关系等情况，概括成某种证型，并据此确定相应的治法方药而施治的全过程。辨证是确定治则和治法的前提和依据，论治则是在辨证的基础上，确定治疗原则、选择治疗的具体手段和方法。

辨证论治的概念高度概括了中医学诊疗体系的理论精华与临床实际操作要点，有着丰富的内涵和外延。这一过程的完成，可分为四个环节：①全面收集患者的症状、体征、病史资料。在古代主要依靠望、闻、问、切四诊获取患者的病历资料，现代还可加上一些必要的检查手段，如影像检查、化验、病理检查等。②运用中医学理论分析、综合、归纳所收集的疾病资料，判断疾病的病因、病位、病性及邪正关系，然后概括为某种证型。③以证型为依据，确定相应的治疗原则、具体的方药和方法施治于患者。④检验施治效果，修正治则治法。这四个环节从认识论上分析有两次飞跃：一是在客观获取全部病情资料后按中医学理论确定证型；二是将根据证型确定的治法方药施治于患者，再检验效果，修正治则治法。这体现了中医学诊疗活动中从理论到实践，又从实践到理论的良性循环。四个环节之间环环相扣、缺一不可，是中医学临床疗效确切的关键所在，是理、法、方、药在临床上的具体运用，是中医学生命力旺盛的源泉。

第三节　中医学承载的优秀传统医德

中国传统医德是历代贤医圣哲在长期治疗疾病过程中建立和发展起来的医道信念，它融合了中国传统文化的精髓，并在数千年中医药文化发展过程中得以传承。

一、我国古代医德的主要内容

（一）尊重和珍视生命的“贵人”思想

我国第一部医学典籍《黄帝内经》中说：“天覆地载，万物悉备，莫贵于人”，明确说明了人是最宝贵的。《黄帝内经·素问》中的《疏五过论》和《征四失论》提出，医生应避免五种过错、四种过失，告诫医生诊治疾病要重视精神心理因素，这样才能为病人解除疾病。唐代孙思邈“人命至重，有贵千金，一方济之，德逾于此”的名言，更说明了古代医家非常重视生命和医德。

（二）“医乃仁术”的行医宗旨

“医乃仁术”意为医学是施行仁道主义的术业，它是儒家的仁义与医学本质的完美结合。我国儒家文化一直强调要“先知儒理，方知医理”。“儒医”代表了一般伦理学与医学的密切结合，“仁”既是一般伦理学的核心，也是医学伦理学的核心。《孟子·梁惠王上》云：“无伤也，是乃仁术也。”古代医家皆以“医乃仁术”作为行医宗旨和医德的基本原则。唐代名医孙思邈强调医生必须“先发大慈恻隐之心，誓愿普救含灵之苦”。明代龚廷贤在《万病回春》中的《医家十要》篇中说：“一存仁心，二通儒道，三精脉理，四识病原，……十勿重利。”明代陈实功在《外科正宗》的《医家五戒十要》篇中提出，第一“要”为：先知儒理，然后方知医理。“医乃仁术”即使在今天仍具有重要的现实意义，它提示医学在任何时候都要坚持以人为本，要做到“仁”与“医”相结合。

（三）“普同一等”的行医原则

古代医家从“仁爱救人”“医乃仁术”的道德观念出发，强调对患者一视同仁。唐代医家孙思邈提出，作为一个医生要做到“若有疾厄来求救者，不得问其贵贱贫富，长幼妍媸，怨亲善友，华夷愚智，普同一等，皆如至亲之想”。明代医生闵自成仁而好施，丐者盈门一一应之不厌。医生赵梦弼赴人之急百里之外，中夜叩门，无不应者，七八十岁时“犹救以往”。朱丹溪行医时“四方以疾迎候者，无虚日”，先生“无不即往，虽雨雪载途，亦不为止”。仆人告痛，先生谕之曰：“病者度刻如岁，而欲自逸耶?”“窭人求药无不与，不求其偿，其困厄无告者，不待其招，注药往起之，虽百里之远，弗惮也。”宋代医生张柄，治病救人“无问贵贱，有谒必往视之”。元末明初的名医刘勉曾任太医，在他一生的医疗实践中，把“不分贵贱，一视同仁”作为自己的信条。他常说，“富者我不贪其财，贫者我不厌其求”。在等级森严的封建社会，人的地位是分等级的，我国古代医家这种崇尚“普同一等”的优良医风是十分可贵的。

（四）重义轻利的道德观

传说三国时期，江西名医董奉隐居庐山，居山不种田，日为人治病，亦不取钱，重病愈者，使栽杏五株，轻者一株，如此数载，得十万余株，郁然成林，并以每年所收之杏，资助求医的穷人，至今医界仍流传着“杏林春暖”的佳话，以赞扬医生的美德。明代医生潘文元医术高明，行医施药从不计报酬，他虽行医30年，但仍贫困得名下几乎没有土地。他死后，当地百姓纷纷为他送葬，以表示哀悼和永远的怀念。“杏林春暖”的佳话代表了我国古代典型的重义轻利的道德观。

（五）清廉正派的行医作风

我国古代医家清廉正派的事例不胜枚举。如《小儿卫生总微论方》中就强调医生要品行端正，医风正派。明代医家陈实功在《医家五戒十要》的二戒中规定：凡视妇女及孀尼僧人等，必候侍者在旁，然后入房诊视，倘旁无伴，不可自看。张杲在《医说》中记载，北宋宣和年间的医家何澄，有一次为一患病缠年而百医不愈的士人诊治，其妻因丈夫抱病日久典卖殆尽，无以供医药，愿以身相酬。何澄当即正色说：“娘子何为此言！但放心，当为调治取效，切勿以此相污！”这士人在何澄的精心治疗下终获痊愈。何澄这种高尚的道德情操，一直为世代传颂。

（六）尊重同道的谦虚品德

孙思邈在《大医精诚》中论述了医生与同行之间的关系：“夫为医之法，不得多语调笑，谈谑喧哗，道说是非，议论人物，炫耀声名，訾毁诸医，自矜己德。”陈实功所著《医家五戒十要》中倡议：“凡乡井同道之士，不可生轻侮傲慢之心，切要谦和谨慎。年尊者恭敬之，有学者师事之，骄傲者逊让之，不及者荐拔之。”他的同行范风翼在《外科正宗》的序中写道：“我的同行陈实功君从来胸怀坦荡，仁爱不矜，表现了同业之间互相敬重、虚心好学的品德。”“金元四大家”中的朱丹溪曾为一患结核病的女子治病，病将愈，但其颊上有两个红点不消。朱丹溪实无他法可医，于是他亲笔写信让其家人请江苏省的葛可久治疗，果然患者得以痊愈。这些事例，感人至深，发人深省。

（七）忠于医业的献身精神

许多古代医家具有不畏权势、不图名利、不计较个人得失，为医学事业和人民大众健康献身的精神。在封建社会，我国医家地位很低，常被列入“三教九流”之列，和算命看风水的人同属一等，称作“医卜星相”。但他们为了救人，却弃绝官职，甘当人民医家。宋代范仲淹有“不为良相，愿为良医”之说。东汉名医华佗医技高明，却淡于名利，一生三次弃官，坚持民间行医。晋代皇甫谧，家中贫苦，自幼务农，20岁发愤读书，42岁因得风痹病半身不遂，耳聋，54岁因治病服寒石散又大病一场，险些丧生，但他并没有因为身体不佳而弃学，反而一心扑在针灸学的研究上，经过多年不懈的努力，终于著成《针灸甲乙经》这部针灸学巨著，而被后人称为“针灸鼻祖”。明代李时珍所著的《本草纲目》是我国药学巨著，该书共190万字，52卷，载药1 892种，收录药方11 096个。他前后花了27年，阅书800余种，采访四方，三易其稿，系统总结了我国16世纪以前医药学的丰富经验，对我国的医药发展作出了重要贡献。

（八）注重道德的自律和修养

晋代杨泉在《物理论》中说："夫医者，非仁爱之士不可托也；非聪明理达不可任也；非廉洁淳良不可信也。"孙思邈作为一个被历代医家所推崇的"精诚大医"，十分重视道德的自律和修养。他少年时代因病而学医，以毕生精力致力于医药学研究。隋唐两帝曾多次召其做官，他拒而不受，终身为民除疾治病。为解除麻风患者痛苦，他竟带600余名患者同住深山老林，不怕被传染，亲自看护，精心医治，详细记录病情变化和治疗过程，对患者"莫不一一亲自扶养"，共治愈60多人。他德高望重，被称为"孙真人"和"药王"。北宋林逋在《省心灵·论医》中与此相似的另一句名言为："无恒德者，不可以作医。"清代名医喻昌不仅在《医门法律》中极大地丰富和完善了传统医德的医德评价理论，还在医德修养上首倡医生进行自我反省，他希望世界上有"自讼之医"。

二、继承优秀传统医德的意义

中国传统医德是中国传统文化中宝贵的精神财富之一，闪耀着人性与理性的光芒。我们要深入、认真地学习历史悠久、内涵丰富、特色鲜明的中国传统医德，从而形成既有优良传统思想，又有显著时代精神的职业规范和医德准则，这对切实提高广大医务工作者的职业道德水准，促进和谐医患关系的构建和医学的健康良性发展将会产生积极的影响。

复习思考题

1. 简述中医学理论体系的主要特点。
2. 简述中医理论体系中整体观念的主要内容。
3. 简述什么是辨证论治。

第二章　中医学的哲学基础

第一节　元气论

元气论是中国古代认识世界、了解世界的世界观和方法论，对中国传统文化具有非常深刻的影响。

一、元气的基本概念

元气论中的“气”，是指构成自然界万物的十分活跃的极细微物质。从哲学意义上理解，“气”是最基本的客观存在，是构成自然界万物最基础、最原始的物质。

二、气的基本特征

（一）气是构成万物的本原

元气论认为，气是天地万物之本原。气的存在状态无非两类，即“无形”和“有形”。所谓“无形”，即气的弥散状态，指不占有固定空间、不具备稳定形态的存在形式。所谓“有形”，即气的聚合状态，指气以聚合方式形成的各种占有相对固定空间、具备并保持相对稳定形质特点的存在形式。“无形”与“有形”处于随时相互转化的状态。

（二）气是运动不息的物质

气颇为活跃、生机勃发、运动不息，由气所构成的整个自然界也处在不停地运动、变化之中。气的运动变化促成了自然界一切事物的纷繁变化。气的运动具有普遍性。气的运动取决于气自身所固有的“阴”和“阳”两个方面的相互作用。

（三）气是感应现象的中介

事物间的相互感应是自然界最普遍、最重要的现象。在普遍存在的自然感应现象中，气是起着中介性作用的物质，人与自然界的统一性也是通过气的中介作用来实现的。气不仅在物与物的相互感应中起中介作用，还把整个自然界联系成一个整体。

第二节 阴阳学说

一、阴阳的基本概念

阴阳，在中国古代哲学中，是对自然界相互关联的事物或现象对立双方属性的概括，或事物内部相互关联的对立双方属性的概括。“阴阳者，一分为二也。”（《类经·阴阳类》）

二、事物现象的阴阳属性

古代哲学家以“阴”“阳”概括整个物质世界的两个基本属性。阴阳最初的含义指日光的向背，朝向日光为阳，背向日光为阴。《黄帝内经·素问·阴阳应象大论》指出：“水火者，阴阳之征兆也。”说明水与火具有阴和阳的基本特性。水性寒凉、湿润、下行，火性温热、燥烈、炎上，故水属阴，火属阳。把水与火的基本特性引申为代表各种事物阴阳属性的基本特性，阴阳的基本特性即概括为：凡是运动的、外向的、温暖的、升举的、明亮的、亢奋的，均归属于“阳”；凡是相对静止的、内向的、寒冷的、沉降的、晦暗的、抑制的，均归属于“阴”。

三、阴阳的特性

阴阳的特性包括相关性、普遍性、相对性和可分性。

（一）相关性

阴阳所分析的事物或现象，是处在同一范畴、同一层次、同一交点上的，不相关的事物或现象不能用阴阳来加以概括。例如以昼夜而言，则夜为阴、昼为阳；以人的性别而言，则女为阴、男为阳。

（二）普遍性

阴阳是一个抽象的概念，自然界的一切事物和现象都包含着阴和阳相互对立的两个方面。例如天与地、动与静、火与水、热与寒等。自然界事物的生成、发展、变化和消亡都是阴阳对立统一的结果，所以说，阴阳普遍存在于自然界一切事物和现象之中。

（三）相对性

事物的阴阳属性是相对的，而不是绝对的。事物的阴阳属性是根据事物的不同性质、位置、趋势等，通过比较而归纳出来的，比较对象发生了改变，则事物的阴阳属性也会发生改变。

（四）可分性

自然界的一切事物和现象的阴阳属性，皆可以再进行阴阳的划分。例如以白昼与夜晚而言，则白昼为阳，夜晚为阴。而白昼有上午和下午之分，可再分阴阳，即上午为阳中之阳，下午为阳中之阴；夜晚有前半夜和后半夜之分，也可再分阴阳，即前半夜为阴中之阴，后半夜为阴中之阳。

四、阴阳的相互关系

阴阳的相互关系是阴阳学说的核心内容，阴阳的相互关系主要体现在对立制约、互根互用、消长平衡和相互转化。

（一）阴阳的对立制约

阴阳对立，是指自然界一切相互关联的事物和现象都存在着相互对立、相反相成的阴阳两个方面。例如，上与下、左与右、天与地、动与静、升与降、昼与夜、寒与热、水与火等。阴阳制约，是指事物阴阳中的一方可抑制和约束与之相对立的另一方。人体中的阴阳制约，在生理上表现为“阴平阳秘”，病理上，若阴阳双方失去了相对的平衡，如阴阳双方中某一方过于亢盛，会对另一方过度抑制和约束，可致另一方不足；反之，某一方过于虚弱，对另一方的抑制和约束不足，可致另一方偏亢，从而引起机体的“阴阳失调”，故可导致疾病的发生。

（二）阴阳的互根互用

阴阳互根，是指阴阳任何一方都不能脱离另一方而单独存在。阳根于阴，阴根于阳，无阳则阴无以生，无阴则阳无以化。所谓无上不下，无左不右。阴阳互用，是指阴阳之间相互资生、相互促进的关系。

（三）阴阳的消长平衡

阴阳消长，是指阴阳对立的双方总是处在此长彼消、此消彼长的不断变化之中，而且这种消长变化是绝对的。以人体的生理功能而言，“平旦人气生，日中阳气隆”，白天阳盛，机体的生理功能由抑制逐渐转向兴奋，即是“阴消阳长”的过程；日中至黄昏，阳气渐衰，阴气渐盛，故机体的生理功能也从兴奋逐渐转向抑制，即是“阳消阴长”的过程。阴阳的消长，如果在一定范围、一定程度内，事物总体上处于稳定的状态，就称为“相对平衡”。如果阴阳消长超出了一定的范围、程度，就会产生阴阳失衡。宇宙间的一切事物就是在这种绝对消长和相对平衡中，不断地发生、发展和变化。

（四）阴阳的相互转化

阴阳转化，是指阴阳对立的双方在一定的条件下可以向其相反的方向转化，即阴可以转化为阳，阳也可以转化为阴。如四季中的寒暑交替，一天中的昼夜变化。阴阳的相互转化，还可表现为突变的形式，如急性热病的患者可突然出现四肢冰冷、脉象虚弱之象，即是由阳证急剧转化为阴证；某些患者阳虚肢冷、乏力，突然出现烦躁、汗出如油等症状，即是阴证转化为阳证。

阴阳双方的相互依存和相互消长是阴阳转化的内在根据。但阴阳的转化还必须具备一定的条件，如“寒极生热，热极生寒”，寒在“极”的条件下可向热的方面转化，热在“极”的条件下也可向寒的方面转化。其中，条件亦是重要的，没有一定的条件，便不能转化。

五、阴阳学说在中医学中的应用

（一）说明人体的组织结构

人体是一个有机的整体，但人体的一切组织结构中相互关联的双方，均可用阴阳属性来划分。就人体部位而言，上部为阳，下部为阴；体表为阳，体内为阴等。就脏腑而言，六腑为阳，五脏为阴；具体到每一脏，又可分心阳心阴、肾阳肾阴等。

（二）概括人体的生理功能

人体的生理活动，无论是生命活动的整体，还是各个部分，都可以用阴阳来概括说明。人体的整体生命活动，是由脏腑、经络、形体、官窍各司其职、协调一致来完成的，而脏腑、经络的功能，是以贮藏和运行于其中的精与气为基础的，精藏于脏腑之中，主内守而属阴，气由精所化，运行于全身而属阳。

（三）说明人体的病理变化

人体内阴阳之间的消长平衡是维持正常生命活动的基本条件。若失去了这种平衡关系，就必然导致发病，常见的阴阳失衡有以下四种形式：

1. 阴阳偏盛

阴阳偏盛包括阴偏盛和阳偏盛，指阴或阳的一方偏于亢奋的病理状态。此时的病理状态以邪气盛、正气未伤为特征，临床也将此类证候称为实证。阴盛则为实寒证，阳盛则为实热证。

人体之阴主宁静和抑制，阴偏盛则脏腑机能抑制或障碍，温煦气化不足，出现阴寒至盛等病理表现，故称“阴盛则寒”。人体之阳主温煦和兴奋，阳偏盛则脏腑机能亢奋或热量过剩，出现阳热亢盛等病理表现，故称“阳盛则热”。

2. 阴阳偏衰

阴阳偏衰包括阴偏衰和阳偏衰，指阴或阳的某一方低于正常水平，此时的病理状态以正气虚弱为特征，临床也将此类证候称为虚证。阴衰，即阴虚，机体阴液不足，无力制约阳热而出现虚热之象，故称“阴虚则内热”。阳衰，即阳虚，机体阳气不足，温煦功能低下，不能制约阴寒而出现虚寒之象，故称“阳虚则外寒”。

3．阴阳互损

阴阳双方之间本来存在着相互依存、相互资生、互为化源和相互为用的关系，一方亏虚或功能减退，不能资助另一方或促进另一方的化生，必然会导致另一方的虚衰或功能减退。

4．阴阳转化

在临床上，不同的病理状态，在一定条件下可以相互转化。如某些急性热病，由于热毒极重，大量耗伤机体阴液，在持续高热的情况下，可以突然出现体温下降、面色苍白、四肢厥冷、脉微欲绝等阳气暴脱的危象。“重寒则热，重热则寒”“重阴必阳，重阳必阴”，即指这类病理情况。

（四）指导疾病的诊断

《黄帝内经·素问·阴阳应象大论》说：“善诊者，察色按脉，先别阴阳。”在分析症状、体征时，色泽、声息、脉象、舌象等都可借助阴阳进行属性归类，从而提纲挈领，执简驭繁，抓住病变的关键。在辨证中，八纲辨证是最基本的辨证方法。其中虽有阴、阳、表、里、寒、热、虚、实等具体内容，但终以阴阳为总纲，其他六者则隶属于阴和阳。如表、实、热三纲属于阳；里、虚、寒三纲属于阴。

（五）指导疾病的治疗

1．确定治疗原则

（1）损其有余：即“实则泻之”，是阴阳偏盛的治疗原则。指病变为阴或阳一方偏盛，但尚未损及人体正气，故治疗宜损其有余。如“阳盛则热”，宜用寒凉药物制其阳、泻其热，治热以寒，即“热者寒之”。反之，“阴盛则寒”，属阴寒证，宜用温热药制其阴、散其寒，治寒以热，即“寒者热之”。

（2）补其不足：即“虚则补之”，是阴阳偏衰的治疗原则。当阴或阳的一方偏衰或阴阳俱损时，应补其不足。如补气、养血、气血双补等即属此类治法。

（3）阴病治阳、阳病治阴：指阳虚不能制阴，导致阴相对偏盛出现虚寒证，治宜“益火之源，以消阴翳”，要用养阳的治法，但不宜用辛温之药发散虚寒，此乃“阴病治阳”。阴虚不能制阳，导致阳相对偏盛出现阳亢之虚热证，治宜“壮水之主，以制阳光”，要用滋阴的治法，但不宜用寒凉之药直折其热，此乃“阳病治阴”。

2．归纳药物性能

药物分为寒、热、温、凉四性，其中寒、凉属于阴，温、热属于阳。药物的辛、甘、酸、苦、咸五味，“辛甘发散为阳，酸苦涌泻为阴，咸味涌泻为阴，淡味渗泄为阳”。药物的升降浮沉，升浮为阳，沉降为阴。根据药物的性味，归属药物的阴阳属性，同时必须注意病证阴阳与药物阴阳之关系，可以此作为临床用药的依据。

（六）指导疾病的预防

中医学认为，注重养生是保持身体健康的重要手段，而其最根本的原则就是要“法于阴阳”，即遵循自然界阴阳的变化规律来调节人体之阴阳，使人体内的阴阳变化与四时的阴阳变化相适应，则可使人体健康而却病延年。

第三节　五行学说

五行学说是战国至两汉时期非常有影响的哲学思想，其认为宇宙间的一切事物均由木、火、土、金、水五种基本要素组成。五行学说通过这五种物质的特性及运动变化规律，来阐释宇宙间一切事物的发生、发展、变化及相互关系。五种要素之间，又存在相生、相克等相互促进、相互制约的关系，并通过这种关系维系和推动着客观世界的生存和发展。

一、五行的基本概念

“五”，是指木、火、土、金、水五种基本物质元素。“行”，有两层含义：一是指行列、次序；二是指运动变化。因此，可将“五行”定义为木、火、土、金、水五种物质及其运动变化。

二、五行学说的主要内容

（一）五行的特性

五行的特性，是古人在长期的生活、生产实践中，对木、火、土、金、水五种物质直接观察并形成朴素认识的基础上，进行抽象的类比演绎、分析归纳而逐步形成的理性认识。《尚书·洪范》载：“水曰润下，火曰炎上，木曰曲直，金曰从革，土爰稼穑。”

1. 木的特性

“木曰曲直”。所谓“曲直”，是以树干曲曲直直地向上、向外伸长舒展的生发姿态，来形容具有生长、升发、条达、舒畅等特性的事物及现象。凡具有这类特性的事物或现象，都可归属于“木”的范畴。

2. 火的特性

"火曰炎上"。所谓"炎上"，是指火具有温热、升腾、向上的特征。因此，凡具有温热、升腾等特性的事物或现象，均可归属于"火"的范畴。

3. 土的特性

"土爰稼穑"。"稼"指播种，"穑"指收获。所谓"稼穑"，指土地可供人们播种和收获农作物。延伸而言，凡具有生化、承载、受纳特性的事物或现象，均可归属于"土"的范畴。

4. 金的特性

"金曰从革"。"从"指顺从，"革"指变革，引申为肃杀、潜降、收敛等。具有此类性质或作用的事物或现象，皆可归属于"金"的范畴。

5. 水的特性

"水曰润下"。所谓"润下"，是指水具有滋润和向下的特性。凡具有寒凉、滋润、向下、闭藏等特性和作用的事物或现象，均可归属于"水"的范畴。

（二）事物的五行归属

五行学说对事物进行五行属性的归类，是以五行各自的特性为依据的，归类的方法主要有直接归类法和间接推演法。

1. 直接归类法

亦称取象比类法，如某事物具有与木类似的特性，该事物就被归属于木；另一事物具有与火类似的特性，就被归属于火等。

2. 间接推演法

又称为推演络绎法，自然界中有许多事物无法以直接归类法纳入五行之中，鉴于此，古人运用了间接推演法。例如：秋季气候偏干燥，秋季属金，燥与秋季密切关联，所以燥也随秋而被纳入归金。再以人体为例，肝属木，根据中医学理论，肝与胆相表里，肝主筋，肝开窍于目，所以，胆、筋、目等便随肝属木而被纳入归木。据此归类方法，从而得出事物的五行属性归类（见表2－1）。

表2－1　事物五行属性归类表

自然界							五行	人体							
五音	五味	五色	五化	五气	五方	五季		五脏	五腑	五官	形体	情志	五声	变动	五华
角	酸	青	生	风	东	春	木	肝	胆	目	筋	怒	呼	握	爪

（续上表）

自然界							五行	人体							
五音	五味	五色	五化	五气	五方	五季		五脏	五腑	五官	形体	情志	五声	变动	五华
徵	苦	赤	长	暑	南	夏	火	心	小肠	舌	脉	喜	笑	忧	面
宫	甘	黄	化	湿	中	长夏	土	脾	胃	口	肉	思	歌	哕	皮
商	辛	白	收	燥	西	秋	金	肺	大肠	鼻	皮	悲	哭	咳	毛
羽	咸	黑	藏	寒	北	冬	水	肾	膀胱	耳	骨	恐	呻	栗	发

（三）五行的生克乘侮关系

五行学说不仅用于归类自然界万物，更重要的是以相生、相克等关系来探索和阐释自然界各种事物及现象之间或内部的自我调控机制，这是五行学说的精髓所在。

1. 五行相生

所谓“相生”，指五行中某一行对另一行具有资生、促进和助长作用。五行相生的规律和次序为：木生火、火生土、土生金、金生水、水生木。在五行相生关系中，任何一行都具有“生我”和“我生”两方面的关系，“生我”者为“母”，“我生”者为“子”，因此相生关系又称为母子关系。以木为例，水生木，即“生我”者为水，故水为木之“母”，以此类推。

2. 五行相克

所谓“相克”，指五行中某一行对另一行具有抑制、约束和削弱作用，又称“相胜”。五行相克的规律和次序是：木克土、土克水、水克火、火克金、金克木。在五行相克关系中，任何一行都具有“克我”和“我克”两方面的关系，“克我”者为我“所不胜”，“我克”者为我“所胜”。仍以木为例，木克土，即“我克”者为土，故土为木之“所胜”；金克木，即“克我”者为金，故金为木之“所不胜”，以此类推。五行相生和相克是同时存在、相互联系的，这种联系体现为“生中有克”“克中有生”（见图 2－1）。

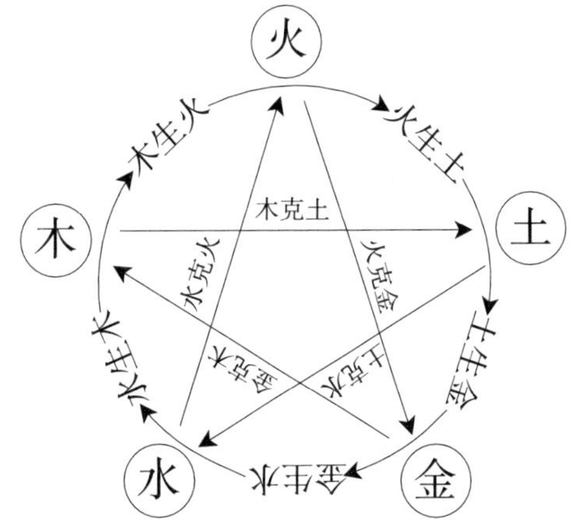

图 2－1　五行生克示意图

3. 五行相乘

“乘”，凌也，以强凌弱、克制太过之意。所谓“相乘”，是指五行之间相克太过的异常变化。其次序与相克相同，即木乘土、土乘水、水乘火、火乘金、金乘木。

4. 五行相侮

“侮”，即欺侮，有恃强凌弱之意。所谓“相侮”，是指五行中某一行对其所不胜一行的反向制约和克制，又叫“反克”或“反侮”。其次序与相克相反，即木侮金、金侮火、火侮水、水侮土、土侮木。

需要注意的是，相生与相克是正常的资生、制约关系，在自然界属正常现象，在机体属生理状态；相乘与相侮均是异常的克制现象，在自然界属异常现象，在机体属病理状态。

三、五行学说在中医学中的应用

（一）说明人与自然的统一

五行学说将宇宙间的各种事物，用五行的抽象特性来归类，构成五行系统。如自然界的木、春、东、风、生、青、酸与人体的肝、胆、目、筋、怒等构成木系统，故肝病多发于春季，易动风，面色多青，治以酸味药入肝。就人体而言，以五脏为中心，将五脏、五官、五体、五志等联系起来，构成五脏系统，如心、小肠、舌、脉、喜等构成心系统。五脏系统之间的相生、相克，维持着体内的动态平衡，体现了天人合一的整体观念和人与自然的统一性。

（二）解释生理现象

1. 说明五脏的生理特性

五行学说将脏腑分属于五行：如肝属木，故肝喜条达而恶抑郁，有疏泄的功能；火性温热，其性炎上，心属火，故心阳有温煦之功；土性敦厚，有生化万物的特性，脾属土，故脾有消化水谷，运化精微，营养五脏、六腑、四肢百骸之功，为气血生化之源；金性清肃、收敛，肺属金，故肺具清肃之性，肺气有肃降功能；水性润下，有寒润、下行、闭藏的特性，肾属水，故肾主闭藏，有藏精、主水等功能。

2. 说明脏腑之间的关系

五行学说用五行相生说明五脏之间相互资生、相互为用的关系。如木生火，即肝木济心火，肝藏血，心主血脉，肝藏血功能正常有助于心主血脉功能的正常发挥；火生土，即心火温脾土，心主血脉、主神志的功能正常，血能营脾，脾才能发挥主运化、生血、统血的功能；土生金，即脾土助肺金，脾能益气、化生气血，转输精微以充肺，促进肺主气的功能，使之宣肃正常；金生水，即肺金养肾水，肺主清肃，肾主藏精，肺气肃降有助于肾藏精、纳气、主水之功能的正常发挥；水生木，即肾水滋肝木，肾藏精，肝藏血，肾精可化肝血，以助肝功能的正常发挥。这种五脏相互资生的关系，就是用五行相生理论来阐明的。

（三）说明五脏病变的相互影响

1. 相生关系的影响

五脏发生病变时，可以发生传变，包括“母病及子”和“子病犯母”两个方面。母病及子，指疾病由母脏传于子脏，如先有肾精不足，不能滋养肝阴，导致肝肾阴虚，又称“水不涵木”，就是“母病及子”的表现。子病犯母，指疾病由子脏传于母脏，如先有心血不足，累及肝脏，导致肝血不足而成心肝血虚，就属“子病犯母”，或称“子盗母气”。

2. 乘侮关系的影响

五脏病变时，也可出现“相乘”和“相侮”的现象。如肝气亢盛，影响脾的运化功能，称为“木乘土”；肝火上亢，灼伤肺金，使肺的宣发肃降功能失常，称为“木火刑金”或“木火侮金”。

（四）用于指导疾病的诊断

人体是一个有机整体，内脏有病可以反映到相应的体表组织，出现色泽、声音、气味、形态、脉象等方面的异常变化。在临床中，根据脏腑组织器官的五行归属及其生克乘侮规律，综合分析望、闻、问、切四诊所获得的病历资料来推断病情，做出诊断。如面见青色、喜食酸味、脉见弦象，多为肝病；面见赤色、口苦、心烦、脉洪，多为心火亢盛；面见黄色，多为脾虚；面见白色，多为肺病；面见黑色，多为肾病等。

（五）用于指导疾病的治疗

1. 指导脏腑用药

中药以色味为基础，以归经和性能为依据，按五行学说加以归类，这种归类是脏腑选择用药的参考依据。如青色、酸味入肝，肝病可用白芍、山茱萸等；赤色、苦味入心，心病可用黄连、丹参等；黄色、甘味入脾，脾病可用甘草、白术等；白色、辛味入肺，肺病可用石膏、麻黄等；黑色、咸味入肾，肾病可用玄参、熟地等。

2. 预防疾病的传变

运用五行母子相及和乘侮规律，可以判断五脏疾病的发展趋势，在治疗时，除对所病本脏进行治疗外，还应考虑有关脏腑的传变关系。《难经·七十七难》云：“见肝之病，则知肝当传之于脾，故先实其脾气。”就是说肝气太过，木旺必乘土，此时应先健脾胃以防其传变，脾胃不伤则病不传，治疗肝病则易于痊愈。应用五行生克乘侮理论阐述疾病的传变规律，确定预防性治疗措施，可防止疾病的传变。

3. 确定治疗原则与治法

在确定治疗原则时，可以根据五行相生规律采取补母和泻子的方法。如滋水涵木法，即补益肝肾法，是通过滋补肾阴来养肝阴，适用于肝肾阴虚或肝阳偏亢之证；培土生金法，即补脾益肺法，是通过补益脾气来补肺气，适用于脾肺气虚证。也可以根据相克规律采取“抑强”和“扶弱”的方法，“抑强”主要用于“太过”引起的相乘和相侮，“扶弱”主要用于“不及”引起的相乘和相侮。如抑木扶土法，即疏肝健脾法，适用于木旺乘土或土虚木乘之证，如用于木旺乘土，则以抑木为主，扶土为辅；如用于土虚木乘之证，则应以扶土为主，抑木为辅。

4. 指导针灸取穴

针灸学将十二经四肢末端的穴位分属于五行，即井、荥、俞、经、合五种穴位分属于木、火、土、金、水。临床根据不同的病情，以五行生克乘侮规律进行选穴治疗。

5. 指导情志病的治疗

情志属于五脏，五脏有生克关系，情志也有生克关系，临床上可以利用情志之间的制约关系来治疗疾病，如“怒伤肝，悲胜怒……喜伤心，恐胜喜……思伤脾，怒胜思……忧伤肺，喜胜忧……恐伤肾，思胜恐”（《黄帝内经·素问·阴阳应象大论》），即所谓以情胜情的治疗方法。

复习思考题

1. 简述阴阳学说在中医学中的应用。
2. 简述五行学说在中医学中的应用。

第三章　藏象学说

第一节　概述

藏象学说是中医学理论体系的核心内容，主要阐述五脏、六腑、奇恒之腑和精、气、血、津液、神的生理功能、病理变化，以及相互之间的关系。“藏”，即脏，指隐藏于体内的脏腑器官；“象”，即表象和比象，指表现于外的生理病理征象。藏象合在一起，指的是藏于体内的内脏及其表现于外的生理病理征象。中医学既通过解剖来直接观察内在的“藏”，又通过分析外在的“象”来认识“藏”的功能，“以象测藏”，所以，中医学的藏象，不仅是解剖学上的脏腑，而且是具有功能联系的系统，与西医所讲的脏腑既有相同之处，也有区别。

藏象学说的主要内容包括两部分：一是阐述五脏、六腑、奇恒之腑的生理功能、病理变化及相互之间的关系；二是阐述精、气、血、津液、神的生理功能、病理变化及相互之间的关系。

脏腑按照其生理特点，分为五脏、六腑和奇恒之腑三类。五脏，即心、肺、脾、肝、肾；六腑，即胆、胃、小肠、大肠、膀胱、三焦；奇恒之腑，即脑、髓、骨、脉、胆、女子胞。五脏，多为实质性器官，其共同的生理功能主要是化生和贮藏精气；六腑，多为中空管腔性器官，其共同的生理功能主要是受盛和传化水谷糟粕。如《黄帝内经·素问·五脏别论》中论述“所谓五脏者，藏精气而不泻也，故满而不能实。六腑者，传化物而不藏，故实而不能满也”。奇恒之腑，多为中空有腔的脏器，与六腑相似，但又具有贮藏精气的功能，与五脏相同，“奇者异也，恒者常也”，故称奇恒之腑。精、气、血、津液是构成人体和维持人体生命活动的基本物质，而神则与物质概念相对应，是生命活动的主宰和总体现。

五脏、六腑、奇恒之腑之间，精、气、血、津液、神之间，相互依存、相互影响，共同维持人体生命活动的正常运行。

藏象学说的主要特点是以五脏为中心的整体观，主要体现在以五脏为中心的人体自身的整体性及五脏与外界环境的统一性。

第二节　五脏

五脏，即心、肺、脾、肝、肾的总称。本节主要阐述五脏的生理功能，以及其与形体、官窍、情志、五液之间的关系。

一、心

心位于胸中，两肺之间，膈膜之上，外有心包。心为“君主之官”“五脏六腑之大主”，是人体生命活动的主宰。心在五行属火，为阳中之阳。心通过经脉的相互络属，与小肠构成表里关系。

（一）心的主要生理功能

1. 心主血脉

心主血脉，是指心气推动和调控血液在脉中循行，发挥输送营养和滋润的作用。心主血脉包括主血和主脉两个方面。心主血，指心气推动和调控血液运行，输送营养物质于全身脏腑形体官窍的作用。人体各脏腑器官、四肢百骸、肌肉、皮毛及心脉自身，其生理机能的正常发挥皆有赖于血液的濡养。心脏的搏动，主要依赖心气的推动和调控。心主脉，指心气推动和调控心脏的搏动和脉管的舒缩，使脉道通利，血液流畅。“脉为血之府”，即脉是容纳和运输血液的通道。《黄帝内经·灵枢·决气》说：“壅遏营气，令无所避，是谓脉。”心气充沛，心脏有规律地搏动，脉管有规律地舒缩，血液被输送到各脏腑的形体官窍，发挥濡养作用，以维持人体的正常生命活动。

血液的正常运行及其作用的正常发挥，除心气充沛外，还必须以血液充盈和脉道通利为前提。心气旺盛，血脉充盈，血行流畅，则脉象和缓有力，故有“心主身之血脉”之说（《黄帝内经·素问·痿论》）。心气不足，血液亏虚，脉道不利，血脉空虚，脉象细弱无力，甚或脉道不利，血液瘀滞，则面色、唇色青紫，心前区憋闷或刺痛，脉象细涩、结代。所以临床上常从面色、舌象、脉象和心胸部感觉等方面来观察心推动血液运行的功能正常与否。

2. 心主神志

又称心藏神，指心统率人体生命活动和主宰意识、思维等精神活动的机能。神，有广义和狭义之分。广义的神是指人体的生命活动及其外在表现；狭义的神是指人的精神、意识、思维活动。“心者，五脏六腑之大主也，精神之所舍也”（《黄帝内经·灵枢·邪客》），即是对心主神志功能的总结。

心主宰五脏六腑、形体官窍的生理活动。心在脏腑中居于首位，起主导作用，人体五脏六腑、形体官窍在心的主宰和调节下，彼此协调，才能共同完成整体的生命活动。如果心主神志功能失常，失去主宰和调节作用，则可出现“心动则五脏六腑皆摇”的病变，甚至危及生命活动。故《素问·灵兰秘典论》曰：“心者，君主之官也，神明出焉。”

心主血脉与藏神的机能密切相关。血是神志活动的物质基础之一，而心藏神，又能驭气以调控心血的运行。病理状态下，两者也常相互影响。如心血不足，心神失养，可致心神失常，而见精神恍惚、心悸失眠等症；心神异常，亦可影响心主血脉机能。

（二）心的系统连属

1. 在体合脉，其华在面

脉，即血脉。全身血脉与心相连通，并与心配合，共同完成血液循行的功能。华，是光泽、华丽之义。人体面部血脉丰富，全身气血皆可上注于面，心主血脉的生理功能正常与否、气血的盈亏，可以从面部的色泽变化反映出来。心之气血旺盛，血脉充盈，则面色红润；心之气血不足，则面色苍白无华；心血瘀阻，则面色青紫。

2. 在窍为舌

“舌为心之苗”，心经的别络上行于舌，心的气血上荣于舌，以保证舌主司味觉和表达语言的生理功能正常。舌为心之外候，心的功能正常与否可以从舌的状态反映出来。心的气血充足，舌体红润、柔软，味觉灵敏，语言流利。心血不足，舌质淡白；心火上炎，舌红生疮；心血瘀阻，舌质紫黯或有瘀斑。若心主神志的功能异常，则可见舌卷、舌强，甚或失语等。

3. 在志为喜

喜是心之精气对外界刺激的应答而产生的良性情绪反应。心精、心血、心气充沛，心阴、心阳协调，是产生喜乐情绪的内在基础。喜乐愉悦的情绪有益于心主血脉的机能，但喜乐过度则可使心神受伤，因而有“喜伤心”。

4. 在液为汗

汗是体内津液通过阳气的蒸腾气化，从汗孔排出的液体。血液与津液同源于脾胃化生的水谷精微，之间又可以互相转化，故有“血汗同源”之说。而血又为心所生，故有“汗为心之液”。心气不足，卫表不固，则自汗；心阴虚弱，阴不敛阳，则盗汗；汗出过多，不仅消耗津液，且易损心气，而见心悸、气短、神疲等。

二、肺

肺位于胸腔，与气管、支气管、咽喉、鼻共同构成肺系。在人体脏腑中位置最高，覆盖着其他脏腑，故称为“华盖”。因肺叶娇嫩，不耐寒热，易被邪侵，故称为“娇脏”。肺为“相傅之官”“气之本”。肺在五行属金，为阳中之阴，肺通过经脉的相互络属，与大肠构成表里关系。

（一）肺的主要生理功能

1. 肺主气、司呼吸

肺主气，包括呼吸之气和一身之气两方面。

（1）肺主呼吸之气：指肺是体内外气体交换的场所。《黄帝内经·素问·阴阳应象大论》说：“天气通于肺。”通过肺的呼吸，吸入自然界的清气，呼出体内的浊气，实现体内外气体的交换。肺不断地呼浊吸清，吐故纳新，从而保证人体新陈代谢的正常运行，维持人体的生命活动。

（2）肺主一身之气：指肺有主持、调节全身之气的作用。具体体现在两个方面：一是宗气的生成和肺密切相关。宗气是由肺吸入的清气和脾胃运化的水谷精气相结合而成，积于胸中“气海”，出入咽喉以司呼吸，贯通心脉布达全身，以维持机体各脏腑组织器官的生理功能，起到主一身之气的作用。二是肺的呼吸运动对全身气机的调节作用。肺有节律的一呼一吸运动，调节全身之气的升、降、出、入，使人体气机活动始终处于协调平衡的正常状态。

肺司呼吸，是指肺为人体主司呼吸的器官，具有呼吸功能。

2. 主宣发和肃降

宣发，是指肺气向上升宣和向外布散的作用。肃降，是指肺气向下通降和使呼吸道保持清洁的作用。

肺主宣发的功能体现在三个方面：一是通过肺的呼吸运动呼出体内的浊气；二是将脾转输的水谷精微布散全身外达皮毛；三是宣发卫气，调节腠理的开合，排出汗液，维持体温的相对恒定。肺主宣发的功能障碍，则肺气闭郁，呼吸不利，而见咳嗽、喘促、胸闷，以及鼻塞、流涕等。

肺主肃降的功能亦体现在三个方面：一是通过肺的呼吸运动吸入自然界的清气；二是将吸入的清气及由脾转输至肺的津液和水谷精微向下布散；三是肃清肺和呼吸道的异物，以保持呼吸道的清洁和通畅。若肺失肃降，则可见咳嗽、咳痰、呼吸表浅等表现。

肺的宣发和肃降是相反相成的矛盾运动。正常情况下，肺有节律地一宣一降，维持呼吸均匀协调、气机调畅，实现体内外气体的交换，促进全身气、血、津液的正常运行。若肺的功能失调，必然导致“肺气失宣”或“肺失肃降”，而见气喘、咳嗽、咳痰、胸闷、气促、鼻塞、流涕等病理表现。

3. 肺主行水

肺气的宣发肃降推动和调节全身津液的输布和排泄。其内涵有两个方面：一是肺气宣发，将脾转输至肺的津液向上向外布散，上至头面诸窍，外达皮毛肌腠，发挥濡润的作用；输送到皮毛肌腠的水液在卫气的推动下化为汗液，并在卫气的调节作用下有节制地排出体外。二是肺气肃降，将脾转至肺的津液向下向内输送到其他脏腑官窍，并将各脏腑代谢后产生的浊液下输至膀胱，成为尿液生成之源。《黄帝内经·素问·经脉别论》所说“饮入于胃，游溢精气，上输于脾，脾气散精，上归于肺，通调水道，下输膀胱”，就是对这一代谢过程的概括。因为肺能促进水液的代谢，所以又称“肺为水之上源”。如肺的宣发或肃降失常，水道失于通调，则水液停聚，生痰、成饮，甚则水肿。

4. 肺朝百脉、主治节

肺朝百脉，指肺具有助心行血的生理功能。全身的血液，通过血脉而流经于肺，经肺的呼吸进行气体交换，而后运行于全身。肺朝百脉的功能，是肺气的运动在血液运行中的具体体现，说明全身的血和脉虽统属于心，但血液在全身的正常循行尚需肺的协助。因此肺朝百脉的作用，是助心行血。临床上治疗血行不畅之疾，除活血之外，常配以行气、益气之品。

肺主治节，是指肺气具有治理调节肺之呼吸及全身之气、血、津液的机能。《黄帝内经·素问·灵兰秘典论》说：“肺者，相傅之宫，治节出焉。”主要体现在以下四个方面：一是治理调节呼吸运动；二是治理调节一身之气的运动；三是治理调节血液的运行；四是治理调节津液的输布代谢。由此可见，肺主治节是对肺的主要生理功能的高度概括。

（二）肺的系统连属

1. 在体合皮，其华在毛

皮毛包括皮肤、汗腺、毫毛等组织，为人身之表，是人体抵御外邪侵袭的屏障。肺具有宣发卫气、输布津液以温养和润泽皮毛的功能。肺气正常，则皮肤致密，毫毛润泽，抗御外邪能力强。若肺气虚弱，皮毛失于温润，则憔悴枯槁；卫外功能不足，则易于患病；肌表不固，则常自汗出。

2. 在窍为鼻

鼻与喉相通而下联于肺，肺司呼吸，鼻为呼吸道的最上端，鼻孔与喉是清浊之气出入的通道，故有“鼻为肺窍”“喉为肺之门户”之说。鼻的嗅觉与喉部的发音，都有赖于肺气的作用。所以肺气和，呼吸利，则嗅觉灵敏，声音能彰。肺开窍于鼻而与喉直接相通，所以外邪袭肺，多从鼻喉而入；肺的病变，也多见于鼻、喉的症状。

3. 在志为忧

忧即忧虑、愁苦等，忧与悲对人体生理活动的影响大致相同，同属肺志，二者均属非良性刺激的情绪反应。由于肺主气，忧愁和悲伤对人体的主要影响是耗伤肺气。悲忧过度，则会出现呼吸气短、肺气不足的表现；肺气虚弱，机体对外来的非良性刺激的耐受性下降，容易产生悲忧情绪。

4. 在液为涕

涕即鼻涕，为鼻窍的分泌液，有润泽鼻窍、防御外邪、利于呼吸的作用。鼻涕为肺津所化，并有赖于肺气的宣发。肺津、肺气充足，则鼻涕润泽鼻窍而不外流。若寒邪袭肺，肺气失宣，肺津不化，可见鼻流清涕；风热犯肺，热伤肺津，可见鼻流黄涕；风燥犯肺，伤及肺津，可见鼻干少涕或无涕。

三、脾

脾，位于中焦，与胃相邻。脾为“仓廪之官”“后天之本”“气血生化之源”。脾在五行属土，在五脏阴阳中属阴中之至阴。脾通过经脉的相互络属，与胃构成表里关系。

（一）脾的主要生理功能

1. 脾主运化

运，即转运输送；化，即消化吸收。脾主运化是指脾气将饮食水谷转化为水谷精微，并将其吸收、转输到全身脏腑的生理功能。脾主运化包括运化水谷和运化水液两个方面。

（1）运化水谷：水谷泛指各种饮食物。指脾气将水谷化为水谷精微，并将其吸收、转输到全身脏腑的生理功能。饮食入胃后，经胃的受纳和腐熟作用，其初步消化，并下达于小肠，经小肠受盛化物作用，其进一步消化分解成水谷精微和糟粕，这些必须在脾气的推动、激发作用下才能完成。同样，有赖于脾的转输和散精功能，水谷精微才能上输于肺，经肺之宣发向上向外布散，经肺的肃降向下向内输布，水谷精微得以输布全身。水谷精微，是人体维持生命活动所需要的营养物质的主要来源，也是生成气血的主要物质基础，所以说脾为“后天之本”“气血生化之源”。脾气的运化功能强健，即脾气健运，则能为化生精、气、血等提供充足的原料，脏腑、经络、四肢百骸及筋肉皮毛等组织就能得到充足的营养而发挥正常的生理功能。若脾失健运，即脾运化功能减弱，则可出现食欲不振、腹胀、便溏等症，以至倦怠、消瘦。

（2）运化水液：是指脾对水液吸收、转输和布散的功能。包括两个方面：一是脾将人体所摄入的水液吸收并转化为津液输布至全身，以滋润濡养脏腑组织器官；二是脾将人体各组织器官代谢后的水液转输到肺和肾，通过肺的宣降和肾的气化作用，化为汗和尿排出体外。

2. 脾气主升

脾气主升是指脾气的运动以上升为主，主要表现为升清和升举内脏。脾主升清，是指脾气上升，将水谷精微上输于心、肺、头目。如脾气虚，不能升清，头目失于濡养，可见头晕目眩等症。升举内脏，是指脾气上升能维持内脏位置的相对恒定，防止内脏下垂。如脾气虚弱，无力升举，则会出现胃下垂、子宫下垂等症。

3. 脾主统血

脾主统血是指脾气具有统摄、控制血液在脉中正常运行而不溢出脉外的功能。脾气健运，气血生化有源，则气固摄血液的功能得以正常发挥，血液不至于溢出脉外而发生出血；反之，若脾气虚弱，运化无力，气血生化无源，脾气固摄血液的功能减弱，则可使血溢出脉外而见各种出血，如便血、尿血、崩漏等。

（二）脾的系统连属

1. 在体合肌肉，主四肢

人体的肌肉、四肢都需要脾所运化的水谷精微来营养滋润。所以，人体肌肉发达与否、四肢健壮与否，与脾的运化功能密切相关。若脾失健运，必然导致肌肉消瘦，四肢软弱无力，甚至痿废不用。临床上，肌肉痿废不用等疾患，常以脾胃论治。

2. 在窍为口，其华在唇

脾开窍于口，是指饮食、口味与脾的运化功能密切相关。脾气健旺，则食欲、口味正常，口唇光泽。若脾失健运，则食欲不振，口淡乏味、口甜等；脾有湿热，可觉口干、口腻；若脾有伏热伏火，可循经上蒸于口，发生口疮、口糜。脾之华在唇，是指口唇的色泽可反映脾气的盛衰。脾气健运，气血充足，则口唇红润光泽；脾失健运，则气血衰少，口唇淡白不泽。

3. 在志为思

思是人体精神、意识、思维活动的一种状态，是人认识事物、处理问题的必然过程，一般来说对机体的正常生理活动无不良的影响。但过度思虑或所思不遂，就会影响气机的升降出入，导致脾胃之气结滞，影响脾的运化和升清，因而出现不思饮食、脘腹胀闷、头目眩晕等症。

4. 在液为涎

涎为口津，唾液中较清稀的部分，由脾气化生并转输布散，故“脾在液为涎”。涎液具有保护口腔黏膜、润泽口腔的作用，在进食时分泌较多，有助于食物的吞咽和消化，故有“涎出于脾而溢于胃”之说。在正常情况下，脾精、脾气充足，涎液化生正常，上行于口，但不溢出于口外。若脾胃不和，或脾虚不摄，则往往导致涎液分泌剧增，而发生口涎自出等现象；若脾精不足，津液不充，则见涎液减少、口干舌燥等症。

四、肝

肝位于腹腔，横膈之下，右胁之内。肝为“将军之官”，在五行中属木，为阴中之阳。肝通过经脉的相互络属，与胆构成表里关系。

（一）肝的主要生理功能

1. 主疏泄

疏，即疏通；泄，即发泄、升发。肝主疏泄是指肝具有保持人体全身气机疏通畅达、通而不滞、散而不郁的作用。肝主疏泄的功能主要表现在以下四个方面：

（1）调畅气机：气机，即气的升降出入运动。肝主升、主动、主散的生理特性是气机疏通、畅达、升发的重要基础。肝的疏泄功能正常，则气机调畅，气血和调，经络通利，脏腑器官的功能活动正常。肝的疏泄功能失常表现在两个方面，一是疏泄功能减退，常因抑郁伤肝，肝气不舒，疏泄失职，致气机不畅而形成气机郁结的病理变化，出现闷闷不乐，悲忧欲哭，胸胁、两乳或少腹等部位胀痛不适，甚则刺痛等症状；二是肝的升发太过，常因暴怒伤肝，或气郁日久化火，而形成肝气上逆的病理变化，出现头目胀痛、面红目赤、急躁易怒等症状，或气升太过，血随气逆，导致吐血、咯血，甚则可致猝然晕厥、不知人事等症。

（2）促进脾胃运化及胆汁的分泌排泄：脾胃的运化具体表现在脾的升清和胃的降浊功能，脾气以升为健，胃气以降为和，脾胃的升降与肝的疏泄功能密切相关。肝的疏泄功能正常，全身气机疏通畅达，有助于脾升胃降和二者之间的协调及脾胃对食物的消化、吸收。此外，胆汁的分泌与排泄有赖于肝的疏泄功能。胆汁的正常分泌、排泄有助于脾胃的运化功能。若肝的疏泄功能失常，影响脾的升清及胃的降浊功能，则会出现呕逆、嗳气、脘腹胀痛、便秘等；若肝气郁结，影响胆汁的分泌与排泄，则会出现胁下胀满、疼痛、口苦、纳食不化，甚则黄疸等症。

（3）调畅情志：情志活动是脏腑精气对外界刺激的应答，适度的情志活动以气机调畅、气血调和为重要条件。《黄帝内经·灵枢·平人绝谷》说：“血脉和利，精神乃居。”肝主疏泄，畅达气机，调和气血，从而对情志活动发挥调节作用。肝气疏泄，气机调畅，气血和调，则心情开朗，心境平和，情志活动适度。若肝气郁结或亢进，疏泄失职或太过，则可导致情志活动的异常，前者常见情志抑郁，后者多见性情急躁、亢奋易怒等；持续的情志异常，亦可影响肝的疏泄功能，导致出现肝气郁结或疏泄太过的病理变化。

（4）促进男子排精与女子排卵行经：女子的月经来潮、男子的排精等与肝气的疏泄功能有密切的关系。肝气疏泄，气机畅达，任脉通利，太冲脉盛，冲任二脉调和，月事应时而至，生育正常，所以有“女子以肝为先天”之说。男子排精亦与肝相关，精液封藏在肾，排泄在肝，气机和顺，则男子排精正常。若肝失疏泄，冲任二脉失和，女子则月经紊乱或不孕，男子则排精异常或不育。

2. 肝主藏血

肝藏血，是指肝具有贮藏血液、调节血量及防止出血的功能。肝贮藏充足的血液，可根据生理需要以调节人体各部分血量的分配。当人体处于安静状态时，机体的血液需求量减少，部分血液会回流到肝脏并贮藏起来；当人体处于活动状态时，机体的血液需求量增加，肝内的血液会被动员出来，运送到全身，供给各组织器官的需要。此外，肝气充足，则能固摄肝血而不致出血；又因阴气主凝，肝阴充足，肝阳被涵，阴阳协调，则能发挥凝血功能而防止出血。故明·章潢《图书编》说：“肝者，凝血之本。”

（二）肝的系统连属

1. 在体合筋，其华在爪

筋即筋膜，附着于骨而聚于关节，是连接关节、肌肉的一种组织。筋和肌肉的收缩、弛张，使肢体、关节运动自如，故有“肝主运动”之说。肝在体合筋，又称肝主筋，是指肝具有主管全身筋膜运动的功能。筋有赖肝血的滋养，才能发挥其正常功能，肝血充盈，筋得所养，关节运动灵活有力。肝血不足，筋失所养，则手足震颤，肢体麻木或屈伸不利。

爪即爪甲，包括指甲和趾甲。爪甲的营养来源于肝血，肝血的盈亏可以影响爪甲的荣枯。肝血充足，爪甲坚韧，红润光泽；肝血不足，爪甲软薄而脆，枯萎色夭，甚则变形脆裂。所以，临床观察爪甲色泽形态变化，对于判断肝的生理病理有一定参考价值。

2. 开窍于目

肝主藏血，肝的经脉上连于目，所以目由肝血滋养而保持各种功能。肝的病变可反映于目，如肝血不足，可见两目干涩、视物不清或夜盲；肝经风热，可见眼目红肿；肝阳上亢，可见头晕目眩；肝风内动，可见目斜视、目上视等症。

3. 在志为怒

怒是人们在情绪激动时的一种情志变化，主要以肝之气血为基础，与肝疏泄密切相关。一般而言，怒志人人皆有，它是一定限度内的情绪发泄，对维护机体生理平衡有重要意义。若大怒或郁怒不解，则属于一种不良的刺激，既可引起肝气郁结、气机不畅，精血津液运行输布障碍，痰饮瘀血内生，又可使气血上逆。治以平肝为主，而宁志息怒亦是中医学所提倡的护肝保健养生之法。

4．在液为泪

泪从目出，由肝精肝血所化生，有濡润眼球、保护眼睛的功能。肝阴血充足，肝气冲和，则目有所养，泪液分泌适量，既能濡润眼球，又不至外溢，但当异物入眼时，泪液即可大量分泌，起到排出异物和清洁眼球的作用。肝脏功能失调常可导致泪液的分泌、排泄异常。如肝血不足，可见两目干涩；肝经风热或肝经湿热，则见目眵增多、迎风流泪等。

五、肾

肾位于腰部脊柱两侧，“腰者，肾之府”。肾为“作强之官”“先天之本”。肾在五行属水，为阴中之阴。肾通过经脉的相互络属，与膀胱构成表里关系。

（一）肾的主要生理功能

1．肾主藏精

肾主藏精指肾贮存、封藏精的生理功能。《黄帝内经·素问·六节藏象论》曰：“肾者，主蛰，封藏之本，精之处也。”精藏于肾而不无故流失，是其发挥正常生理效应的重要条件。

精是构成人体和维持机体生命活动的最基本物质，是生命之源，是脏腑形体官窍功能活动的物质基础。肾所藏的精，包括两个方面，即“先天之精”和“后天之精”。先天之精禀受于父母，与生俱来，藏于肾中，是形成生命的原始物质，具有促进人体生长发育和生殖的功能。后天之精来源于饮食所化生的精微物质，用以营养五脏、灌溉六腑、维持人体的生命活动，所余部分藏于肾。先天之精和后天之精的来源虽然不同，却同藏于肾，二者相互依存，相互为用，在肾中密切结合而成肾精。先天之精是后天之精生成的物质基础；后天之精源源不断地产生，可充养和培育先天之精。先天之精只有得到后天之精的补充和滋养，才能充分发挥其生理效应；后天之精只有得到先天之精的活力资助，才能源源不断地化生。即所谓“先天生后天，后天养先天”。肾藏精的生理功能主要有以下两个方面。

（1）主生长发育和生殖：指肾精、肾气促进机体生长发育与生殖机能成熟的功能。《黄帝内经·素问·上古天真论》记述了肾气由稚嫩到充盛，又从充盛到衰少继而耗竭的演变过程，说：“女子七岁，肾气盛，齿更发长。二七而天癸至，任脉通，太冲脉盛，月事以时下，故有子。三七，肾气平均，故真牙生而长极。四七，筋骨坚，发长极，身体盛壮。五七，阳明脉衰，面始焦，发始堕。六七，三阳脉衰于上，面皆焦，发始白。七七，任脉虚，太冲脉衰少，天癸竭，地道不通，故形坏而无子也。丈夫八岁，肾气实，发长齿更。二八，肾气盛，天癸至，精气溢泻，阴阳和，故能有子。三八，肾气平均，筋骨劲强，故真牙生而长极。四八，筋骨隆盛，肌肉满壮。五八，肾气衰，发堕齿槁。六八，阳气衰竭于上，面焦，发鬓颁白。七八，肝气衰，筋不能动，天癸竭，精少，肾藏衰，形体皆极。八八，则齿发去。”明确指出机体生、长、壮、老、已的自然规律与肾中精气的盛衰密切相关。机体齿、骨、发的生长状态是观察肾中精气的外候，是判断机体生长发育状况和衰老程度的标志。当肾精不足时，小儿会出现生长发育迟缓；青年人则见生殖器官发育不良，性成熟迟缓；中年可见性功能减退，或出现早衰；老年人则见衰老加快。以上说明人体的生长、发育和生殖与肾的生理功能密切相关。

（2）肾为脏腑之本：肾藏精，为先天之本，肾精和肾气是机体生命活动之本，全身脏腑的功能及精、气、血、津液的新陈代谢，均依赖于肾中精气的作用。肾阳具有促进机体温煦、运动、兴奋和生化的功能，是人体阳气的根本。肾阳旺，全身各组织器官之阳皆旺，所以又称“元阳”“真阳”。若肾阳不足，则阴寒内盛，常见形寒肢冷、腰膝冷痛、小便频数、阳痿滑泄、宫寒不孕等症。肾阴具有促进机体滋养、濡润、制约阳热的功能，是人体阴液的根本。肾阴旺，全身之阴皆旺，机体各组织器官皆得滋养，所以又称“元阴”“真阴”。若肾阴不足，则虚热内生，常见五心烦热，潮热盗汗，头晕目眩，或男子遗精、女子梦交等症。肾阴和肾阳相反相成，既相互制约，又相互促进，相互依存，相互为用，维护着机体各脏腑阴阳的相对平衡。

2. 肾主水

肾主水是指肾脏具有主持和调节人体水液代谢的功能，故肾又称“水脏”。肾主水的功能，主要是靠肾的气化作用来实现的。津液的代谢，是通过胃的摄入，脾的运化和转输，肺的宣散和肃降，肾的蒸腾气化，以三焦为通道，输布到全身。代谢后的水液和废物，通过汗、尿、粪和呼出的水气而排出体外。肾的气化功能正常，则开合有度，能分清泌浊，调节水液的排出量。开，使浊者下降，流入膀胱，排出代谢的水液和废物；合，能使清者上升，复归心肺，保持体内津液平衡。由此可见，肾在人体水液代谢过程起着重要作用，所以说“肾者主水。”若肾阳不足，气化失常，开合失度，就会引起水液代谢障碍而出现尿少、尿闭、水肿或小便清长、尿多、尿频等症状。

3．肾主纳气

纳即受纳，肾主纳气是指肾具有摄纳肺吸入之气而调节呼吸的功能。呼吸虽为肺所主，但必须依赖肾的纳气作用。《类证治裁》：“肺为气之主，肾为气之根，肺主出气，肾主纳气，阴阳相交，呼吸乃和。”肾的纳气功能正常，则呼吸均匀调和；肾的纳气功能减退，呼吸之气不能纳于肾，就会出现呼多吸少、吸气困难、动则喘甚等肾不纳气的症状。

肾的上述机能中，藏精是其基本机能，主水及主纳气等，都是藏精机能的延伸。

（二）肾的系统连属

1．在体合骨，生髓，其华在发

肾藏精，精生髓，髓居于骨腔之中，以滋养骨骼。髓有骨髓和脑髓之分，均由肾中精气化生。肾主骨生髓，是指肾精具有促进骨骼生长发育和资生骨髓、脑髓和脊髓的作用。因此，肾精充盈，则骨髓充盈，骨得其养，发育正常，坚固有力；肾精空虚，骨失所养，则骨骼脆弱无力，或影响生长发育。齿与骨同出一源，亦由肾精充养，故称“齿为骨之余”。牙齿松动、脱落及小儿齿迟等，多与肾精、肾气不足有关。

肾藏精，精又能化血，血以养发，肾精足则血旺，血旺则毛发黑而润泽，故“其华在发”。发的生长，赖血以养，又称“发为血之余”。发为肾之外候，所以发的生长与脱落、润泽与枯槁常能反映肾精的盛衰。肾精旺盛，发黑而润泽；若肾中精气虚衰，则毛发转白，枯槁或脱落。

2．肾开窍于耳及二阴

耳是听觉器官，听觉灵敏与否，与肾精、肾气的盛衰密切相关。故《黄帝内经·灵枢·脉度》说：“肾气通于耳，肾和则耳能闻五音矣。”肾精及肾气充盈，髓海得养，则听觉灵敏；反之，肾精及肾气虚衰，髓海失养，则听力减退，或见耳鸣，甚则耳聋。人到老年，由于肾精及肾气衰少，多表现为听力减退。临床常以耳的听觉变化作为判断肾精和肾气盛衰的重要标志，故说“肾开窍于耳”。

二阴，是指前阴和后阴。前阴有排尿和生殖的功能，后阴有排泄粪便的作用。二阴主司二便，尿液的贮存和排泄虽由膀胱所司，但必须依赖肾气的蒸化和固摄作用才能完成。而人的生殖功能亦由肾所主，与肾精、肾气的关系密切，肾精充足，肾气充盛，则男子精液及时溢泻，女子月经正常。若肾之精气不足，男子可出现遗精、遗尿、早泄、尿清长、尿频、尿少，女子则见梦交、月经异常及不孕等症。大便的排泄，亦与肾的气化作用有关。若肾阳虚，脾失温煦，水湿不运而致大便溏泄或“五更泻”；肾阴不足，可见大便秘结。

3. 肾在志为恐

恐是人们对事情惧怕的一种精神状态，恐与惊相似，皆与肾有关。但恐自内生，为自知，俗称胆怯；惊自外来，事出突然而惊。惊与恐，对机体的生理活动来说，都是不良刺激，均可伤肾，主要影响肾的气机，致使气机紊乱、封藏不固。过度惊恐，则肾气下沉，精气不藏，二便失禁，或遗精滑泄等，故称“恐则气下”。

4. 肾在液为唾

唾为口精中较稠厚的部分，为肾精所化，有润泽口腔、滋润食物及滋养肾精的功能。

第三节 六腑

六腑，即胆、胃、小肠、大肠、膀胱、三焦的总称。本节主要阐述六腑的生理功能。

一、胆

（一）贮藏和排泄胆汁

胆汁由肝之精气汇聚而成，贮存于胆囊，排泄进入小肠参与饮食物的消化、吸收。胆贮藏和排泄胆汁的机能是在肝气的疏泄、调节下完成的。若肝胆机能失常，胆汁分泌排泄障碍，则会影响脾胃运化机能，出现厌食、腹胀、腹泻等症状。若湿热蕴结肝胆，以致肝失疏泄，胆汁外溢，浸渍肌肤，则发为黄疸，出现目黄、身黄、小便黄等症状。相对于肝气升发，胆气则以下降为顺，若胆气不利，气机上逆，胆汁上溢，则可出现口苦、呕吐黄绿苦水等症状。

（二）主决断

决断是指在精神意识活动过程中判断事物、作出决定的能力，《黄帝内经·素问·灵兰秘典论》说：“胆者，中正之官，决断出焉。”胆附于肝，肝胆相为表里，二者相互协调，胆气充足者，剧烈精神刺激对其造成的影响较小，恢复也较快；若胆气虚弱，则可见胆怯怕事，或数谋略而不能决、善恐易惊、失眠多梦等。

二、胃

（一）受纳和腐熟水谷

受纳，即接受和容纳；腐熟，即水谷经过胃的初步消化，形成食糜。饮食入口，经过食道，容纳于胃，故称胃为“水谷之海”。水谷在胃中经过胃的腐熟，下传于小肠，其精微物质经脾之散精而营养全身。若胃受纳和腐熟水谷的功能失常，则会出现胃脘胀痛、纳呆厌食、嗳腐口臭等症。

（二）主通降，以降为和

通降是指胃气以通畅下降为顺。饮食物入胃，经胃的腐熟后，下行入小肠，进一步消化吸收，与脾的运化转输功能密切配合，以完成其通降传导作用。胃的通降是受纳的前提条件。若胃失通降，不仅食欲会受影响，而且会因浊气上蒸而出现口臭；若胃气上逆，可见恶心呕吐、呃逆、嗳气等症。

三、小肠

（一）受盛化物

受盛，即接受、容纳；化物，即变化、化生。受盛化物是指小肠具有接受胃下降的食糜，并进一步消化、吸收精微的功能。若小肠受盛化物的功能失调，则消化吸收障碍，表现为腹胀、腹痛、泄泻等症。

（二）主泌别清浊

小肠主泌别清浊指小肠对食糜进一步消化，并将其分为清、浊两部分的生理机能。其中，清者，即水谷精微和津液，由小肠吸收，经脾气转输至全身；浊者，即食物残渣和部分水液，在胃与小肠之气的作用下传到大肠。小肠泌别清浊的机能正常，则精微与糟粕各走其道而二便正常。若小肠泌别清浊的机能失常，清浊不分，则会出现便溏、泄泻等症。

四、大肠

大肠的主要生理功能是传化糟粕。小肠泌别清浊后所剩下的食物残渣，需经大肠吸收其中多余的水液，而燥化形成粪便，经肛门排出体外。大肠功能失调，主要表现为传导失常，出现排便异常。大肠湿热，气机阻滞，可见腹痛下痢、里急后重；大肠实热，肠液干枯，可见大便秘结；大肠虚寒，可见腹痛、肠鸣、泄泻等。

五、膀胱

膀胱的主要生理功能是贮存和排泄尿液。尿液为津液所化，津液经肾的气化作用而化为尿液，由膀胱贮存，尿液在膀胱内贮存至一定程度时，在肾的气化作用下膀胱开合有度，尿液可及时自主地排泄出体外，即为排泄尿液。故《黄帝内经·素问·灵兰秘典论》说：“膀胱者，州都之官，津液藏焉，气化则能出矣。”若膀胱贮存尿液和排尿的功能失常，则可见尿频、尿急、遗尿、小便失禁等症，或见小便不利、癃闭等症。

六、三焦

历代医家对三焦形态和实质的认识不一，主要观点认为，三焦是一个具有综合功能的器官，是分布于胸腹腔的一个大腑，体内唯它最大，又与五脏无表里配合关系，故有“孤府”之称。三焦又分为六腑之三焦、部位之三焦。

（一）六腑之三焦

三焦，作为六腑之一，与心包通过经脉相互络属，互为表里。六腑之三焦的主要生理功能是通行诸气，运化水液。

1. 通行诸气

原气是人体生命活动的原动力，它发源于肾，藏于丹田，必须以三焦为通道，才能到达和作用于全身。《难经·三十八难》说：“所以腑有六者，谓三焦也，有原气之别使，主持诸气。”三焦不仅是原气之别使，更能主持诸气。除原气通过三焦而布达于全身外，宗气以三焦为通路而下行，归丹田以资助原气；卫气循三焦，通腠理，走肌表，以温煦、控汗、卫外；脏腑之气的升降运行均以三焦为通路。所以三焦正常，则气道顺畅，气机通利，脏腑功能正常，气化运动正常；反之，三焦失常，气道壅滞，则必致气滞胀满。所以说三焦有主持诸气，总司全身气机和气化的功能。

2. 运化水液

《黄帝内经·素问·灵兰秘典论》说：“三焦者，决渎之官，水道出焉。”水液代谢的协调平衡，通过三焦的气化作用才能正常进行。如果三焦气化功能障碍，水道不利，则肺、脾、肾等调节水液代谢的功能也难以实现，就会出现水肿、尿少、小便不利等症。

（二）部位之三焦

三焦作为部分划分，分为上焦、中焦、下焦三个部位。部位之三焦，包括上至头、下至足的整个人体，所以有“一腔之大腑”之称。部位之三焦的生理功能各有特点。上焦，指膈以上的部位，包括心、肺与头面部。上焦的主要生理功能是“开发”“宣化”，将水谷精微和津液输布全身，发挥其营养和滋润作用，若雾露之灌溉，故称“上焦如雾”。中焦，指膈至脐之间的部位，主要包括脾、胃、肝、胆等。中焦的主要生理功能是消化水谷，吸收、输布水谷精微及化生气血。《黄帝内经·灵枢·营卫生会》所说的“中焦如沤”形象地概括了中焦脾胃腐熟、化物的作用。下焦，指脐以下的部位，主要包括大肠、小肠、肾、膀胱、女子胞、精室等脏腑。下焦的主要功能是排泄糟粕和尿液，有如水浊不断向下疏通、向外排泄一样，故称“下焦如渎”。

第四节　奇恒之腑

奇恒之腑，是脑、髓、骨、脉、胆、女子胞的总称。奇恒之腑形态似腑，多为中空的管腔或囊状器官；功能似脏，主藏精气而不泻。因其似脏非脏、似腑非腑，异于常态，故以“奇恒”名之。除胆之外，其余皆无表里配合，也无五行配属，但与奇经八脉有关。本节仅介绍脑及女子胞。

一、脑

脑由髓汇集而成，故又称“髓海”，是精髓和神明汇集发出之处，又称为“元神之府”。脑的主要生理功能是：

（一）主宰生命活动及精神活动

脑是人体极其重要的器官，是生命的枢机，主宰着人体的生命活动。明·李时珍《本草纲目》称“脑为元神之府”。元神由先天之精气化生和充养，故又称“先天之神”。元神存则生命在，元神败则生命逝，得神则生，失神则亡。脑是产生认识、情感、意志和行为的器官，也是精神活动的枢纽，主司精神活动。脑主宰生命及精神活动正常，则精神饱满、意识清楚、思维敏捷、记忆力强、语言清晰、情志正常；否则，就会出现精神萎靡、反应迟钝、记忆力下降、狂躁易怒，甚至昏迷等症状。

（二）主感觉与运动

脑主感觉与运动指人的视、听、嗅、触等感觉及运动系统的生理功能，皆与脑有密切关系。脑主感觉与运动正常，则视物精明、听力聪颖、嗅觉灵敏、感觉正常、运动如常、轻劲有力；若脑病而感觉运动失常，会出现视物不清、听觉失聪、嗅觉不灵、感觉迟钝、运动乏力、懈怠安卧，甚则瘫痪。如髓海不足，可出现头晕、目眩、耳鸣等。

二、女子胞

女子胞，又称胞宫、子宫、子脏，位于小腹部，是女子发生月经和孕育胎儿的器官。其主要生理功能有两方面：

（一）发生月经

月经又称月信、月事、月水，是女子天癸至之后周期性子宫出血的生理现象。健康女子，约到 14 岁，随着肾中精气的渐盛，产生了天癸，生殖器官发育成熟，气血冲盛，冲、任二脉通盛，女子胞就会发生周期性出血，约 1 月（28 天左右）一次，即月经开始来潮，从而具备生殖能力，这种生理状态会一直持续到绝经。

（二）主孕育胎儿

月经正常来潮后，女子胞就具备了生殖孕育胎儿的能力。受孕以后，女子胞即聚血养胎，成为保护胎儿和孕育胎儿的主要器官。胎儿在母体子宫中发育，靠母血充养，直至十月期满，然后子宫收缩，娩出胎儿。

第五节　脏腑之间的相互关系

人体是一个有机的整体，在研究脏腑各自生理功能的同时，还必须研究整体活动过程中脏腑功能活动的调节机制和相互配合的规律。因此，必须从脏腑之间相互关系上来研究整体的生命活动，这对于认识人体脏腑的生理功能、病理变化和辨证施治均有重要意义。

一、五脏之间的相互关系

（一）心与肺

心主一身之血，肺主一身之气，心与肺的关系，主要体现为气和血之间的互根互用关系。心肺相互协调，可保证气血的正常运行，一方面，心主血脉，而肺朝百脉，辅心行血，是血液正常运行的必要条件；另一方面，肺司呼吸机能的正常发挥也有赖于心主血脉的功能，故又有“呼出心与肺”（《难经·四难》）之说。

（二）心与脾

心主血，脾统血且为气血生化之源，所以心与脾的关系主要表现在血液生成及运行方面的相互协同。心血靠脾气转输的水谷精微化生，而脾的转输功能又赖心血来滋养。脾气健运，血液化生有源，心血充盈；心血充足，脾得濡养，脾气健运。

（三）心与肝

心与肝的关系主要表现在血液运行和精神、情志调节两个方面。在血液运行方面，心血充盈，心气旺盛，血运正常，则肝有所藏；肝藏血充足，随人体动静不同而进行血量的调节，使脉道充盈，有利于心推动血液在体内循环运行，则心有所主。在精神、情志方面，人的精神活动由心所主，而肝主疏泄、调畅气机，维护精神情志的舒畅，所以心肝两脏功能密切相关。病理上，心神不安与肝气郁结可导致精神恍惚、情绪抑郁为主证的心肝气郁证；心火亢盛和肝火亢逆可导致心烦失眠、急躁易怒为主的心肝火旺证。

（四）心与肾

心与肾之间的关系，主要表现在“心肾相交”。心肾相交的机理，主要从水火既济、精神互用来阐发。

1. 水火既济

心在五行属火，位居于上而属阳；肾在五行中属水，位居于下而属阴。从阴阳、水火的升降理论来说，在下者以上升为顺，在上者以下降为和。心火必须下降于肾，与肾阳共同温煦肾阴，使肾水不寒；肾水必须上济于心，与心阴共同涵养心阳，使心火不亢。心肾之间的阴阳水火升降互济，维持了两脏生理功能的协调动态平衡，称为“心肾相交”或“水火既济”。心与肾之间的水火、阴阳的动态平衡失调，称为“心肾不交”，临床可见心烦失眠、心悸健忘、头晕耳鸣、腰膝酸软、遗精梦交等症。

2. 精神互用

心藏神，肾藏精。精能化气生神，为气、神之源；神能控精驭气，为精、气之主。故积精可以全神，神清可以控精。如《类证治裁·内景综要》说：“神生于气，气生于精，精化气，气化神。”

（五）肺与肾

肺与肾的关系主要表现在水液代谢和呼吸运动两个方面。其一，肺为水之上源，肾为主水之脏，肺的宣发、肃降和通调水道，有赖于肾的蒸腾气化；肾主水的功能亦赖于肺宣降和通调水道的作用。肺肾协同，才能保证体内水液输布与排泄正常。若肺宣降、通调失司，损及肾脏，可出现水肿、尿少等症；若肾阳虚，气化失司，关门不利，则水泛为肿，可影响肺的宣降，出现咳逆、喘促等症。其二，肺主气而司呼吸，肾主纳气，人体的呼吸运动需肾纳气作用的协助，才能将吸入之清气经肺的肃降下纳于肾，故有“肺为气之主，肾为气之根”之说法。

（六）肝与肾

肝与肾的关系，有“肝肾同源”之称，主要表现在精血同源与阴阳互资互制等方面。精血同源：肝藏血，肾藏精，精血同源于水谷精微，且能相互转化资生，故曰“精血同源”。《张氏医通》说：“精不泄，归精于肝而化清血。”阴阳互资互制：肝肾同源，则肝肾间的阴阳息息相通，互生互制。肾阴与肾阳为五脏阴阳之根本，肾阴滋养肝阴，共同制约肝阳，则肝阳不偏亢；肾阳资助肝阳，共同温煦肝脉，可防肝脉寒滞。肝肾阴阳之间的互制互用维持了肝肾之间的协调平衡。

（七）脾与肾

脾为后天之本，肾为先天之本；脾主运化水液，肾为主水之脏。故脾与肾的关系主要体现在先天后天的相互资生和水液代谢过程中的互相协同。先天后天相互资生：脾主运化水谷精微，化生气血，为后天之本；肾藏先天之精，是生命之本原，为先天之本。脾运化水谷的功能有赖于肾气及肾阴肾阳的资助和促进；肾所藏先天之精及其化生的元气，亦赖脾运化的水谷之精不断充养和培育，方能充盛。水液代谢互相协同：脾阳根于肾阳，脾运化水液，有赖肾阳的温煦激发；肾为主水之脏，又赖脾运化水液以协助。两者相互配合，共同维持人体的水液代谢平衡。

二、六腑之间的相互关系

六腑之间的关系，主要体现于饮食物的消化、吸收及废物排泄过程中的相互联系和密切配合。饮食物入胃，经胃的腐熟，初步消化，下传于小肠，同时胆排泄胆汁入小肠，以助其消化。小肠泌别清浊，清者为水谷精微和津液，经脾的运化和转输，以营养全身；浊者为剩余的水液和食物残渣。水液经肾的气化，一部分入膀胱，形成尿液，再经过肾的气化，排出体外；食物残渣下传大肠，经大肠吸收水液并向下传导，形成粪便，排出体外。在上述饮食物的消化、吸收和废物的排泄过程中，还有赖于肝的疏泄、三焦气化和脾运化水液的作用。由于六腑传化水谷，需要不断地受纳、消化、传导和排泄，虚实更替，宜通而不宜滞，所以有“六腑以通为用”“腑病以通为补”之说。

三、脏与腑之间的相互关系

脏与腑之间的相关互系，实际上就是脏腑、阴阳、表里配合的关系。脏属阴，腑属阳；脏为里，腑为表。一脏一腑，一阴一阳，一里一表，相互配合，并有经络互相络属，从而构成了脏与腑之间的密切联系。

（一）心与小肠

手少阴心经属心络小肠，手太阳小肠经属小肠络心，心与小肠通过经脉的互相络属，构成了表里关系。生理上，心阳的温煦，有助于小肠功能的正常发挥；小肠吸收水谷精微，上输于心肺则可以化生心血。病理上，若心有实火，可移热于小肠，而出现尿频、尿黄、尿痛等症；小肠有热，亦可循经上扰于心，使心火亢盛，而出现心烦、失眠、多梦、舌红、口舌生疮等症。

（二）肺与大肠

手太阴肺经属肺络大肠，手阳明大肠经属大肠络肺，肺与大肠通过经脉的相互属络，构成了表里关系。生理上，肺气清肃下降，能促进大肠的传导，有利于糟粕的排泄；大肠传导正常，糟粕下行，亦有利于肺气的肃降。病理上，肺气壅塞，失于肃降，可引起腑气不通，肠燥便秘；若大肠实热，传导不畅，腑气阻滞，也可影响到肺的宣降，出现胸满咳喘。

（三）脾与胃

脾与胃以膜相连，同居中焦，足太阴脾经属脾络胃，足阳明胃经属胃络脾，两者构成表里相合关系。胃主受纳，脾主运化，共为“后天之本”“气血生化之源”。脾与胃在生理上的关系主要体现在纳运协调、升降相因、燥湿相济三个方面。脾气主升，胃气主降，脾升胃降不仅是水谷精微转输和食物残渣下行的动力，也是人体气机上下升降的枢纽。脾为阴脏，性喜燥恶湿；胃为阳腑，性喜润恶燥。脾燥胃润的特性相互为用、相互协调，方能完成运化过程。脾与胃在病理上亦相互影响，若脾为湿困，运化失职，清气不升，可影响胃的受纳与通降，而见纳呆、呕恶、脘腹胀满；若饮食不节，食滞胃脘，浊气不降，亦可影响脾的运化与升清，而出现腹胀、泄泻等症。

（四）肝与胆

胆附于肝，足厥阴肝经属肝络胆，足少阳胆经属胆络肝，两者构成表里相合关系。肝与胆的关系，主要表现在同司疏泄和虑决相成方面的密切配合。同司疏泄：胆汁来源于肝，胆汁的贮藏和排泄依靠肝的疏泄；反之，胆汁排泄无阻碍，亦有助于肝发挥正常的疏泄作用。肝病常影响及胆，胆病也常会波及肝，往往肝胆同病而见精神抑郁或烦躁易怒、口苦、胁肋胀痛、厌食油腻、眩晕、黄疸等症。虑决相成：肝为“将军之官”，主谋虑；胆为“中正之官”，主决断。肝谋需要胆断，而胆断来自肝谋。肝胆相互配合则虑决相成，多谋而善断。病理情况下两者常相互影响，表现为情志抑郁、胆怯易惊、失眠多梦等症。

（五）肾与膀胱

肾为水之脏，膀胱为水之腑。肾与膀胱有“系”（输尿管）相通。足少阴肾经属肾络膀胱，足太阳膀胱经属膀胱络肾，两者构成表里相合关系。生理上，肾与膀胱共主尿液，膀胱的贮尿和排尿功能，依赖于肾的气化和固摄；膀胱贮尿、排尿有度，也有利于肾的主水功能正常。病理上，若肾气不足，蒸化无力，或控摄失司，可影响膀胱的贮尿、排尿，而见尿少、癃闭、水肿或尿频、尿多，甚则尿失禁；膀胱湿热，开合不利，则出现尿频、尿急、尿黄而痛的同时，也可影响肾而出现腰痛。

第六节　精、气、血、津液、神

精、气、血、津液是构成人体和维持人体生命活动的基本物质，神是人体生命活动的主宰和总体现。机体的脏腑、经络等组织器官进行生理活动，其能量来源于精、气、血、津液；同时，精、气、血、津液等生成和代谢，又依赖于脏腑、经络等组织器官的正常生理活动。因此，精、气、血、津液与脏腑、经络等组织器官之间，始终存在着相互为用的密切关系，以维持人体正常的生理活动。

一、精

（一）精的基本概念

精是禀受于父母的生命物质与后天水谷精微相融合而形成的一种精华物质，是人体生命的本原，是构成人体和维持人体生命活动的基本物质。中医学的精，有狭义之精和广义之精两类。狭义之精，是指具有繁衍后代作用的生殖之精，如《黄帝内经·素问·上古天真论》提出男子“二八，精气溢泻，阴阳和，故能有子”，这是精的本始含义。广义之精，泛指人体内所有的精微物质，包括人体生命现象和生理活动过程所需的所有物质，如精、气、血、津液等。

（二）精的生成及生理功能

人体之精由禀受父母的先天之精与后天获得的水谷之精相融合而生成。先天之精禀受于父母的生殖之精，与生俱来，是生命产生的本原，先身而生，故谓先天之精，如《黄帝内经·灵枢·决气》说：“两神相搏，合而成形，常先身生，是谓精。”后天之精是维持人体生长发育及生命活动的物质基础，主要来源于饮食水谷，又称“水谷之精”。人出生以后，从饮食中不断地吸取营养，通过脾胃功能，将饮食中的精微物质输布于全身，发挥营养各个脏腑组织的作用。人体之精，是以先天之精为本，并得到后天之精的不断充养而生成。先、后天之精相互促进，相互辅助，人体之精才能充盛。先天之精或后天之精的匮乏，均能导致发育迟缓、早衰、生殖力低下及营养不良等。

生理上，精既是脏腑功能活动的物质基础，又是脏腑功能活动的产物，也是脏腑生理功能的激发和推动力。病理上，精亏则生长发育迟缓，脏腑柔弱，功能活动减退；同时，脏腑功能不足，精气化生无力，又会使精气进一步亏耗。因此，精是生命起始、机体生长发育和生殖的重要物质，是机体脏腑及其功能的物质基础，也是生命形成和维持的基本力量。

二、气

（一）气的基本概念

气是具有很强活力、极其精微的物质，是构成人体和维持人体的生命活动的最基本物质之一。气既是人体赖以生存的具体物质，又是人体脏腑组织功能活动的总称。中医学所说的“气”，可概括为两个方面：一是指构成人体和维持人体生命活动的精微物质，如呼吸之气、水谷之气等；二是指脏腑组织的生理功能，如脏腑之气、经络之气等。

（二）气的生成

气的生成主要来源于三个方面：先天之精气、饮食中的水谷之精气和存在于自然界的清气。以上三者有机结合，通过肺、脾、肾等脏器的综合作用，生成人体之气。由此可知，人体之气的生成及强弱，除与先天禀赋、后天饮食营养、自然环境等状况有关外，亦与肺、脾、肾等脏腑的生理功能密切相关，其中以脾胃的运化功能尤为重要，因为人体必须依赖脾胃化生的水谷精微以营养全身。同时，先天之精气亦有赖水谷精气的充养，才能发挥其效应。

（三）气的功能

1. 推动作用

推动作用指气具有激发和促进作用。具体而言，一是能激发和促进人体的生殖、生长与发育，以及各脏腑、经络等组织器官的生理功能；二是推动血液的生成、运行，津液的生成、输布和排泄等。若气的推动作用减弱，脏腑、经络等组织器官的生理活动也会减退，可见生长发育迟缓或早衰、血行瘀滞、水液停聚等病理状态。

2. 温煦作用

温煦作用指气通过运动变化产生的热能对机体有熏蒸、温暖作用。气是人体人体产生热量的来源。人体正常体温的调节与维持恒定，各脏腑、经络等组织器官的生理活动，血液和津液在周身正常环流等，都依赖气的温煦作用。若气的温煦作用减弱，常表现为畏寒肢冷、四肢不温、脏腑功能减退、血液和津液运行迟缓等寒象。

3. 防御作用

防御作用指气既能护卫肌表，防御外邪的侵犯，又能与侵入人体的病邪作斗争。气的防御作用具体表现在两方面：一是在未病之前，卫气充足，护卫全身的肌表，使肌表腠理固密，能够抵御外邪的侵袭；二是在发病之后，正气与邪气斗争，能驱邪外出或战而胜之，促进机体早日康复。故《黄帝内经》说“邪之所凑，其气必虚”，“正气存内，邪不可干”。

4. 固摄作用

固摄作用指气对血、津液等液态物质的固护、统摄和控制作用，从而防止其无故流失。具体表现在：固摄血液，使血液循脉而行，防止其溢出脉外；固摄汗液、尿液、唾液、胃液、肠液和精液等，控制其分泌排泄，防止其异常流失。若气的固摄作用减弱，可致出血、自汗、尿失禁、流涎、泛吐清水、泄泻、滑精、早泄、崩漏等。气的固摄作用与推动作用相辅相成、相互协调，共同调节和控制着体内液态物质的正常运行、分泌和排泄。

5. 气化作用

气化指气通过运动而产生各种生理性变化，气化作用通常指气能促进精、气、血、津液的化生和相互转化，如饮食先转化成水谷精微，然后再化生成精、气、血、津液，津液转化成汗液和尿液，食物残渣转化成糟粕等，都是气化作用的具体表现。此外，气化也指一些脏腑的某种功能，如肾、膀胱、三焦的气化。

（四）气的运动

气在人体内时刻不停地运动着，气的运动在中医学称作“气机”。气的运动形式可归纳为升、降、出、入四种基本形式，气的升降出入运动，推动和激发着人体的各种生理活动，脏腑、经络等组织器官都是气升降出入的场所。如肺的呼吸运动，呼气为出，吸气为入；肺气宣发为升，肃降为降；脾胃的消化功能，脾主升清，胃主降浊等。虽然各个脏腑的生理活动体现的运动形式有所侧重，但从整个机体的生理活动来看，气的升和降、出和入，必须对立统一、协调平衡，即“气机调畅”。只有气机调畅，才能维持正常的生理活动，如肝、脾主升，肺、胃主降；心火下降，肾水蒸腾；肺主呼气，肾主纳气。若气机失调，就会发生病变，如肺失宣降而有咳喘，脾气下陷而有泄泻、脱肛，胃气上逆而有嗳气、恶心、呕吐，肝气郁结而有胸闷、胁痛等。

（五）气的分布与分类

人体之气，生成来源和分布部位不同，其功能特点亦不同，因而有不同的名称，如元气、宗气、营气、卫气等。

1. 元气

元气又称“原气”“真气”，是人体各种气中最根本、最重要的气，是人体生化的源泉及生命活动的原动力。元气根源于肾，由肾中精气所化生，以禀受于父母的生殖之精为基础，又赖于后天水谷精气的培育而成。元气的盛衰，与先天禀赋及后天的营养密切相关。元气的主要生理功能有两个方面：一是推动和调节人体的生长发育和生殖；二是温煦和激发各个脏腑、经络等组织器官的生理活动。元气的盛衰变化体现于机体生、长、壮、老、已的自然规律。机体的元气充沛，则各脏腑、经络等组织器官的活力旺盛；反之，元气虚衰就会产生相关的各种病理变化。

2. 宗气

宗气是积于胸中之气，属后天之气的范畴。宗气在胸中积聚之处，称为“气海”，又名“膻中”。宗气由肺从自然界吸入的清气和脾胃从饮食物中运化而生成的水谷精气相结合而成，故与肺、脾胃的功能密切相关。宗气的主要生理功能有两个方面：一是走息道以行呼吸，推动肺的呼吸；二是贯心脉以行气血，即推动气血运行。所以说话声音的高低、呼吸的强弱、气血的盛衰及运行的状态、心搏的强弱和节律，均与宗气的盛衰有关。

3. 营气

营气是行于脉中而具有营养作用之气。因其富有营养，于脉中营运不休，故称为营气。营气又化生血液，是生成血液的主要物质，故常常并称“营血”。营气与卫气相对而言，属于阴，故又称“营阴”。营气主要来源于脾胃运化的水谷精微，由水谷精微中最有营养的精华部分组成。营气分布在血脉之中，即“血中之气”，成为血液的组成部分，循脉运行上下，内则五脏六腑，外达皮肉肢节，周而复始，营周不休。营气的生理功能主要有两个方面：一是化生血液，成为生成血液的主要物质基础；二是营养全身，营气循脉流注全身，为脏腑、经络等全身器官提供营养物质。

4. 卫气

卫气是行于脉外而具有防御作用之气。因其有护卫人体、避免外邪入侵的作用，故称为卫气。卫气与营气相对而言，属于阳，故又称“卫阳”。卫气主要来源于脾胃化生的水谷精微，是水谷精微中慓疾滑利部分所化生。卫气具有很强的活力，故可不受脉道的约束，循行脉外，布散于全身，外而皮肤腠理，内而胸腹脏腑，但多以体表布散而显其功。卫气的功能主要有三个方面：一是护卫肌表，防御外邪入侵；二是温养脏腑、肌肉、皮毛；三是控制调节腠理的开合，调节汗液的排泄及维持体温的相对恒定。《黄帝内经·灵枢·本藏》说的“卫气者，所以温分肉，充皮肤，肥腠理，司开合也”就是对卫气功能的概括。卫气充盛，则机体抗御外邪的能力强，不易受外邪的侵入，皮肤温暖，汗孔开合有度；若卫气不足，抗邪功能低下，外邪易入侵，肌肤、汗孔开合功能失常，会出现易感外邪、汗出、恶风且病后难愈等症状。

三、血

（一）血的基本概念

血即血液，是循行于脉中的富有营养的红色液体物质，是构成人体和维持人体生命活动的基本物质之一。

（二）血的生成

血的生成主要来源于脾胃化生的水谷精微。饮食物经胃的腐熟和脾的运化转化为水谷精微，水谷精微经脾上输于肺，与肺吸入之清气相合，通过心肺的气化作用，注之于脉，化而为血。《黄帝内经》说："中焦受气取汁，变化而赤，是为血"，"中焦化其精微上注于肺脉，乃化而为血"。此外，精和血之间还存在着相互滋生和相互转化的关系。精藏于肾，血藏于肝。肾中精气充盛，则肝有所养，血有所充；肝藏血充盛，则肾有所藏，精有所资，故有"精血同源"之说。

（三）血的运行

血在脉中循行运行不止，心气是推动血液运行的主要动力。血液的正常运行，有赖于气的推动作用和固摄作用的协调平衡。心主血脉、肺主宗气、肝主疏泄等是推动血液运行的重要因素；脾统血、肝藏血等是固摄和调节血液运行的重要因素。若推动作用过强，或固摄作用不足，则血的运行变快，甚则溢出脉外，导致出血；反之，则血的运行变慢，可出现血瘀滞等病变。

（四）血的功能

1. 营养和滋润功能

血由营气和津液组成，营气乃水谷精微中的精粹部分所化生，津液可濡润全身，故血的主要功能是营养和滋润。血液行于脉中，内至脏腑，外达肌肤孔窍，上下内外无所不至，对全身各脏腑组织不断发挥着营养和滋润的作用，以保证其正常的生理活动。

2. 为神志活动的物质基础

神志活动由心所主，心主血，血可养神。但血和神的关系不独见于心，与其他脏腑的功能也密切相关，血液营养脏腑，使脏腑功能强盛，神志活动就能产生并维持正常。人的精力充沛、神志清晰、情志活动正常等，均有赖于血气的充盛、血脉的调和与畅利。

四、津液

（一）津液的基本概念

津液是机体内一切正常水液的总称，也是构成人体和维持人体生命活动的基本物质。津液是津和液的总称，津和液在性状、分布和功能上有所不同：质地较清稀，流动性较大，布散于体表皮肤、肌肉和孔窍，并能渗入血脉之内，起滋润作用的称为津；质地较浓稠，流动性较小，灌注于骨节、脏腑、脑、髓等，起濡养作用的称为液。津与液虽有一定的区别，但两者同源于水谷，生成于脾胃，并可相互渗透，相互补充，所以津液常并称，不作严格区分。

（二）津液的生成、输布与排泄

津液的生成、输布与排泄，涉及脾、肺、肾等多个脏腑的一系列生理活动，是一个复杂的生理过程。“饮入于胃，游溢精气，上输于脾，脾气散精，上归于肺，通调水道，下输膀胱，水精四布，五经并行”（《黄帝内经·素问·经脉别论》），这是对津液的生成、输布与排泄过程的简要概括。

1. 津液的生成

津液主要是来源于胃吸收水谷中的部分精微，小肠泌别清浊吸收的大部分营养物质和水分，大肠吸收的食物残渣中的残余水分。胃、小肠、大肠所吸收的水谷精微，输送至脾，经脾的运化转化为津液，然后通过脾散精于肺，布散全身。

2. 津液的输布

津液的输布主要依靠脾、肺、肾、肝和三焦等脏腑的综合协调作用来完成。脾主运化水谷精微、运化水液，通过其转输作用，一方面将津液上输于肺，另一方面又可直接将津液向四周布散。肺主行水，接受从脾转输而来的津液之后，一方面通过宣发作用将津液输布至人体上部和体表，另一方面通过肃降作用将津液输布至肾和膀胱。肾主水，对津液输布起主宰作用，表现在两个方面：一是肾的蒸腾气化作用主宰着整个水液代谢过程，为各个环节的动力，推动着津液的输布代谢；二是肾脏本身也是津液输布的一个重要环节，在肾的气化作用下，津液的清者蒸腾经三焦上输于肺而散布全身，浊者化为尿液注入膀胱，排出体外。

3. 津液的排泄

津液输布于周身，被机体利用后，其剩余水分和代谢废物的排泄，主要是肺、肾、大肠和膀胱协作的结果。肺气宣发，外合皮毛，促进津液从皮肤以汗液形式排出和从呼吸道以水汽形式被带出；肾将浊者化成尿液，下注膀胱而外排；大肠主传导，粪便也夹杂部分水分。因此，剩余水分和代谢废物的排泄途径包括出汗、呼吸、排尿和排便四个方面，其中尿液的排泄又是津液排泄的主要环节。

（三）津液的功能

1. 滋润濡养作用

津液是液态物质，含有丰富的营养物质，所以津液既具有滋润作用，又有濡养作用。内至脏腑筋骨，外至皮肤毫毛，都有赖于津液的濡养。体表的津液，可使肌肉丰润，毛发光泽；体内的津液，能滋养脏腑，维持各脏腑的正常生理功能；注入各孔窍的津液，使口、眼、鼻等九窍濡润；流入关节的津液，能滑利关节；渗入骨髓的津液，能充养骨髓和脑髓。

2. 充养血脉

津液可入脉，成为血液的重要组成部分。在营气的作用下，渗注于脉中，化生为血液，循环全身以发挥滋润、濡养的作用。津液还有调节血液浓度的作用。当血液浓度升高时，津液就渗入脉中稀释血液，并补充血量；当机体津液亏少时，血中之津液可以从脉中渗出以补充津液。血液和津液都是水谷精微所化生，二者之间又可以相互渗透转化，故有“津血同源”之说。

另外，津液的代谢对调节机体内外环境的阴阳平衡具有十分重要的作用。气候炎热或体内发热时，津液化为汗液向外排泄以散热；天气寒冷或者体温低下时，津液因腠理闭塞而不外泄，如此则可以维持人体体温相对恒定。

五、神

（一）神的基本概念

中医学的“神”指的是人体生命活动的主宰及其外在总体表现的统称，与古代哲学范畴的“神”相区别。可分为广义之神和狭义之神。广义之神，是指人体生命活动的主宰和总体现，包括形色、眼神、言谈、表情、应答、举止、精神、情志、声息、脉象等多个方面。狭义之神，是指人的意识、思维、情感等精神活动。

（二）神的生成

精、气、血、津液是神产生的物质基础。五脏藏精，精可化气生血，精气血又能化生和涵养神、魂、魄、意、志，故有“五脏神”之称。故《黄帝内经·灵枢·本神》说：“肝藏血，血舍魂……脾藏营，营舍意……心藏脉，脉舍神……肺藏气，气舍魄……肾藏精，精舍志……”五脏的精气血充盛，则五神安藏守舍，表现为神志清晰、思维敏捷、反应灵敏、运动灵活、睡眠安好、意志坚定、刚柔相济等；五脏的精气血亏虚，不能化生或涵养五神，则会出现神志活动异常。

（三）神的功能

神具有主宰人体生命活动、调节精气血津液代谢和脏腑生理功能的重要作用。神由精、气、血、津液等物质所产生，但又能统领和调节这些物质在体内的代谢。同时，脏腑的生理功能依赖于精气血津液来完成，所以其正常功能的发挥也受到神的调控。

六、精、气、血、津液、神之间的相互关系

（一）精与气、血的关系

精能化气，气能生精，精与气相互滋生，相互依存。肾精和肾气互生互化，互为体用，常合称为肾中精气，在临床应用时可理解为肾阴肾阳。精能生血，血能化精，精与血相互滋生、相互转化，称为“精血同源”。血虚可致精亏，精亏也可引致血虚，形成精血亏损。

（二）气与血的关系

气和血之间，有相互依存、相互资生、相互制约的密切关系，这种关系可概括为“气为血之帅，血为气之母”。

1. 气为血之帅

（1）气能生血：是指气的运动变化是血液生成的动力。在脏腑之气的作用下，摄入的饮食物转化成水谷精微，水谷精气转化成营气和津液，营气和津液转化成赤色的血液，均离不开气化作用。所以说，气能生血。气旺，则化生血的功能正常；气虚，则化生血的功能减弱，甚则可导致血虚。故在治疗血虚病证时，常配合补气药，意在补气以生血。

（2）气能行血：血液的循行有赖于气的推动。气行则血行，反之，气亏则无力推动血行，或气机郁滞则不能推动血行，都会产生血瘀的病变。再者，气的运行发生逆乱，升降出入失常，也会影响血液的正常运行，如气逆者血随气升，气陷者血随气下。所以，临床上在治疗血液运行失常的病证时，常常配合补气、行气、降气、升提的药物，即是气能行血理论的实际应用。

（3）气能摄血：气对血在脉中循行有固摄作用。气能摄血主要体现在脾气统血的生理功能中，若脾气虚弱，失去统摄，往往导致各种出血病变。所以因气虚不能摄血而引起出血时，不仅要运用止血药物，还须补气摄血。

2. 血为气之母

（1）血能载气：是指血为气的载体，气存于血中，依附于血而不致散失，赖血之运载而达全身。若血不载气，则气浮散无根，无以所归而发生气脱。所以，大出血时，气亦随之涣散，往往出现“气随血脱”的危重病证。

（2）血能养气：是指气的充盛及其功能活动的发挥离不开血液的濡养。在人体各个部位中，血不断地为气的生成和功能活动提供营养，故血足则气旺。

（三）气与津液的关系

气属阳，津液属阴，两者同源于脾胃运化的水谷精微。津液是血液中的主要组成部分，气在体内的存在，既依附于血，也依附于津液，所以，气与津液

的关系和气与血的关系有相似之处，主要体现在以下两个方面：

1. 气对津液的作用

（1）气能生津：气是津液生成的物质基础和动力。津液是饮食物经脾胃的运化，经过一系列气化过程而生成的。脾胃之气旺，则化生津液之力强，人体津液充足；脾胃之气虚，化生津液之力弱，则津液不足。

（2）气能行津：津液的输布主要依赖于气的升降出入运动，如肺气的宣发肃降，脾气的升清，胃气的降浊和肾中精气的蒸腾气化，因此气虚或气滞均可导致津液停滞而成水肿等病变。

（3）气能摄津：气的固摄作用控制着津液的代谢平衡，使体内津液保持一定的量。如卫气司汗孔开合，固摄肌腠，使津液不过多外泄；肾气固摄下窍，使膀胱正常贮尿，使津液不过多外泄。气虚固摄无力时，可致多汗、漏汗、多尿、遗尿等病证，临床上往往采用补气的方法以控制津液的过多外泄。

2. 津液对气的作用

（1）津能生气：水谷化生的津液，在元阳之气的蒸腾下，化而为气，输布于脏腑，发挥其滋养作用，以保证脏腑组织的正常生理活动。

（2）津能载气：气无形而动，必须附着于有形之津液才能存在于体内。当津液大量外泄时，气也随之丧失，称为“气随津脱”，正如《金匮要略心典》说：“吐下之余，定无完气。”如暑病伤津耗气，不仅口渴喜饮，且气随津液外泄，导致气亦不足，而见少气懒言、肌倦乏力等气虚之候。

（四）血与津液的关系

血与津液均是液态物质，均来源于水谷精微，都有濡养和滋润作用，与气相对而言，两者均属于阴，它们之间相互渗透、相互转化，生理上相互为用，病理上相互影响。主要体现在以下两个方面：

1. 血对津液的作用

血和津液都由脾胃消化吸收的水谷精微生成，故有“津血同源”之说。当血液不足时，可导致津液的病变。血液瘀阻，不能将津液渗出脉外，无以充养皮肤、肌肉，则肌肤干燥而出现肌肤甲错；如失血过多，脉外的津液大量渗入脉中以补偿血容量的不足，从而引起脉外的津液不足，出现口渴、尿少、皮肤干燥等症状，称为“耗血伤津”。

2. 津液对血的作用

津液渗入脉管中，与营气结合，便化为血液的组成部分。津液大量丧失，出现大汗、大吐大泻等症，可致脉外津液严重不足，血中的津液成分也会渗出脉外，而致血量减少，形成血脉空虚、津枯血燥的病变，所以又有“夺汗者无血”之说。

复习思考题

1. 简述五脏的生理功能。
2. 简述精、气、血、津液、神的生理功能。

第四章　病因病机

第一节　病因

凡能破坏人体阴阳平衡状态而引起疾病发生的原因，称为病因，即致病因素或者病邪。致病因素是多种多样的，如气候的异常、疫疠的传染、饮食劳倦、跌扑金刃外伤及虫兽所伤等，均可导致疾病的发生。此外，痰饮、瘀血和结石等，既是疾病过程中所形成的病理产物，又能成为致病因素，作用于人体而发生疾病。

中医学病因不但研究病因的性质和致病特点，同时也探讨各种致病因素所致病证的临床表现，以便更好地指导临床诊断和治疗，并通过分析疾病的症状、体征来推求病因，为治疗用药提供依据，称为“辨证求因”，又称“审证求因”。

一、外感致病因素

外感致病因素是指来源于自然界，多从肌表、口鼻侵入机体而发病的病邪。包括六淫、疠气等。

（一）六淫

六淫，是风、寒、暑、湿、燥、火六种外感病邪的统称。风、寒、暑、湿、燥、火是六种正常的自然界气候，称为“六气”，六气的变化称为“六化”，六气不断运动变化，决定了一年四季气候的不同，即春风、夏暑（火）、长夏湿、秋燥、冬寒。正常的气候变化，是万物生长的条件，对于人体是无害的，但当气候变化异常，如六气的太过和不及，或非其时而有其气，或气候变化过于急骤，超过了一定的限度，机体不能与之相适应的时候，就会成为致病的因素，导致疾病发生。此时的“六气”，便称为“六淫”，六淫是指反常的六气，属不正之气，故又称为“六邪”。

六淫致病的一般特点：①外感性。六淫邪气多从口鼻或肌表侵犯人体而发病，故称外感六淫，所致疾病，多称为“外感病”。②季节性。六淫致病具有鲜明的季节性，如春季多风病，夏季多暑病，长夏多湿病，秋季多燥病，冬季多寒病等。③地域性。六淫致病常与生活地域及环境密切相关，不同的地域有不同的发病特点，如西北多寒病、燥病；东南沿海多湿病、温病；久居潮湿环境多湿病；高温环境作业常有暑邪、燥热或火邪为害；干燥环境多燥邪为病等。④单一性及相兼性。六淫邪气既可单独致病又可相兼为害。其单独使人致病者，如寒邪直中脏腑而致泄泻；其由两种以上同时侵犯人体而发病者，如风寒感冒、湿热泄泻、风寒湿痹等。⑤转化性。六淫在发病过程中，不仅可以相互影响，在一定条件下还可以互相转化，如寒邪入里日久可以化热，暑湿日久可以化燥等，这种转化多与机体本身的体质特点有关。

此外，临床上由脏腑功能失调而致的化风、化寒、化湿、化燥、化热、化火等病理情况，其临床表现虽与风、寒、暑、湿、燥、火等六淫致病特点和证候相类似，但其致病原因不是外感之邪气，而是机体内在的病理状态，为区别于外感六淫，故称其为“内生五邪”，即内风、内寒、内燥、内湿、内火。

1. 风邪的性质和致病特点

风是春季的主气，因四季皆有风，故风邪致病虽以春季为多，但又不仅限于春天，其他季节亦可发生。风邪侵犯人体多从皮毛而入，是六淫中最主要的致病因素，常为寒、湿、燥、火等邪的先导，故称“六淫之首”。风邪是外感发病中一种较重要和广泛的致病因素。

（1）风为阳邪，其性开泄，易袭阳位：风性善动而不居，具有轻扬升发、向上、向外的特性，故属阳邪。开泄是指风易使腠理疏泄而开张，气液外泄，易出现汗出、恶风等症。易袭阳位是指风邪常易侵犯人体的上部、阳经、肌表、肺等阳位，故见恶风寒、发热头痛、鼻塞流涕、咽痒、身背项痛等症状。

（2）风性善行而数变：善行是指风具有善动不居、游移不定的特征，故其致病，病位游移、行无定处。“行痹”主要表现为游走性关节痛、痛无定处。数变是指风邪致病具有发病急、变化快的特点。如风疹、荨麻疹的皮疹，时隐时现；癫痫、中风之猝然昏倒，不省人事，反映了风性数变的特征。

（3）风性主动：主动是指风邪致病具有摇动不定的特性。临床上因受风而面部肌肉颤动，或口眼㖞斜，为风中经络；因金刃外伤，复受风毒之邪而出现四肢抽搐、角弓反张等症，也属于风性主动的临床表现。

（4）风为百病之长：长者，始也，首也。风为百病之长，一是指风邪常兼他邪合而伤人，为外邪致病的先导。如风、湿、暑、燥、热诸邪，常依附于风邪而侵犯人体，从而形成外感风寒、风湿、风热、风燥等证。二是指风邪袭人致病最多。风邪终岁常在，故发病机会多；风邪侵入，无孔不入，表里内外均可遍及，侵害不同的脏腑组织，可发生多种病证。

2. 寒邪的性质和致病特点

因冬为寒气当令，故冬季多寒病，但也可见于其他季节。由于气温骤降，防寒保温不够，人体亦易感受寒邪而为病；汗出当风、淋雨、过饮寒凉或饿冻露宿亦常为感受寒邪的途径。

（1）寒为阴邪，易伤阳气：“阴盛则寒”，寒为阴气盛的表现，故其性属阴邪。阳气本可以制阴，但阴寒偏盛，则阳气不仅不足以驱除寒邪，反为阴寒所侮，故云“阴盛则阳病”，“阴盛则寒”。寒邪最易损伤人体阳气，阳气受损，失于温煦之功，故全身或局部会出现明显的寒象。如外寒袭表，卫阳被遏，可见恶寒无汗、头痛身痛等症；寒邪直中脾胃，脾阳受损，便可见脘腹冷痛、呕吐、腹泻、四肢欠温等。

（2）寒性凝滞：凝滞即凝结、阻滞不通之意。人体气血津液的运行无阻，全赖阳气温煦推动，一旦寒邪侵入机体，阳气受损，则气血运行无力；若寒邪直伤气血，气血凝结不通，则会出现血瘀征象；如寒邪阻滞经络关节，“不通则痛”，致关节疼痛，称为“痛痹”。

（3）寒主收引：收引即收缩牵引。寒邪致病，使体内气机收敛，腠理闭塞，经络、筋脉收缩而挛急。如寒邪侵入肌表腠理，可见毛窍收引，则见恶寒、发热、无汗等；寒犯血脉则血脉挛缩，气血凝滞，证见头身疼痛而脉紧；寒犯经络、关节，则经脉收缩拘挛，肢体屈伸不利，冷厥麻木。

（4）寒性清澈：是指分泌物或排泄物呈清稀状，多属寒邪所致。如风寒感冒，则见鼻流清涕；寒邪犯肺，则见咯痰清稀。

3. 暑邪的性质和致病特点

暑乃夏季的主气，为火热之气所化，暑气太过，伤人致病，则为暑邪。暑邪致病有伤暑和中暑之别。起病较慢，病情轻者为“伤暑”；发病较急，病情重者为“中暑”。

（1）暑性炎热：暑为阳邪，为夏令火热之气所化，其性炎热。暑邪伤人，则见阳热之症状，如壮热、心烦、面赤、目红、口渴、脉洪大等。

（2）暑性升散，易扰神伤津耗气：暑为阳邪，其性升发，故易上扰心神，或侵犯头目，出现心胸烦闷不宁、头昏、目眩、面赤等。暑邪侵犯人体，还可致腠理开泄而多汗，汗出过多，不仅伤津，而且耗气，故临床除见口渴喜饮、尿赤短少等伤津之症外，往往可见气短、乏力，甚则气津耗伤太过，清窍失养而突然昏倒、不省人事。

（3）暑多挟湿：暑季炎热，且多雨而潮湿，故暑邪多兼挟湿邪侵犯机体。其临床特征，除发热、烦渴等暑热症状外，常兼见四肢困倦、胸闷呕恶、大便溏泄不爽等湿阻症状。

4. 湿邪的性质和致病特点

湿为长夏主气，长夏正值夏秋之交，为一年中湿气最盛的季节，故长夏多湿病。其他季节也可感受湿邪，如气候潮湿、涉水淋雨、久处潮湿环境或汗出衣里而受湿渐渍等，均可感受湿邪而为病。

（1）湿为阴邪，易损伤阳气，阻遏气机：湿性重浊而类水，故为阴邪。当其侵犯人体时留滞于脏腑经络，最易阻遏气机，使气机升降失常。经络阻滞，常见胸闷脘痞、小便短涩、大便不爽等。湿为阴邪，阴胜则阳病，故湿邪易损人之阳气。如湿困脾阳，则运化无权，水湿停聚，常见腹泻、尿少、水肿等症。

（2）湿性重浊：重即沉重、重着。感受湿邪，困于头则清阳不升，头重如裹；阻于经络则阳气输布障碍，肌肤不仁、关节疼痛，称为“湿痹”或“着痹”；或者肢体肿胀，重滞难举。浊即秽浊，指分泌物或排泄物秽浊不清，如小便浑浊、大便溏泻有黏液或脓血便，妇女白带黏稠臭秽，皮肤湿疹浸淫流水，或疮疡、疱疹溃破流脓等。

（3）湿性黏滞：湿邪致病具有黏腻停滞的特点，主要表现在两个方面：一是湿病证状的黏滞性。如湿留大肠，则见大便黏而不爽或里急后重；湿阻膀胱，则小便涩而不畅或见频急涩痛。二是湿病病程的缠绵性。如湿痹、湿疹、湿温等病，均有反复发作或时起时伏、病程长、缠绵难愈的特点。

（4）湿性趋下，易袭阴位：湿性类水，水性趋下，故湿邪有趋下之特性，其致病易伤机体下部。如湿邪为病的水肿，多以下肢较为明显；湿邪下注之病，如带下、淋病、泄泻、下痢等，均为湿性趋下的表现。

5. 燥邪的性质和致病特点

燥为秋季的主气，秋季天气收敛，其气清肃，气候干燥，故多燥病。其他季节也可感受燥邪，如久晴无雨、骄阳久曝、火热烘烤等均可感受燥邪而为病。燥邪多从鼻、皮毛袭入，侵袭肺卫。燥气乃秋令燥热之气所化，属阴中之阳邪。燥邪为病，有温燥、凉燥之分。初秋有夏热之余气，久晴无雨，秋阳以曝之时，燥与热相结合而侵犯人体，故病多温燥；深秋近冬之际，西风肃杀，燥与寒相结合而侵犯人体，则病多凉燥。

（1）燥性干涩，易伤津液：燥与湿对，湿气去而燥气来，燥为秋季肃杀之气所化，其性干涩枯涸，故曰“燥胜则干”。燥邪为干涩之病邪，故外感燥邪最易耗伤人体津液，造成阴液亏虚的病变，可见口鼻及皮肤干燥，甚则皲裂、毛发干枯不荣、大便干结、小便短少等。

（2）燥易伤肺：肺为五脏六腑之华盖，性喜清肃濡润而恶燥，称为“娇脏”。肺主气而司呼吸，直接与自然界大气相通，且外合皮毛，开窍于鼻，燥邪多从口鼻而入，燥为秋令主气，与肺相应，故燥邪最易伤肺脏津液。肺失濡润，影响肺的宣降功能，出现干咳少痰或无痰或咯痰不爽、咽喉干痛等。由于肺与大肠相表里，肺津耗伤，大肠失润，传导失司，可见大便干涩不畅等症。

6. 火（热）邪的性质及其致病特点

热旺于夏，当夏热或其他季节温度骤升时，人体不注意适时调理、通风降温，容易感受热邪而形成外感热病。温、热、火同为一气，温能化热，热能生火，但在程度上还是有一定差别的，热为温之甚，热为火之渐，火为热之极。就致病邪气而论，热邪多指外邪，属“六淫”之一，如风热、燥热、湿热之类病邪；而火邪多由内生，如“内生五邪”的心火、肝火等。

（1）火（热）为阳邪，其性炎上：火为阳邪，其性升腾向上，故火邪致病具有明显的炎上特性，阳胜则热，故常见高热、恶热、面赤等症；火热之邪侵犯人体，症状多见于人体上部，如头痛、面赤、咽喉红肿热痛、齿衄、龈肿或口舌糜烂等症。

（2）火（热）易扰心神：心在五行属火，火与心气相应，心主血脉而藏神，故火邪伤于人体，最易扰乱心神，轻者心神不宁而见烦躁、失眠等症；重者神不守舍可见狂躁不安、神昏谵语等症。

（3）火（热）易伤津耗气：火热之邪，蒸腾于内，最易迫津外泄，消灼津液，使人体阴津耗伤。临床上除见热象外，常伴有口渴喜饮、咽干舌燥、小便短赤、大便秘结等津干液少症状。阳热亢盛之壮火，最能损伤人体正气，导致全身性的生理机能减退，因此可导致气虚，如火热炽盛，在壮热、汗出、口渴喜饮的同时，又可见少气懒言、肢体乏力等气虚之证。

（4）火（热）易生风动血：火邪易引起肝风内动和血液妄行。火热燔灼肝经，劫灼阴液，筋脉失养，致肝风内动，热极生风，则见高热神昏、四肢抽搐、目睛上视、颈项强直、角弓反张等；火热之邪灼伤脉络，迫血妄行，则见吐血、咯血、溲赤、皮下瘀斑及妇女月经过多、崩漏等。

（5）火（热）易致肿疡：火热入血分，壅聚局部，腐蚀血肉发为痈肿疮疡，则见局部红肿热痛、溃破流脓血等。

（二）疠气

疠气，即疫疠之气，是一类具有强烈致病性和传染性的外邪。疠气又称为“疫毒”“疫气”“异气”“乖戾之气”等。疠气与六淫不同，如《温疫论》称“夫瘟疫之为病，非风、非寒、非暑、非湿，乃天地间别有一种异气所感”，可见疠气有别于六淫。疠气致病为疫病，包括了现代的传染病。疠气经过口鼻等途径由外入内，故属于外感病因。

1．疠气的致病特点

（1）发病急骤，病情危重：一般而言，疠气多属热毒之邪，其性迅速，如白喉、疫痢、霍乱、天花等病均来势凶猛，变化多端，病情险恶。病情急重者，如不及时治疗，往往导致死亡。

（2）传染性强，易于流行：传染性强是疠气致病最主要的特点。疠气主要通过空气传染，从口鼻等传播途径侵入人体而致病。此外，还有随饮食、接触、蚊虫叮咬及其他形式接触病原体等途径在人群中发生传播，甚至出现流行。《诸病源候论》明确指出疠气对人类的严重危害，谓“人感乖戾之气而生病，则病气转相染易，乃至灭门”。

（3）一气一病，症状相似：疠气作用于脏腑组织器官，发为何病，具有一定的特异性，但其临床表现基本相似，故《黄帝内经·素问·刺法论》说：“五疫之至，皆相染易，无问大小，症状相似。”

2．疠气的发生和疫病流行的因素

（1）气候因素：自然界气候急骤或持久的反常变化，如久旱、酷热、淫雨、洪涝、湿雾等均可助长疠气滋生、传播而导致疫病的流行。

（2）环境与饮食因素：环境卫生不良，如水源、空气传染易滋生疠毒；动物尸体没有及时掩埋，秽恶杂物处理不善，日久腐败，亦有利于疫毒的滋生；饮食不洁、食物污染等也易引起疫病的发生和流行。

（3）防御措施：疠气具有强烈的传染性，人触之皆可发病。预防隔离是防止疫病发生、控制其流行蔓延的有效措施。如果不注意做好预防隔离工作，会导致疫病的发生和流行。对于易感者，应注意饮食起居、保养正气，提高机体抵抗力。

（4）社会环境影响：社会环境对疠气的发生与疫病的流行有一定的影响。若战乱不停，社会动荡不安，工作环境恶劣，生活极度贫困，则抗御自然灾害能力低下，均可致疠气肆虐而致疫病不断发生和流行。

二、内伤致病因素

内伤病因，泛指因人的情志或行为不循常度，超过人体自身调节范围，直接伤及脏腑而发病的致病因素，如七情内伤、饮食失宜、劳逸失度等。内伤病因是与外感病因相对而言的，因其病非外邪所侵，故称“内伤”。

（一）七情内伤

七情是指人的喜、怒、忧、思、悲、恐、惊七种情志活动，是人对外界事物和现象的七种不同情志反应（精神状态），一般情况下属正常情志活动，不会致病。但当人受到突然、强烈或持久的情志刺激，并超过了人体自身生理调节范围与耐受能力，使人体气机紊乱、脏腑气血阴阳失调时，就会导致疾病发生。因七情异常能直接影响内脏，病自内生，故又称为“内伤七情”。七情致病的特点有以下三个方面：

1. 直接伤及内脏

五脏与情志活动有相对应的密切关系。七情过激可影响脏腑之活动而产生病理变化。因心主神明，为五脏六腑之大主，所以七情内伤均可伤及心神，再影响其他脏腑，故在七情内伤中，心起主导作用。不同的情志刺激伤对各脏腑有不同的伤害，如《黄帝内经·素问·阴阳应象大论》称“喜伤心”“怒伤肝”“悲伤肺”“思伤脾”“恐伤肾”。从临床上看，七情内伤又以心、肝、脾三脏功能失调为多见。如过喜、惊吓、思虑劳神均可伤心，致心神不宁，证见心悸、失眠、健忘，甚则精神失常；郁怒伤肝，肝气郁结，证见两胁胀痛、善太息或咽中似有异物梗阻，妇女可致月经不调、痛经、经闭等，或致癥瘕、积聚的发生；思虑忧愁伤脾，脾失健运，见食欲不振、脘腹胀满、大便溏泄等症。

2. 影响脏腑气机

《黄帝内经·素问·举痛论》曰：“百病生于气也，怒则气上，喜则气缓，悲则气消，恐则气下，惊则气乱，思则气结。”不同情绪变化对人体气机活动的影响不同，其导致的症状也不相同。如过度愤怒则伤肝，致肝气横逆上冲，血随气逆，见面红耳赤，或呕血，甚则昏厥猝倒；又如暴喜过度，可致心气涣散、神不守舍，出现精神不集中，甚则失神狂乱等症状。

3. 影响病情转归

在疾病演变过程中，如遇异常剧烈的情志变化，往往会使病情加重或急剧恶化，甚至加速死亡。如素有肝阳上亢之人，再遇事恼怒，可致肝阳暴涨，阳亢化风，而出现眩晕欲扑，甚则昏厥不省人事、半身不遂等；胸痹患者，若暴喜暴怒，可致心痛欲绝、大汗淋漓、面色青紫、四肢厥冷等心阳暴脱之危重证候。

（二）饮食失宜

饮食是健康的基本条件。饮食所化生的水谷精微是化生气血、维持人体生长发育、完成各种生理功能、保证生命生存和健康的基本条件。良好的饮食习惯，要求定时、定量、有规律而有节制，讲究饮食卫生和合理的食谱。人们的饮食量依年龄、性别、体质、工作、健康状况和食品种类而不同。饮食失宜是指饮食失节、饥饱失常、饮食不洁，或饮食偏嗜，损伤脾胃的运化功能，从而导致聚湿、生痰、化热或变生他病等。饮食失宜可导致疾病的发生，为内伤病的主要致病因素之一。饮食失宜主要包括饮食不节、饮食不洁和饮食偏嗜三方面。

1. 饮食不节

过饥则摄入不足，气血生化乏源，久则气血虚衰，证见面色不华、气短心悸、神疲乏力，或因正气亏虚，抗病能力低下而继发他病。过饱或暴饮暴食致脾胃损伤，饮食停滞，初见嗳腐吞酸、厌食、脘腹胀满或吐泻，久则郁积化热，聚湿生痰；小儿脾胃虚弱，长期喂养过量则可表现为面黄肌瘦、腹胀、五心烦热、易哭易惊；过食肥甘，易生内热，引发痈疽疮毒等。

2. 饮食不洁

饮食不洁是指食用不清洁、不卫生，或陈腐变质、有毒、被污染的食物，可引发疾病如痢疾、霍乱等，出现腹痛、吐泻等症；或可引起各种肠道寄生虫病，如蛔虫病、蛲虫病、寸白虫病等，表现为时有腹痛、嗜食异物、面黄肌瘦，甚至蛔厥等；若误服腐败变质、有毒的食物，可致食物中毒，常出现剧烈腹痛、吐泻，重者可致昏迷或死亡。

3. 饮食偏嗜

饮食结构合理，五味调和，寒热适中，无所偏嗜，才能使人体获得各种需要的营养。饮食偏嗜是指饮食只嗜好于某些食物，容易导致食物营养不均衡，一方面出现部分营养物质受纳不足，另一方面又会导致某种物质吸收太过，久之会导致阴阳失调而发病，主要有饮食的寒热偏嗜、五味偏嗜及种类偏嗜等。

（1）寒热偏嗜：若多食生冷寒凉之物，可伤及脾胃阳气，导致寒湿内生，发生腹痛、泄泻等；多食油煎辛温之品，易伤及脾胃阴液，致肠胃积热，出现口渴、口臭、嘈杂易饥、便秘等。

（2）五味偏嗜：五味，即酸、苦、甘、辛、咸五种食味。五味与五脏，各有其亲和性，如酸入肝，苦入心，甘入脾，辛入肺，咸入肾。若长期偏嗜某种味道的食物，就会使该脏腑机能偏盛或偏衰，久之可以按五脏间相克关系传变，损伤他脏而发生疾病。

（3）种类偏嗜：人的膳食结构应该种类多样，若专食某种或某类食品，久之可成为发生某些疾病的原因，如瘿瘤、佝偻、夜盲等疾病。另外偏嗜烟酒，也可导致多种疾病的发生。

（三）劳逸失度

劳逸失度包括过度劳累和过度安逸两个方面。正常的劳作，必要的体育锻炼，有助于机体气血流畅，增强体质；适当的休息，可以消除疲劳，恢复体力与脑力，均有利于人体进行正常生理活动。若长期过度劳累或过度安逸，则会使脏腑气血、筋骨肌肉功能失调，导致疾病的发生。

1. 过度劳累

过度劳累，包括劳力过度、劳神过度和房劳过度三个方面。

（1）劳力过度：劳力过度则伤气，久则损伤内脏精气，导致脏气虚少、功能减退而出现形体消瘦、精神疲惫、四肢倦怠、声低息微。此外劳力过度还可损伤相关的组织器官，导致腰膝筋骨酸软等。

（2）劳神过度：长期思虑劳神太过，暗耗心血，损伤脾气，可见心悸、心烦、健忘、失眠、多梦等心神失养之症，亦可兼见纳呆、腹胀、便溏等脾不健运之症，久则血气日消，致肌肉消瘦、神疲乏力等。

（3）房劳过度：性生活不节，房事过度，如性生活过于频繁、早婚、手淫等。房劳过度损伤肾中精气，可见腰膝酸软、眩晕耳鸣、精神萎靡、性功能减退、遗精、早泄、阳痿、月经不调或不孕不育等症。

2. 过度安逸

过度安逸包括体力过逸和脑力过逸。人每天需要适量的活动，气血才能流畅，阳气才能得以振奋。若较长时间少动，或卧床过久，或者长期用脑过少，可导致脏腑经络及精气血神失调而出现各种病理变化。如缺乏体力活动，会使气血运行不畅，导致脾胃等脏腑的机能活动呆滞不振；长期用脑过少，可致肾气衰弱，常见精神萎靡、健忘、反应迟钝等。

三、其他致病因素

其他致病因素有外伤、烧烫伤、虫兽伤等。还有一些可致病的病理产物，如痰饮、瘀血、结石等，它们既是疾病过程中形成的病理产物，也是能引起其他疾病的病因，为致病因素之一。

（一）痰饮

痰饮是机体津液代谢障碍所形成的病理产物。痰饮滞留体内，作为一种致病因素作用于机体，会阻滞气血运行，影响脏腑功能，从而引起各种复杂的病理变化，导致新的病证出现。一般较稠浊的称为“痰”，清稀的称为“饮”。二者同出一源，故常并称为“痰饮”。

1. 痰饮的形成

痰饮的形成，多因外感六淫、七情内伤、饮食不节等引起肺、脾、肾、肝等脏腑功能失调、气化不利，导致津液代谢障碍、水液停聚而成。

2. 痰饮的病证特点

痰饮可随气而行，全身内外上下无所不至。痰饮病证的临床症状复杂，可分为痰证和饮证。根据痰停留的部位不同，可见不同病证。

（1）痰的病证特点：如痰在肺，见咳嗽、咯痰；痰迷心窍，见心悸、神昏、癫狂；痰上逆于头，见眩晕、昏晕；痰气凝结咽喉，见咽中如有异物梗塞的梅核气；痰在胃脘，见恶心呕吐、胸脘痞闷；痰在胸胁，见胸满而喘、咳引胁背作痛；痰在四肢，见四肢麻木疼痛；痰在经脉筋骨，可见痰核，或阴疽流注，或半身不遂等。

（2）饮的病证特点：饮泛在肌肤，见水肿、身痛而重，称“溢饮”；饮留胸胁，见咳嗽气促、胸胁胀痛，称“悬饮”；饮在膈上，见咳嗽气逆不得平卧，面部浮肿，称“支饮”；饮在肠间，见肠鸣沥沥有声，腹满食少，称“痰饮”。

3. 痰饮的致病特点

（1）阻碍经脉气血的运行：痰饮流注于经络中，可阻碍气血的运行，使气血瘀滞不畅，出现肢体麻木、半身不遂等。若流注于心脉中，可使心血运行不畅，出现胸闷、心悸，甚则导致心脉痹阻。

（2）阻滞气机升降出入：痰饮流注于脏腑组织中，可阻碍气的运行，致使升降出入运动失常而变生他病。如痰滞在肺，则肺失宣降，可见喘咳咯痰；痰停胃中，则胃失和降，可见呕吐恶心、胃脘痞满等。

（3）影响水液代谢：痰饮本因水液代谢障碍而生，其一旦停聚，则更阻滞气机升降。气能行水，气滞则水停，故可进一步加重水液代谢的失常。如痰饮停于肺脾之中，必将影响肺、脾调节水液代谢的功能，因而亦会加重水液代谢障碍。

（4）易于扰乱神明：痰饮流注于心，可蒙蔽心窍，使心神失常，出现神昏痴呆，或发为癫痫。若痰火扰心，则发生癫狂；若蒙蔽清窍，可见头昏头重、精神不振。

（二）瘀血

瘀血是指停滞的血液，包括离经之血积存体内，或血运不畅、阻滞于经脉及脏腑内的血液。

1. 瘀血的形成

一是外邪入侵、情志所伤、饮食失宜、劳逸失度等导致气虚、气滞、血寒等，使血行不畅而凝滞；二是外伤、气虚失摄或邪热迫血妄行等造成出血，血虽离经脉，但积存体内而形成瘀血。此外，中医学尚有“久病从瘀”的说法，是指病证久治不愈，由浅入深，可影响血液运行，导致瘀血形成。

2. 瘀血的致病特点

瘀血所致的病证极为广泛，常因瘀血阻滞部位不同而异。瘀阻于心，见心悸、胸痛心痛、口唇指甲青紫；瘀阻于肺，见胸痛、咯血；瘀阻胃肠，见呕血或大便色黑如漆；瘀阻于肝，见胁痛痞块；瘀阻于肢体末端，可成脱疽病；瘀阻于肢体肌肤局部，见局部肿痛、青紫；瘀阻胞宫，见少腹疼痛、月经不调、痛经、闭经或崩漏。其证虽繁，但临床有以下共同特点：①疼痛，一般多刺痛，固定不移，且多有昼轻夜重的特征，病程较长；②肿块，局部见青紫肿胀，积于体内，久聚不散，可见癥积，按之有块而硬，固定不移；③出血，血色紫黯或夹有血块；④望诊见面色黧黑、肌肤甲错、唇甲青紫，舌质紫黯或有瘀点、瘀斑，舌底脉络曲张；⑤脉象多见细涩、沉弦或结代。

（三）结石

1. 结石的形成

结石的成因比较复杂，常见的原因有：饮食不当，湿热蕴结；情志内伤，胆汁郁结；服药不当，药物沉积；体质差异，代谢异常；久病损伤，代谢迟缓。

2. 结石的致病特点

（1）多发于肝、胆、肾、胃、膀胱等脏腑：肝气的疏泄关系着胆汁的生成和排泄，肾气的蒸化影响尿液的生成和排泄，故肝肾机能失调易生结石；且肝与胆有胆道相连，肾与膀胱相通，而胃、胆、膀胱等为空腔性器官，结石易于停留，故结石为病，多为胆结石、肾结石、膀胱结石等。

（2）病程较长，病情轻重不一：结石多为湿热内蕴、日渐煎熬而成，故大多数结石的形成过程缓慢而漫长。一般来说，结石小，则病情较轻；结石过大，则病情严重，症状明显，发作频繁。

（3）阻滞气机，损伤脉络：结石为有形之病理产物，留滞脏腑则易阻气机，气血运行阻闭，不通则痛，故常见局部肿胀、剧烈绞痛、水湿停聚等。若损伤脉络，可致出血，如尿血等。

（4）疼痛：结石引起的疼痛，以阵发性为多，亦可呈持续性，或为隐痛、胀痛，甚或绞痛。疼痛部位常固定不移，亦可随结石的移动而有所变化。结石性疼痛具有间歇性特点，发作时剧痛难忍，而缓解时一如常人。

第二节　病机

病机是指疾病发生、发展与变化的机理。疾病种类繁多，其临床表现错综复杂，各种疾病都有其各自的病理机制。但从整体来说，离不开正邪盛衰、阴阳失调及精、气、血、津液的失常等基本规律。

一、正邪盛衰

疾病的发生，亦即发病，是一个复杂的病理过程，但概括起来不外乎正气与邪气之争，即机体抗病能力与致病邪气之间的相互斗争。所以说，各种疾病的发展过程，也是正邪相争及其盛衰变化的过程。

（一）正邪相争与发病

正即正气，是指人体内具有抗病、祛邪、调节、修复等作用的一类细微物质；邪即邪气，泛指一切致病因素。

1. 正气不足是发病的内在因素

正气旺盛，气血充盈，卫外功能固密，则病邪难入，病无以发生。正所谓“正气存内，邪不可干”（《黄帝内经·素问·刺法论》）。只有在正气相对虚弱、抗邪无力的情况下，邪气方能乘虚而入，使人体阴阳失调、脏腑经络功能紊乱，才能发生疾病，正如“邪之所凑，其气必虚”（《黄帝内经·素问·评热病论》）。

2. 邪气侵袭是发病的重要条件

邪气在一定条件下可能对疾病的发生起主导作用，如烧伤、冻伤、毒蛇咬伤、食物中毒及一些烈性传染病等，此时即使正气强盛亦难免不被伤害。

3. 正邪相争决定发病与否

正邪相争，正胜邪去则不发病，正气强盛，抗邪有力，病邪难以入侵；或即便邪气已侵入，正气能驱邪外出或消除于内，亦不会发生病理改变，疾病无从发生。邪胜正负则发病，一为正虚抗邪无力，邪气乘虚而入而发病；二为邪气毒烈，致病作用强，正气相对不足，致阴阳气血失调而发病。

（二）正邪盛衰与病邪出入

当疾病发生后，正邪斗争及其消长盛衰的变化，会直接影响疾病的发展趋势，表现为表邪入里，或里邪出表。

1. 表邪入里

外邪侵入机体，首先伤及肌肤卫表层次，而后内传入里，转为里证。多因邪气过盛，或失治、误治而致正气受损，抗邪无力，正不胜邪，疾病向纵深发展。如外感风温，初见发热微恶寒、头痛鼻塞、咽喉肿痛、脉浮数等邪气在表的症状，失治或误治，继而见发热不恶寒、口渴汗出、咳嗽胸痛、咳痰黄稠、脉滑数等邪热壅肺的症状，这是表热证转化为里热证的表现。

2. 里邪出表

病邪原在脏腑等属里的层次，正邪斗争，病邪由里透达于外。多因护理得当，治疗及时，正气渐复，邪气日衰，正气驱邪外出，预示病势好转或向愈。如温病内热炽盛，出现汗出热退，或斑疹透发于外等，均是里邪出表的病理转变过程。

（三）正邪盛衰与虚实变化

正邪相争的运动变化，贯穿于疾病过程的始终，而体内正邪双方力量对比的盛衰，又决定着患病机体的虚与实两种不同的病理状态，故《黄帝内经·

素问·通评虚实论》说："邪气盛则实，精气夺则虚。"

1. 实证

实证是邪气过盛、脏腑功能活动亢盛所表现的证候，常见于外感六淫致病的初、中期，或痰、食、水、血等滞留体内引起的病证。

2. 虚证

虚证指正气不足，临床上出现一系列虚弱、衰退表现，称为虚证，常见于外感六淫病和内伤杂病的后期，亦可见体质素虚或患多种慢性病者。

3. 虚实转化

邪正的消长盛衰，不仅可产生单纯的虚或实的临床证候，而且在某些长期、复杂的病变中，还会引起虚实病机间的多种变化。如肝胆湿热证初见黄疸、胁痛、脘闷等，之后影响脾胃运化，逐步演变为面色苍白、神疲乏力、纳少腹胀的脾气虚证，此为由实证转为虚证；又如初见面白神疲、少气乏力、舌淡、脉虚无力的气虚患者，日久失治或误治，气虚推动无力以致瘀血蓄积，逐步演变为面色黧黑、肌肤甲错，或脘腹有痞块，舌质紫黯，脉细涩的血瘀证，此为因虚致实的转化过程。

4. 虚实真假

在疾病的某些特殊情况下，疾病的现象与本质不完全一致，而出现某些与本质不符的假象的病理状态，如真实假虚证和真虚假实证。所以在临床上必须透过现象看本质，把握疾病的虚实变化。

（四）正邪盛衰与疾病转归

在疾病的发展过程中，正邪斗争所产生的正邪消长盛衰的变化，对疾病的发展趋势与转归起着决定性的作用。

1. 正胜邪退

正胜邪退指在疾病的发展过程中，正气奋起抗邪，正气日盛，邪气日衰，疾病向好转和痊愈方面转归的一种结局。

2. 邪胜正衰

雅胜正衰指邪气亢盛，正气虚弱，机体抗邪无力，疾病向恶化甚至死亡方面转归的一种趋势。

此外，若正邪双方势均力敌，则出现正邪相持或正虚邪恋，或邪去而正未复等情况，常是某些疾病由急性转慢性，或留下后遗症，或成为慢性病持久不愈的主要原因。

二、阴阳失调

阴阳失调指在疾病的发生发展过程中，由于各种致病因素的影响，机体的阴阳双方失去相对的平衡协调而出现的阴阳偏盛、偏衰、互损、格拒、亡失等一系列病理变化。

（一）阴阳失调与发病

正常情况下，人体阴阳保持相对的动态平衡和协调。在某致病因素作用下，机体脏腑经络、气血津液等发生异常改变，导致整体或局部的阴阳失调，都会发生疾病，并出现相应的临床症状。

（二）阴阳盛衰与寒热变化

寒热是辨别疾病性质的标志之一，是阴阳偏盛偏衰的具体表现。寒热证候的形成，主要是阴阳消长盛衰的结果。其病机大致可概括为：阳胜则热（实热证），阴虚则热（虚热证），阴胜则寒（实寒证），阳虚则寒（虚寒证）。

在疾病发展过程中，其寒热属性不是一成不变的，常随机体阴阳两方消长盛衰的变化而变化，主要有阴阳盛衰病位转移或阴阳互损所致的寒热错杂、阴阳转化所致的寒热转化、阴阳格拒所致的寒热真假等。

（三）阴阳盛衰与疾病转归

阴阳盛衰消长变化，不仅是疾病发生、发展与变化的内在依据，也是疾病好转或恶化、痊愈或死亡的根本机制。

一般情况下，失调的阴阳在调整后得以重新恢复平衡，疾病则好转和痊愈。如若疾病进一步发展，则可出现阴阳互损、阴阳格拒的病理状况，甚则会出现亡阴或亡阳的临床表现。根据阴阳互根互用的原理，阳亡则阴无以化生而耗竭，阴亡则阳无所依附而散越，最终将导致“阴阳离决，精气乃绝”，人生命垂危的严重结果。

三、精、气、血、津液失常

（一）精的失常

精的失常主要包括精虚和精的施泄失常两方面的病变。此处所说的“精”，主要是指狭义的精，即由先天之精和水谷之精相辅相成的同藏于肾内的肾精，以及由其化生的生殖之精。

1. 精虚

肾精虽为脏腑之精，但因其藏先天之精，并受后天之精的不断充养，故为生殖之精和各脏腑之精的根本。因此，精虚主要是指肾精和水谷之精不足。肾精不足的主要临床表现为生长发育不良、女子不孕、男子精少不育、成人早衰、精神萎靡等；水谷之精不足常表现为面色无华、肌肉瘦削、头晕目眩、疲倦乏力等虚弱状态。

2. 精的施泄失常

精的施泄失常包括失精和精瘀。失精是指生殖之精和水谷之精大量丢失。生殖之精大量施泄，必致肾精和水谷之精大量损失而出现失精或精脱的病理变化。失精的临床表现主要分为两类：一类是生殖之精大量丢失，表现为精液排泄过多，如滑精、梦遗、早泄等症；二类是水谷之精大量丢失，临床表现为蛋白尿、乳糜尿。精脱是失精的重证，精泄不止，则成精脱。精瘀是指男子精滞精道，排精障碍，主要的临床表现为排精不畅或排精不能，伴精道疼痛、睾丸小腹重坠、精索小核硬结如串珠、腰痛等。

（二）气的失常

气的失常主要包括两方面：一是气的生化不足或耗散太过，形成气虚的病理状态；二是气的某些功能减退及气的运动失常，出现气滞、气逆、气陷、气闭或气脱等气机失调的病理变化。

1. 气虚

气虚是指一身之气不足及其功能低下的病理状态。形成气虚的主要原因是先天禀赋不足，或后天失养，或脾肺肾的机能失调，也可因劳倦内伤、久病不复等，使气过多消耗而致。气虚常见精神委顿、倦怠乏力、眩晕、自汗、易于感冒、面色㿠白、舌淡、脉虚等症状。

2. 气滞

气滞是指气机郁滞而阻塞不畅的病理状态。气滞的发生多与情志不畅、痰饮、水湿、食积、瘀血、结石等阻滞有关，局部或全身气机的运行受到影响，出现气机郁滞不畅，从而导致气血、津液在机体脏腑、经络循行输布受阻。机体某一局部出现气滞，可出现胀满、疼痛；气滞还可以使某些脏腑功能失调而形成脏腑气滞，常见肺气、肝气和脾胃气滞等。肺气壅滞，则咳喘、胸胁胀满疼痛；肝气郁滞，则胁肋或少腹胀痛，善太息；脾胃气滞，则脘腹胀痛，时作时止，得嗳气则舒，完谷不化等。

3. 气逆

气逆指气的上升太过，或下降不及，而致脏腑之气逆上的病理状态。气逆的发生多由情志内伤，或饮食寒温不适，或痰浊壅阻及外邪侵袭等所致，亦可因虚而致。气逆多见于肝、肺、胃等脏腑。肝主疏泄，升泄太过，肝气上逆，可见头痛而胀、目赤面红、烦躁易怒等症状，甚则血随气逆，出现咯血、吐血、中风、昏厥等症；肺主肃降，肺失肃降而致肺气上逆，则见咳嗽、气喘诸症；胃主降浊，胃失和降，则胃气上逆，而见恶心、呕吐、嗳气、呃逆等症状。

4. 气陷

气陷是指在气虚的情况下，以气的上升不及和升举无力为主要特征的病理状态。气陷的发生常因素体虚弱、久病耗伤或思虑劳倦等所致，气陷多与脾胃气虚关系密切，故又称“中气下陷”。脾主升清，一方面上输水谷精微于头目清窍，另一方面托举维系人体内脏器官位置的相对恒定。因此，气虚升举无力时，既可导致清气不能上养头目清窍，而见头晕、眼花、耳鸣等症；又可出现脏腑器官的维系乏力，而引起某些内脏的下垂，如胃下垂、子宫下垂、脱肛等，还可兼见脘腹胀满重坠、便意频频等症。此外，因气陷是由气虚发展而来，故气陷临床中常见疲乏无力、气短懒言、面色不华、脉弱无力等气虚征象。

5. 气闭

气闭指气之出入障碍，气不能外达，闭郁结聚于内，而出现气机突然闭厥的病理状态。气闭多因情志刺激而气郁之极，或痰饮、外邪之气闭阻气机所致。如因感受秽浊之气而致气机闭厥；外感热病过程中的热盛闭厥；突然遭受巨大的精神刺激所致的气厥；因强烈疼痛刺激所致的痛厥等。气闭于内，多为气机不利的表现，如气闭于心胸，闭塞清窍，可见突然昏倒、不省人事；阳气内郁，不能外达，则见四肢厥冷、拘挛、两掌握固、牙关紧闭；肺气闭郁，气道阻滞，则呼吸困难、气急鼻煽、面色唇紫；气闭于内，腑气不通，则见二便不通等。

6. 气脱

气脱是指气不内守，大量亡失，以致生命机能衰竭的一种病理状态。气脱多由正不敌邪，正气骤伤，或正气长期耗损而衰弱，以致气不内守而外脱；或因大出血、大出汗、频繁吐泻等，使气随血脱或气随津泄所致。临床上，因气大量外散脱失，而致脏腑功能突然衰竭，常出现面色苍白、汗出不止、目闭口开、脉微欲绝等危象。

（三）血的失常

血的失常主要表现为两个方面：一是血虚，表现为血的濡养功能减退，多由血的生化不足或耗损太过所致。二是血运失常，具体又分为两个方面，其一为血瘀，即血行迟缓，瘀积于经络组织等，多由气虚寒凝所致；其二为出血，表现为血行逆乱，多由感受热邪、内火炽热所致。

1. 血虚

血虚是指血液不足，血的濡养功能减退所致的血脉、脏腑、组织失养的病理状态。失血过多；或脾胃虚弱，饮食营养低下，血液生化乏源；或血液的化生功能障碍；或久病不愈；或情志内伤、慢性消耗等因素而致营血暗耗等，均可导致血虚。

全身各脏腑、经络、组织器官，皆有赖于血的濡养功能，方能维持其正常的生理功能，所以血虚不能濡养周身器官，必然会出现全身或局部的失荣失养，进而功能活动逐渐衰退，出现虚弱证候。心血不足常见惊悸怔忡、失眠健忘、心神不宁等症状；肝血亏虚可见两目干涩、视物昏花或手足麻木、筋惕肉瞤、关节屈伸不利，妇女可见月经量少、月经愆期、闭经等症。

2．血运失常

血运失常出现的病理变化，主要有血瘀和出血。

（1）血瘀：是指血液的循行迟缓，流通不畅，甚则血液瘀结停滞的病理状态。导致血瘀的病因主要有气虚、气滞、痰浊、血寒、血热等。气虚而推动无力；气滞而血行受阻；痰浊瘀血阻闭脉络；血寒凝滞；血热则煎熬津液，稠滞难行；"久病入络"、跌打外伤，均可造成血瘀。但无论何种原因所致，血瘀均易见疼痛，且痛有定处，甚则局部形成肿块，触之较硬，位置比较固定。如肿块发于体表，则为青紫色；如肿块生于腹内，则称为"癥积"。

（2）出血：是指各种原因造成血液溢出血脉的病理变化。溢出血脉的血液，称为"离经之血"。若此离经之血不能及时消散或排出，蓄积于体内，则称为"瘀血"。瘀血停积体内，又会形成血瘀病机，进而引起多种病理变化。另外，大量出血者可出现亡阴、亡阳，而危及生命。

（四）津液的失常

津液失常是指津液生成、输布或排泄过程中出现障碍。津液代谢正常，是维持体内津液生成、输布和排泄之间相对恒定的基本条件。津液代谢失常，包括津液不足、津液输布和排泄障碍两方面。

1．津液不足

津液不足是指津液匮乏导致内则脏腑，外则孔窍、皮毛，失于濡润、滋养，而产生的一系列干燥枯涩的病理变化。其形成因素有三方面：一是化源不足，主要是摄入不足，如饮食失调、食少饮乏，则生津乏源。二是脏腑气化功能减弱，如久病体虚、劳倦内伤，脏腑气化功能减退，将水谷精微转化为津液的能力低下，使津液生成减少。三是耗伤过多，如外感燥热之邪，灼伤津液；或邪热内生，如阳亢生热、五志过极化火等耗伤津液；或吐泻无度、外伤出血或大面积烧伤等均可损失大量津液。另外，误用辛燥之剂、慢性疾病长期消耗，亦可致津液亏耗。

2．津液输布和排泄障碍

津液输布和排泄障碍是指津液在体内不正常的停滞，或尿液、汗液排泄失常的病理变化，二者虽有不同，但常互相影响，是体内产生水湿痰饮等病理产物的根本原因。引起津液输布障碍的原因有很多，如脾失健运，水液不能正常转输布散；肺失宣发肃降，不得行治节之令，则液不能布全身；肝失疏泄，气机瘀滞，可致津液的输布代谢障碍。津液输布和排泄障碍，可导致生成水、湿、痰、饮等病理产物，它们之间可以相互转化，故有痰湿、水饮、痰饮并称的说法。

复习思考题

1. 简述气机失常主要包括哪些方面。
2. 简述六淫的含义及各自致病的一般特点。

第五章　诊法

诊法，即中医诊察疾病的基本方法。主要包括望、闻、问、切四诊，中医通过四诊的方法对患者的症状、体征、病史等进行全面的了解和检查，以此来收集与患者有关的资料，为诊断病种和辨别证候提供证据。

第一节　望诊

望诊，是医生通过视觉观察患者的神、色、形态、舌象、分泌物及排出物等的变化以收集病情资料的诊察方法。人体脏腑、气血、经络等变化，均可以反映于体表的相关部位或出现特殊表现，因而通过望诊能够认识和推断病情。

一、全身望诊

（一）望神

神是人体生命活动的整体表现，有广义与狭义之分。广义之神是指高度概括的人体生命活动的外在表现；狭义之神又称神志，是指人的意识、思维和情感活动。望神，就是通过观察患者的精神状态、意识活动、语言气息等方面的变化来判断人体脏腑气血的盛衰、体质、病情轻重与预后。

1．得神

得神表现为患者表情自然、语言清晰、两目灵活、面色明润含蓄、反应灵敏、呼吸顺畅、活动自如等。提示脏腑气血功能未伤，正气旺盛，或病情较轻，预后良好。

2．少神

少神又称“神气不足”，多见精神不振、动作迟缓、少气懒言、思维迟钝、面色少华、面目晦滞、目光乏神等。提示正气已伤，脏腑功能不足，多见于虚证。

3．失神

失神又称为“无神”，是精神溃败神衰的表现。表现为患者神志昏迷、精神萎靡、两目呆滞、面色晦暗无光、表情呆板、反应迟钝、呼吸低弱、语言错乱，甚可见循衣摸床、撮空理线，甚至突然晕倒、牙关紧闭、手撒尿遗等。提示脏腑气血功能已衰，病情严重，预后不良。

4. 假神

假神表现为垂危患者出现的精神暂时“好转”的假象。如原本精神萎靡、目光晦滞，突然目似有光，但浮光外露；本为面色晦暗，一时面似有华，但两颧泛红如妆；本来毫无食欲、久不能食，突然思食等。假神的出现提示脏腑精气将绝，正气欲脱，阴不敛阳，虚阳外越，阴阳即将离决。

（二）望色

望色，又称色诊，是通过观察患者全身皮肤色泽的变化来诊察疾病的方法。我国健康人的面色为微黄透红，明润光泽，提示人体精气血津液充盈，脏腑功能正常，称为“常色”。由疾病所造成的面色及全身肤色变化称为“病色”。一般将“病色”分为青、黄、赤、白、黑五种。

1. 青色

青色主寒证、痛证、瘀血、惊风。青色为经脉阻滞、气血不通之象。寒主收引、主凝滞，寒盛而留于血脉，则气滞血瘀，故面色发青。经脉气血不通，不通则痛，故痛证也可见青色。如面色青黑或苍白淡青，多属阴寒内盛；面色青灰，口唇青紫，多属心血瘀阻，血行不畅；小儿高热，面色青紫，以鼻柱、两眉间及口唇四周明显，为小儿惊风。

2. 黄色

黄色主湿证、虚证、黄疸。黄色是脾虚湿蕴的表现。因脾主运化，若脾失健运，水湿不化；或脾虚失运，水谷精微不得化生气血，致使肌肤失于充养，则见黄色。面色淡黄憔悴称为“萎黄”，多为脾胃气虚，营血不能上荣于面部所致；面色发黄而且虚浮，称为“黄胖”，多为脾虚失运、湿邪内停所致；面目一身俱黄，为黄疸，黄而鲜明如橘皮色者，属阳黄，为湿热熏蒸所致；黄而晦暗如烟熏者，属阴黄，为寒湿郁阻所致。

3. 赤色

赤色主热证。气血得热则行，热盛而血脉充盈，血色上荣，故面色赤红。热证有虚实之别，实热证，满面通红；虚热证，仅两颧嫩红。此外，若在病情危重之时，面红如妆者，多为戴阳证，由精气衰竭，阴不敛阳，虚阳上越所致。

4. 白色

白色主虚证、寒证。白色为气血虚弱不能荣养机体的表现。阳气不足，气血运行无力，或耗气失血，致使气血不充，血脉空虚，均可呈现白色。如面色㿠白而虚浮，多为阳气不足；面色淡白而消瘦，多属营血亏损；面色苍白，多属阳气虚脱，或失血过多。

5. 黑色

黑色主肾虚证、水饮证、瘀血证。黑为阴寒水盛之色。肾阳虚衰，水饮不化，气化不行，阴寒内盛，血失温养，经脉拘急，气血不畅，故面色黧黑。面黑而焦干，多为肾精久耗，虚火灼阴；眼眶周围色黑，多见于肾虚水泛的水饮证；面色青黑，且剧痛者，多为寒凝瘀阻。

（三）望形态

望形态是通过观察患者形体的胖瘦强弱及动静姿态，以诊察疾病的方法。

1. 望形体

望形体主要通过观察患者形体的强弱胖瘦、体质形态等来了解其体质的强弱和脏腑气血阴阳的盛衰情况。

（1）体强：即形体强壮。表现为骨骼粗大，胸廓宽厚，肌肉充实，皮肤润泽等。提示精力旺盛，内脏坚实，气血充足，或患病也易治疗，预后良好。

（2）体弱：即形体虚弱。表现为骨骼脆弱，胸廓狭窄，肌肉瘦削，皮肤枯槁等。提示精力不足，内脏机能衰弱，气血不足，或病重难治，预后较差。

（3）肥胖：即形体肥胖，有常态与病态之分。若体胖能食，肌肉坚实有力，动作灵活者，为形气俱盛，身体健康的表现；若肌肉松弛，疲乏无力，动作笨拙者，为形盛气衰，属阳气不足，或多痰多湿的表现，易生痰饮或发生中风、胸痹等病。

（4）瘦弱：即体形瘦削，亦有常态与病态之分。体虽略瘦，但筋骨肌肉坚实，精力充沛，饮食正常者，仍属健康；若体瘦食少，疲乏倦怠者，是形气俱虚，多为脾胃虚弱，后天不充所致；若消瘦并见多食易饥，多为阴虚内热。

2. 望姿态

望姿态是通过观察患者的行动姿态和疾病有关的体位变化来了解病情的诊察方法。

（1）动静：喜动者多为阳证、热证、实证，多见卧时面常向外，转侧时作，喜仰卧伸足，揭衣弃被，不欲近火，坐卧不宁，烦躁不安等；喜静者多为阴证、寒证、虚证，多见喜卧，面常向内，蜷缩成团，不欲转侧，喜加衣被。

（2）抽搐：多为动风之象，表现为手足拘挛，面颊牵动等；伴有高热烦渴者，多为热盛动风先兆；伴有面色萎黄，精神萎靡者，多为血虚风动；四肢抽搐，目睛上吊，眉间、唇周色青灰，时发惊叫，牙关紧闭，角弓反张者，多为破伤风；手指震颤蠕动者，多为肝肾阴虚、虚风内动。

（3）偏瘫：猝然昏仆，不省人事，偏侧手足麻木，运动不灵，口眼㖞斜，为中风偏枯证。

（4）痿痹：关节肿痛，屈伸不利，麻木或疼痛者多是痹证；四肢痿软无力、行动困难者，多是痿证。

二、望局部

（一）望头部

头为精明之府，内藏脑髓；脑为元神之府，髓为肾所主，发为肾之华、血之余。因此，观察头面与发主要可以判断肾、脑的病变及气血的盛衰。

1．望头形

小儿头形过大或过小，伴智力不全者，以及小儿囟门凹陷或迟闭者，多属先天不足，肾精亏虚；囟门高突者，多属热证。

2．望发

正常人的头发色黑而润泽，是肾气充盛、精血充足的表现。头发稀疏，干枯易掉，多为精血不足；头发突然片块脱发，多为血虚受风；青壮年白发，伴腰膝酸软，多为肾虚。

（二）望五官

1．望目

目赤红肿，多属风热或肝火；白睛发黄，多属黄疸；眼睑浮肿，多为水肿；目眦淡白，多为气血不足；目眦赤烂，多为湿热；两眼上视或斜视，多为肝风内动。

2．望鼻

鼻主要是反映肺与胃的情况，可通过观察鼻的外形与鼻的内分泌物来了解。

（1）鼻的色泽：鼻头色青为阴寒腹痛；色黄多为湿热；色白多为气血不足；色赤多为肺脾热盛；色黑多为肾虚。

（2）鼻的形态：鼻翼扇动频繁、呼吸喘促者，称为“鼻煽”，如久病鼻煽，喘而汗出者，多见于肺肾精气衰竭之证；新病鼻煽，多为肺热。鼻柱溃烂塌陷，常见于麻风或梅毒。

（3）鼻的内分泌物：鼻流清涕，为外感风寒；鼻流浊涕，为外感风热；鼻流浊涕而腥臭，为鼻渊。

3．望口唇

口唇主要反映脾胃的情况。

（1）口唇的色泽：一般色红明润为正常。唇色淡白，为血虚；唇色青紫，为寒凝血瘀；唇色深红而干，为热盛津伤；唇色鲜红，为阴虚火旺；唇色青黑，为寒甚。

（2）口唇的形态：口唇糜烂，为脾胃有热；口唇干裂，为燥邪伤津；口角流涎，为脾虚或胃中有热。口开不闭，多为虚证；口闭不开为“口噤”，多为实证。

4. 望耳

耳朵主要反映肾与肝胆的情况。

（1）耳朵的色泽：色红明润为肾精充足或病浅易愈；耳轮淡白，多为寒证或虚证；耳轮青黑多为痛证；耳轮焦黑，多为肾精亏耗的凶兆。

（2）耳朵的形态：耳朵肉厚，为肾气充足；耳朵薄小，多为肾气亏虚。

（3）耳道分泌物：耳内流脓，称“脓耳”，多由肝胆湿热蕴结所致；日久不愈者，多为肾阴亏虚，虚火上炎。

5. 望齿

肾主骨，齿为骨之余；手足阳明经脉络于齿龈。所以，通过望齿、龈可测知肾与肠胃病。

（1）牙齿：正常人牙齿洁白润泽，齿根坚固，说明肾气充盛，津液充盈；牙齿干燥，为热盛伤津；光燥如石，为阳明热盛；燥如枯骨，为肾阴耗竭。牙齿松动稀疏，齿龈外露，多属肾虚或虚火上炎。

（2）牙龈：牙龈淡白，多为血虚；牙龈萎缩而色淡，为胃阴不足或肾气亏虚；牙龈红肿，为胃火上炎。齿龈出血，痛而红肿者，为胃火伤络；不痛不红而微肿，多为肾虚或气虚所致。

6. 望咽喉

咽喉为肺、胃之门户；足少阴肾经循喉咙挟舌本，咽喉又为诸经脉之所络。故望咽喉可测知脏腑尤其是肺胃与肾之病变。咽喉红肿热痛，为肺胃有热；咽部嫩红，则属水亏火灼；咽部有灰白色膜点，不易剥脱，重剥出血，多属白喉，属疫疠毒邪蕴积肺胃上蒸咽喉所致，极易传染，需隔离治疗。

（三）望皮肤

望皮肤主要观察皮肤的色泽形态变化及皮肤特有的病证，如斑疹、痈、疽、疔、疖、痤疮等。

1. 皮肤的色泽

皮肤忽然变红，如染脂涂丹，名曰“丹毒”；皮肤发黄，皮肤、面目、爪甲皆黄，是黄疸病。

2. 皮肤的形态

皮肤虚浮肿胀，按有压痕，多属水湿泛滥；皮肤干瘪枯燥，多为津液耗伤或精血亏损；皮肤干燥粗糙，状如鳞甲称肌肤甲错，多因瘀血阻滞，肌肤失养而致。

3. 皮肤特有的病证

（1）斑疹：斑色红，平摊于皮肤下，抚之不碍手，斑有阳斑与阴斑之别。疹形如粟粒，色红而高起，抚之碍手，由于病因不同可分为麻疹、风疹、隐疹等。

（2）痈、疽、疔、疖：局部红肿热痛，高出皮肤，根盘紧束的为痈；漫肿无头，根脚平塌，肤色不变，不热少痛者为疽；初起如粟，根脚坚硬较深，麻木或发痒，继则顶白而痛者为疔；起于浅表，形小而圆，红肿热痛不甚，容易化脓，脓溃即愈为疖。

三、望排出物

望排出物是通过观察患者的分泌物和排泄物，如痰涎、呕吐物、二便、涕唾、汗、泪、带下等的色、质、形、量等，以诊察疾病的方法。排出物色泽清白，质地稀，多为寒证、虚证；色泽黄赤，质地黏稠，秽浊不洁，多属热证、实证；如色泽发黑，挟有块物者，多为瘀证。

（一）望痰涎

痰清有泡沫，属风痰；痰黄黏稠，属热痰；痰白而清稀，或有灰黑点者，属寒痰；痰白滑而量多，易咯出者，属湿痰；痰少色黄，不易咯出，或痰挟血丝者为燥痰；咳唾腥臭痰或脓血者，属肺痈。

（二）望呕吐物

若呕吐物清稀无臭，多是寒呕；呕吐物酸臭秽浊，多为热呕；呕吐痰涎清水、量多，多是痰饮内阻于胃；呕吐未消化的食物，酸腐味臭，多属食积。

（三）望大便

大便清稀，完谷不化，多属寒泻；大便色黄如糜有恶臭者，多属热泻；大便色白，多属脾虚或黄疸；大便燥结者，多属实热证；大便干结如羊矢，排出困难，或多日不便而不甚痛苦者为阴血亏虚；大便如黏冻而夹有脓血且兼腹痛、里急后重者，是痢疾。

（四）望小便

小便清长量多，伴有形寒肢冷，多属寒证；小便短赤量少，尿道灼热疼痛，多属热证；尿浑如膏脂或有滑腻之物，多是膏淋；尿有砂石，小便困难而痛，多为石淋。

四、望小儿指纹

（一）望小儿指纹的方法

将患儿抱到向光处，医者用左手的食指和拇指握住患儿食指末端，以右手大拇指在其食指掌侧，从命关向气关、风关直推几次，用力要适当，使指纹更为明显，便于观察（参见图5－1）。

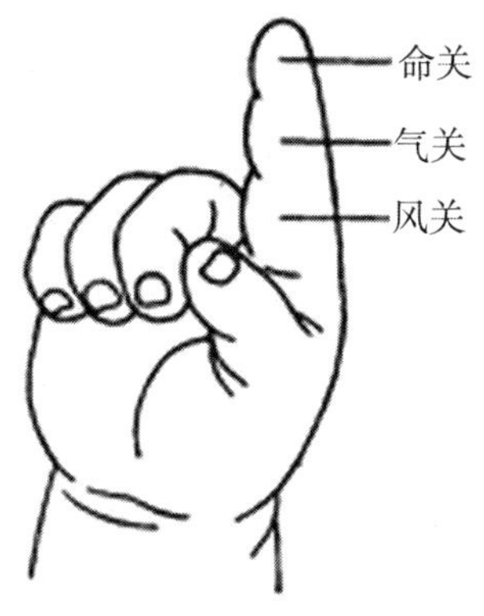

图5－1　小儿指纹三关图

（二）望小儿指纹的临床意义

（1）正常指纹：络脉色泽浅红兼紫，隐隐于风关之内，大多不浮露，甚至不明显，多是斜形、单枝、粗细适中。

（2）异常指纹：临床意义可概括为“浮沉分表里，红紫辨寒热，淡滞定虚实，三关测轻重”。即指纹浮显者多为表证，指纹深沉者多为里证；红紫多为热证，鲜红为寒证，青色主惊风或疼痛，紫黑者是血络闭郁，病情危重；色浅淡而白者为虚证，色浓滞者为实证；指纹突破风关，显至气关，甚至显于命关，表明病情渐重，若直达指端称为“透关射甲”，为临床危象。

五、望舌

望舌，又称舌诊，是望诊中的重要内容，也是中医学的诊疗特色之一。舌诊是通过观察舌质和舌苔的变化，了解机体生理功能和病理变化的诊察方法。舌质，又称舌体，是舌的肌肉脉络组织；舌苔是舌面的苔状物，由胃气上蒸而成。

历代医家十分重视舌诊的内容。舌可以反映脏腑经络的生理功能、病理变化，这是由于足太阴脾经、足少阴肾经、足厥阴肝经、手少阴心经均通过经络直接或间接地与舌相连。望舌时需注意：①光线充足，以自然光为佳；②患者伸舌自然，不可太过用力；③医生应先看舌苔，后看舌质，按照舌尖、舌中、舌根、舌边的顺序查看，注意辨别染苔。

正常舌象为淡红舌、薄白苔。即舌质柔软，活动自如，颜色淡红；舌苔薄白均匀，干湿适中，不黏不腻，揩之不去。

（一）望舌质

望舌质是通过观察舌质的神、色、形、态改变，以测知脏腑病变的方法。

1. 望舌神

（1）荣舌：舌质滋润，红活鲜明，舌体灵动自如，为有神之舌，是脏腑气血充盛之象，为正常舌象，或虽病而病情轻浅。

（2）枯舌：舌质干枯，色泽晦暗，活动不灵，为无神之舌，是脏腑气血阴阳衰败、邪气壅盛之象，病情危重，预后不良。

2. 望舌色

（1）淡白舌：舌色较淡红舌浅，主虚证、寒证，多为阳气不足或气血亏损。

（2）红绛舌：舌色较淡红舌深。鲜红色者称为红舌；深红色者称为绛舌，多为热证。舌尖红者为心火太盛；舌边红者为肝胆火盛；舌红苔少多为阴虚内热。

（3）青紫舌：色淡紫无红者为青舌；舌深绛而黯为紫舌。为气血运行不畅导致，多为热证、寒证、瘀血证。舌绛紫而深，干枯津液少，多为热毒炽盛；舌淡紫而润，多为阴寒内盛；全舌青紫为血瘀较重；局部舌紫斑、瘀点为局部瘀阻。

3. 望舌形

（1）老嫩：舌质纹理粗糙、坚敛苍老，为老舌，多为实证；舌质纹理细腻，浮肿娇嫩，为嫩舌，多为虚证。

（2）胖瘦：舌体较正常舌胖大者，为胖舌，主脾虚湿蕴；舌质淡白而胖，多为脾肾阳虚、痰湿内停；舌质红绛胖大，苔黄腻，为脾胃湿热、痰浊内停。舌体肿大满嘴，甚至不能闭口，不能缩回，称为肿胀舌。舌体肿胀满口，色深红，多属心脾热盛。舌体瘦小而薄者，称瘦薄舌，多为气血两虚或阴虚。

（3）裂纹：舌面有明显的裂痕，可呈现不同形状。舌红绛而有裂纹，多属热盛伤津；舌淡白而有裂纹，多属血虚不润。

（4）芒刺：舌面上有红色颗粒凸起如刺，状如草莓，为芒刺舌，主邪热内盛。舌边有芒刺为肝胆火盛；舌中有芒刺主胃肠热盛；舌尖有芒刺主心火亢盛。

(5) 齿痕：舌边有牙齿印，为齿痕舌。舌体胖大、有齿痕，多为脾虚、水湿内停。

4. 望舌态

(1) 强硬：舌体失其柔和，僵硬强直，活动不灵，为强硬舌，或称“舌强”，多为热入心包，热盛伤津，或痰浊内阻，或中风先兆。

(2) 歪斜：舌体偏向于一侧，为歪斜舌，多为风中经络或风痰阻络，主中风或中风先兆。

(3) 痿软：舌体软弱，伸缩无力称为痿软舌。舌色淡白而痿软，多为气血亏虚；舌色绛而痿软，舌光无苔，多为阴液亏耗，筋脉失养。

(4) 短缩：舌体蜷缩不能伸出口外，称为短缩舌。舌短缩，色淡白，多属寒凝筋脉；舌短缩并红绛而干，为热盛伤津。

(二) 望舌苔

1. 望苔质

(1) 薄厚：透过舌苔能隐隐见到舌体的为薄苔，多为外感表证或内伤轻证，病情比较轻；不能透过舌苔见到舌体的为厚苔，多为胃气挟湿邪浊气上蒸而成，主邪盛入里，病情深重。

(2) 润燥：舌苔润泽有津，干湿适中，不滑不燥为润苔；苔干、粗糙为燥苔。苔的润燥程度表示体内津液的盈亏情况。润苔主津液未伤；燥苔主热盛伤津，阴液亏耗，或阳虚气不化津。

(3) 腐腻：苔质致密，颗粒细小，融合成片，如涂有油腻之状，紧贴舌面，称为腻苔；苔厚疏松，颗粒较大，边中厚，刮之如豆腐渣样，称为腐苔。腻苔主湿浊、痰饮；腐苔主食积或痰浊内蕴。

2. 望苔色

(1) 白苔：多主表证、寒证。苔薄白而润，多为风寒表证；苔白厚腻，多为痰湿内停。

(2) 黄苔：多主里证、热证。苔薄黄为风热表证；若苔黄而燥，多为热盛津伤；苔黄而厚腻，为湿热内蕴或痰热内阻。

(3) 灰黑苔：多主里热或里寒重证，越黑提示病情越重。如肾阳衰微，里寒至极，则苔灰黑而润；如里热极盛，则苔灰黑而干。

第二节　闻诊

闻诊是医生通过听声音和嗅气味来诊察患者病情的方法。人体的各种声音和气味，都是在脏腑生理活动或病理变化中产生的，所以辨别声音和气味的变化，可以判断脏腑的病理变化，为诊病、辨证提供依据。

一、听声音

1. 语声

一般语声响亮有力，多言而躁动者，属实证、热证；声音轻清，细小而弱，静默懒言，属虚证、寒证。声音重浊，声音嘶哑，见于新病初起，多为外感风寒或风热犯肺；久病喑哑或失声者，多为肺肾亏虚之证。

2. 呼吸

呼吸有力，声高气粗，多为实证、热证；呼吸微弱，多为虚证、寒证。呼吸困难，张口抬肩，不能平卧者为“喘”；呼吸急促似喘，喉中有哮鸣声者，为“哮”。

3. 咳嗽

咳嗽声有力，多属实证；咳嗽声低弱无力，多属虚证；咳声重浊，多为外感病；咳声阵发，发则连声不绝，声似鹭鸶叫声，为百日咳。

4. 呃逆

呃逆俗称“打嗝”，呃声高而短，响亮有力，多属实热；呃声低长，微弱无力，多属虚寒；若久病、重病呃逆不止，声低气怯无力，属胃气衰败之危候。

二、嗅气味

口气酸馊者，为胃有宿食；臭秽者，为脾胃有热，或消化不良；腐臭者，可有牙疳或内痈。咳吐浊痰脓血，有腥臭味，为肺痈；鼻流浊涕，黄稠有腥臭味，为肺热鼻渊。大便臭秽为热，有腥臭味为寒；小便混浊臭秽多为湿热。

第三节　问诊

问诊是医生对患者或陪诊者进行有目的地询问，了解疾病的起始、发展、治疗经过、目前症状和其他与疾病相关的情况，以诊察疾病的方法。问诊的主要内容包括：一般情况、主诉、现病史、既往史、个人史、家族史等。一般认为《十问歌》比较全面地概括了问诊方法，即“一问寒热二问汗，三问头身四问便，五问饮食六胸腹，七聋八渴俱当辨，九问旧病十问因，再兼服药参机变，妇女尤必问经期，迟速闭崩皆可见，再添片语告儿科，天花麻疹全占验”。

一、问寒热

寒热的产生，主要取决于病邪的性质和机体的阴阳盛衰，是机体正邪相交的表现。

（1）恶寒发热：恶寒、发热同时出现，多见于外感表证。若恶寒重发热轻，为风寒表证；若发热重恶寒轻，为风热表证；发热轻而恶风，多由外感风邪所致，为伤风表证。

（2）但寒不热：患者只感觉寒冷，不发热。新病畏寒，多为寒邪直中；久病畏寒，多为阳气虚衰。

（3）但热不寒：患者只发热，不怕冷，为里热证。按时发热，或热势按时加重，如潮汐之有定时为潮热。日晡潮热者，多为阳明腑实证；午后热甚，身热不扬者，可见于湿温病；入夜加重，或骨蒸潮热者，多为阴虚；身热夜甚者，也可见于温热病热入营血。

（4）寒热往来：恶寒和发热交替而作，多为正邪相争于半表半里的少阳证，若恶寒战栗与高热交替发作，发有定时，常见于疟疾。

二、问汗

汗液是阳气蒸化津液出于腠理而成，问汗可辨正邪盛衰、腠理疏密和气血盈亏。

（1）表证辨汗：表证无汗，多属表寒证；表证有汗，多属表虚证或表热证。

（2）里证辨汗：醒时经常汗出，动则尤甚称自汗，多见于气虚证或阳虚证；睡时汗出，醒则汗止，为盗汗，多见于阴虚证；病情危重时出现大汗不止为绝汗，常是亡阳或亡阴的表现，若冷汗淋漓如水、四肢厥冷为亡阳，若汗热而黏如油、烦躁口渴为亡阴，皆属危重证候；先恶寒而后汗出，称为战汗，常见于外感病正邪剧烈斗争阶段，是疾病发展的转折点。

（3）局部辨汗：头汗可因上焦热盛，邪热迫津外泄，或中焦湿热，湿郁热蒸，迫津上越；手足心汗多由脾胃湿热，或阴经郁热所致。

三、问疼痛

1. 问疼痛的性质

(1) 胀痛：疼痛伴有胀感或胀甚于痛，多是气滞为患，见于胸胁为肝郁气滞，发于头部为肝阳上亢或肝火上炎。

(2) 刺痛：疼痛如针刺或刀割，部位固定，多由瘀血阻滞所致。

(3) 窜痛：疼痛部位走窜不定，或攻冲作痛，多由气滞所致。

(4) 游走痛：疼痛部位游走不定，多见于痹证，由风邪偏胜所致。

(5) 冷痛：疼痛有冷感而喜暖，常由寒邪阻滞经络或阳气亏虚所致。

(6) 灼痛：疼痛有灼热感而喜凉，多为火邪窜络或阴虚火旺。

(7) 绞痛：痛势剧烈，如刀绞割，多因瘀血、结石、虫积等有形实邪阻滞气机，或阴寒之邪凝滞气机。

(8) 隐痛：疼痛不剧烈却绵绵不休，多为精血亏虚，或阳虚有寒。

(9) 重痛：疼痛兼有沉重感，常由湿邪困阻，气机不畅所致。

(10) 酸痛：疼痛兼有酸软感，常见于四肢、腰背的关节和肌肉部位。多由风湿侵袭，气血运行不畅，或肾虚、气血不足、组织失养所致。

2. 问疼痛的部位

(1) 头痛：头后侧痛连项背，病在太阳经；痛在前额或连及眉棱骨，病在阳明经；痛在两颞或太阳穴附近，病在少阳经。头痛有虚有实，实者常由外感风、寒、暑、湿、火邪，或痰瘀内阻，上扰清窍所致，头痛起病急而痛剧；虚者常由气血不足，肾精亏损，髓海失充所致，病久而痛缓。

(2) 胸胁痛：胸痛多与心肺病变有关，胁痛多与肝胆病变有关。心区之胸痛牵连肢背，多为心血瘀阻或寒凝心脉；两胁胀闷或窜痛，多属肝郁气滞；两胁刺痛有肿块，多属血瘀。

(3) 脘腹痛：上腹痛，多病在脾胃；下腹痛，多为肝、肾、膀胱、肠、子宫等病证。喜暖为寒证，喜凉为热证；拒按为实证，喜按为虚证；腹痛而有积块者，为血瘀之证。

(4) 腰痛：绵绵作痛，酸软无力多为肾虚；冷痛沉重，阴雨天加重，多为寒湿；腰部刺痛或痛连下肢，多为瘀血阻络；腰部突然剧痛，向少腹部放射，兼有血尿，多为结石阻滞。

(5) 四肢痛：多见于痹证。风邪偏盛，疼痛游走者，为行痹；寒邪偏盛，剧痛喜暖者，为痛痹；湿邪偏盛，重着而痛者，为着痹；热邪偏盛，红肿热痛者，为热痹；足跟或胫膝酸痛者，多为肾虚。

(6) 周身痛：新病周身痛，多属实证，多为外感风寒湿邪所致；久病不愈者，多属虚证，因气血亏虚、筋脉失养所致。

四、问饮食口味

1. 问口渴与饮水

（1）口不渴：提示津液未伤，多见于寒证、湿证。

（2）口渴：见于津液已伤，或水湿内停，津气不运。渴喜冷饮者，为热盛伤津；渴喜热饮者，为寒湿内停，气化受阻；渴不多饮，或水入即吐者，可见于痰饮水湿内停，或湿热内困，水津不能上承；口干但欲漱口不欲咽者，多为瘀血之象；多饮多尿者，可见于消渴。

2. 问食欲与食量

（1）食欲减退：多由脾胃亏虚，或饮食积滞，或湿邪困阻脾胃所致。

（2）厌食：厌食脘胀，嗳腐吞酸，多由食滞所致；厌食油腻，胁胀呕恶，多见于肝胆湿热，横逆脾胃。

（3）消谷善饥：食欲亢进，易感饥饿，多由胃热炽盛、腐熟太过所致；若伴多饮多尿者，可见于消渴。

（4）饥不欲食：指虽有饥饿感，但不欲进食，或进食不多，多由胃阴不足，虚火内扰所致。

（5）嗜食异物：小儿偏嗜生米、泥土、纸张等，可见于虫积、疳积证。

3. 问口味

口淡，多属脾胃虚弱或寒湿内阻；口苦，多见于胃热或肝胆湿热；口酸，属肝胃郁热，或伤食证；口甜，多见于脾胃湿热；口咸，见于肾虚；口涩，属燥热伤津；口腻，多由湿浊困阻中焦所致；口臭，多见于胃火炽盛，或肠胃积滞。

五、问睡眠

1. 失眠

不易入睡，或睡而易醒，不能再睡，或睡而不酣，易于惊醒，甚至彻夜不眠，是阳不入阴、神不守舍的病理反映。虚证多因营血亏虚，阴虚火旺，心神失养，或心胆气虚，心神不安；实证多因火邪、痰邪内扰心神，心神不安，或食积胃脘。

2. 嗜睡

困倦嗜睡，精神疲倦，睡意很浓，经常不自主地入睡。多由机体阴阳平衡失调，阳虚阴盛所致。食后即困，四肢无力，多属脾虚；病后嗜睡，多属正气未复；病重嗜睡，多属危象。

六、问二便

1. 问大便

（1）便秘：指排便时间长，次数少，大便坚硬干燥，排出困难。便秘有虚实之分，实证腹胀满闷，痛而拒按，多由热邪内结或寒邪凝滞大肠所致；虚证可见苔白身冷，多由阴血、津液亏虚，肠道失润，或气虚、阳虚，肠道传导无力所致；大便燥结，硬如羊矢，排便困难，常见于久病不愈、年老体弱、孕中产后，乃由气虚不足，津亏血少，或气阴两虚所致。

（2）泄泻：指大便次数增多，粪质稀薄，甚至泻下如水样。湿热泄泻，可见暴发如注，大便臭秽，腹痛肠鸣，肛门灼热；寒湿泄泻，可见泻如稀水，色淡黄而味腥臭；食滞泄泻，腹痛泄后痛减，脘闷、嗳腐吞酸，泻下臭秽。

2. 问小便

小便色黄赤而短少者，多属热证；色白而清长者，多属寒证；多尿且多饮而消瘦者，多为消渴。老人膀胱胀满，小便不利或癃闭，多由肾气虚弱所致。

七、问经带

1. 问月经

经期异常，包括以下三种情况：

（1）月经先期：多由血热妄行，气虚不摄所致。色红量多，多为血热证；色淡量少，多为气血不足。

（2）月经后期：多由血虚、血瘀而致。色黯多块，经期少腹疼痛，多属寒证、血瘀证；色淡量少，多为血虚。

（3）月经先后无定期：多由肝气郁滞，或瘀血阻滞，或脾肾虚弱，冲任失调，血海蓄溢失常所致。

经量异常，包括以下四种情况：

（1）月经过多：多因血热内扰，迫血妄行，或气虚所致冲任不固，或瘀血阻滞冲任。

（2）月经过少：多因营血不足，或肾气亏虚，精血不足，或由寒凝、血瘀、痰湿阻滞所致。

（3）崩漏：指非经期阴道忽然大量出血，或持续淋漓不断出血。多因脾肾气虚，冲任不固，或热伤冲任，迫血妄行，或瘀阻冲任，血不归经。

（4）闭经：指女子年逾 16 岁而尚未月经来潮，或已经行经后又中断，连续停经 3 个月以上。若非在妊娠期或哺乳期等情况下的生理性闭经，多由脾肾亏损，冲任气血不足，血海空虚，或气滞、寒凝而血瘀，或痰湿阻滞胞宫，胞脉不通所致。

2. 问带下

（1）白带：色白量多，质稀如涕，淋漓不绝而无臭味者，多由脾肾阳虚，寒湿下注所致。

（2）黄带：带下色黄，质黏臭秽，多由湿热下注所致。

（3）赤白带：白带中混有血液，赤白杂见者，多由肝经郁热，或湿毒蕴结，损伤络脉所致。若绝经后仍见赤白带淋漓不尽者，可能由癌症引起。

八、问小儿

小儿的问诊比较困难，大部分病史靠亲属提供。小儿问诊除一般内容外，还需询问出生前后的情况：预防接种史，传染病史，是否断乳，学走路和学语的迟早，以及父母兄妹的健康状况等。

第四节　切诊

切诊，包括脉诊和按诊，是医生用手对患者体表的一定部位进行触、摸、按、压，从而了解病情的一种诊断方法。

一、脉诊

脉诊是医生用手指切按患者的脉搏，体察脉象变化，以诊察疾病的方法。

（一）脉诊的原理

脉象即脉动应指的形象。心主血脉，脉为血之府，心与脉相连，在宗气与心气的作用下，心脏有规律地搏动，推动血液在脉管内运行，脉管也随之产生有节律的搏动。除心脏的主导作用外，脉象的形成还需要各脏器的协调配合。如肺朝百脉；脾胃为气血生化之源，脾主统血；肝藏血，主疏泄，调节循环血量；肾藏精，精化气，是人体阳气的根本，是各脏腑组织功能活动的原动力，且精可以化生血液，是生成血液的物质基础之一。因此脉象的形成，与心脏的搏动、心气的盛衰、脉管的通利、气血的盈亏及各脏腑的功能密切相关。

（二）脉诊的部位

临床常用“寸口诊法”。寸口即腕后高骨（桡骨茎突）内侧桡动脉所在部位。寸口脉分寸、关、尺三部，正对掌后高骨（桡骨茎突）为关部，关前为寸部，关后为尺部。两手各有寸、关、尺三部，共六部脉，分候各脏腑：左寸候心，左关候肝胆，左尺候肾；右寸候肺，右关候脾胃，右尺候肾（命门）。

（三）脉诊的方法

（1）体位：患者取坐位或仰卧位，手臂与心脏近于同一水平，手心向上，前臂平伸，腕下垫脉枕，以使气血运行流畅。

（2）布指：医生先用中指按在掌后高骨定关，然后食指在前定寸，无名指在后定尺。三指指头平齐，呈弓形，以指腹体察脉象。布指的疏密可根据患者手臂长短及医生手指的粗细适当调整。小儿寸口部位狭小，不能容三指，可单用拇指切脉，称“一指定关法”。

（3）指力：轻用力按在皮肤上称为举，即浮取或轻取；不轻不重，中等用力按至肌肉称为寻，即中取；重用力按至筋骨称为按，即沉取或重取。诊脉时，常以这三种指力体察脉象。寸、关、尺三部脉，每部都有举、寻、按三候，称为“三部九候”。

（4）注意事项：切脉时应保持环境安静，医生要调匀呼吸，用自己的一呼一吸去计算患者的脉搏次数。精神专一，态度认真，仔细体察脉象在三种指力下的不同变化。每手诊脉时间不应少于1分钟，否则难以诊清脉象。

（四）正常脉象

正常脉象又称为平脉，其特点为：三部有脉，一息四五至，不浮不沉，从容和缓，柔和有力，节律均匀，尺脉沉取不绝，即“有胃、有神、有根”。正常脉象受人体内外因素的影响会有生理性变化。如不同的季节，脉象会有一定的变化，春稍弦、夏稍洪、秋稍浮、冬稍沉。年龄不同，脉象亦不同，年龄越小脉搏越快，青壮年脉偏实，老年人脉多弦。因体格而异，身高者脉长，身矮者脉短；肌肉瘦削者则脉常浮，身形肥胖者皮下脂肪厚故脉常沉。性别不同，脉象亦有不同，女子脉偏弱偏快，男子脉偏实有力。此外，尚有因桡动脉异位，脉不见寸口而从尺部斜向手背的，称为“斜飞脉”，或脉出现在寸口背部的，称为“反关脉”，均不作病脉论。

（五）常见病脉

1. 浮脉

脉象特征：轻取即得，重按稍减而不空，举之有余，按之不足。

临床意义：主表证、虚证。外邪袭表，卫气与之相争，脉象鼓动于外，故脉位浅显，轻取即得。若久病体虚亦可见浮脉，但浮大无力，常为精血亏虚，阴不敛阳，或气虚不能内守，而致脉气浮散于外，属于虚脉，不可误作外感而治。

2. 沉脉

脉象特征：轻取不应，重按始得。

临床意义：主里证。有力为里实证，无力为里虚证。邪郁在里，气血内困，则脉沉实有力；若脏腑虚弱，阳气虚陷，脉气鼓动不足，则脉沉无力。

3．迟脉

脉象特征：脉来迟慢，一息不足四至。

临床意义：主寒证。有力为实寒证，无力为虚寒证。寒则凝滞，气血运行缓慢，故脉迟有力；若阳气亏虚，无力运行气血，则脉迟无力。

4．数脉

脉象特征：脉来急促，一息五至以上。

临床意义：多见于热证，亦见于里虚证。实热内盛，逼迫气血运行加速，则见脉象数而有力；病久阴虚，虚热内生，且因阴虚不能充盈脉道而致脉体细小，故阴虚者可见脉细数无力。

5．虚脉

脉象特征：举之无力，按之空虚，应指松软。

临床意义：多见于气血两虚。气虚不足以运血，搏动力弱故脉来无力；血虚不能充盈脉管，脉道空虚则脉来无力。

6．实脉

脉象特征：三部脉举按有力。

临床意义：见于实证，亦见于常人。邪气亢盛，而正气未虚，正邪相搏，气血充盈，脉道坚满，搏动有力。

7．洪脉

脉象特征：脉体阔大，充实有力，来盛去衰。

临床意义：主气分热盛，亦主邪盛正衰。内热充盛，脉道扩张，气盛血涌，故脉见洪象；若久病气虚，或虚劳、失血、久泄等病证见洪脉，则多属邪盛正衰的危候。

8．濡脉

脉象特征：浮细无力而软。

临床意义：主虚证、湿证。阴血不足，脉道不充，或气虚不摄，脉气浮浅，故见濡脉；湿邪困阻，约束脉道，也见濡脉。

9．涩脉

脉象特征：往来不畅，应指艰涩，如轻刀刮竹。

临床意义：主伤精、血少，或气滞血瘀，痰湿内停。虚证脉涩无力，多由阴血亏虚，脉道不充而致；实证脉涩有力，多由有形之邪闭阻气机，脉道不畅而致。

10．细脉

脉象特征：脉细如线，但应指明显，按之不绝。

临床意义：主气血两虚或湿证。营血亏虚不能充盈脉道，气虚则无力鼓动血液运行，故脉体细小而软弱无力；湿邪阻遏脉道，气血运行受限，也见细脉。

11．滑脉

脉象特征：往来流利，应指圆滑，如盘走珠。

临床意义：主痰湿、食积和实热。邪气壅盛，气实血涌，血行流利，故脉应指如珠圆滑。青年人脉偏滑是气血充实之象；而妇女妊娠也常见滑脉，是气血充盛养胎之征。

12．弦脉

脉象特征：端直以长，如按琴弦。

临床意义：主肝胆病、痛证、痰饮。邪气犯肝，肝失疏泄，气机郁滞，或痰饮内阻，或经脉不通而痛，经脉拘急，则出现弦脉。

13．紧脉

脉象特征：脉紧张有力，状如牵绳转索，左右弹指。

临床意义：主寒证、痛证、宿食。邪气内扰，阻碍气机，导致脉道紧张而拘急，而见紧脉。

14．结脉

脉象特征：脉来迟缓而时一止，止无定数。

临床意义：主阴盛气结、寒痰瘀血，亦主气血虚衰。实证者脉实有力，迟中有止，为实邪郁遏，心阳被抑，脉气阻滞所致；虚证者脉虚无力，迟中有止，为气虚血衰，脉气不相顺接所致。

15．促脉

脉象特征：脉来急而时有一止，止无定数。

临床意义：主阳盛实热，气血、痰食停滞，亦见于脏气衰败。阳盛热结，热灼阴津，津伤血少，故脉来急数有力而时见歇止；若真元衰惫，脏器虚弱，阴血衰少，以致脉气不相接续，则脉促而细小无力，多属虚脱之象。

16．代脉

脉象特征：迟而中止，止有定数。

临床意义：主脏气衰微，或跌打损伤、痛证、惊恐。脏气衰微，气血虚损，气不接续，无力推动血行，致脉缓而有歇止，良久复来；惊恐、跌打损伤或痛证，因气机受损，心气失和，而致脉气不相衔接时，也可见代脉。

（六）相兼脉

疾病是一个复杂的过程，可以由多种致病因素相兼为患，在疾病过程中正邪斗争的形势会不断地发生变化，疾病的性质和病位亦可随疾病的变化而改变。因此，患者的脉象经常是两种或两种以上相兼出现，这就形成了相兼脉。如浮紧脉主外感风寒表实证或风寒湿痹；浮缓脉主外感风寒表虚证；沉缓脉主脾肾阳虚、水湿内停；弦数脉主肝郁化火或肝胆湿热等。

（七）诊妇人脉与小儿脉

1. 诊妇人脉

（1）诊月经脉：月经将至，左关、尺脉忽洪，大于右手。月经已至，气血调和者，脉多滑利。月经不利，寸、关脉调和而尺脉弱或细涩。

（2）诊妊娠脉：已婚妇女月经正常，若突然停经，脉来滑数冲和，尺脉尤显，兼有饮食偏嗜、呕恶等症状者，是妊娠表现。

（3）诊临产脉：临产时见尺脉转急浮大而滑，中指动脉搏动明显，称为离经脉，为欲产征象。

2. 诊小儿脉

诊小儿脉的方法归纳为“一指定三关”。三岁以下的儿童，一息七八至为平脉；五六岁小儿，一息六至为平脉，七至以上为数脉，四五至为迟脉。小儿脉象一般只诊浮沉、迟数、强弱、缓紧，以辨别阴阳、表里、寒热和邪正盛衰。数为热，迟为寒；浮数为阳，沉迟为阴；强弱可测虚实，缓紧可测邪正。沉滑为食积，浮滑为风痰。紧主寒，缓主湿，大小不齐多食滞。

二、按诊

医生用手对患者体表某些部位进行触摸按压，以诊察疾病的方法。

1. 按胸胁

按胸胁主要是诊察心、肺、肝三脏的病变。前胸高突，叩之膨膨然，其音清者，系肺气壅滞所致，多为肺胀，可见于气胸；叩之音浊或呈实音，多为痰饮停滞胸膈；胁下肿块，刺痛拒按，为血瘀。

2. 按虚里

虚里即心尖搏动处，反应宗气的盛衰。虚里搏动微弱，是宗气内虚之征；按之弹手，洪大而搏，或绝而不应者，是心肺气绝，属于危候。

3. 按脘腹

按脘腹主要是了解其冷热、软硬及有无肿块、压痛等。若右下腹疼痛拒按，多见于肠痈；若腹部有肿块，肿块推之不移，痛有定处者，为癥积；肿块推之可移，或痛无定处，聚散不定者，为瘕聚。

4. 按肌肤

按肌肤是指按触全身皮肤的寒热、润燥、肿胀等。肌肤灼热为热证，肌肤冰冷为寒证。肌肤柔软而喜按为虚证；患处硬痛拒按为实证。肌肤干燥干瘪为津液不足；肌肤甲错为瘀血；按之凹陷不起为水肿。

5．按手足

通过按手足可了解寒热。手足俱冷属寒证，手足俱热属热证，手足心较热为内伤发热。

6．按经络腧穴

按腧穴要注意发现穴位上是否有结节或条索状物，有无压痛或其他敏感反应，然后结合望、闻、问诊所得资料综合分析判断疾病。正常情况下按压腧穴时，有酸胀感、无压痛、无结节或条索状物、无异常感觉和反应。腧穴的病理反应，则有明显压痛，或有结节，或有条索状物，或其他敏感反应等。如肺俞穴摸到结节，或按中府穴有明显压痛者，为肺病的反应；按上巨虚穴下 1 ~2 寸处有显著压痛者，为肠痈的表现；肝病患者在肝俞穴或期门穴常有压痛等。

复习思考题

1．简述望舌的内容及临床意义。

2．简述脉象的分类及主病。

第六章　辨证

第一节　八纲辨证

八纲，即表、里、寒、热、虚、实、阴、阳。八纲辨证是根据四诊收集的各种病情资料进行分析综合，以概括疾病的类别、部位、性质及正邪盛衰等情况，从而按八纲归纳为八类基本证候的辨证方法。其中阴阳又是总纲，它可以概括其他六纲，即表、实、热证属阳证，里、虚、寒证属阴证。

八纲辨证是概括性的辨证纲领，任何一种疾病，从类别上，可分为阴证和阳证；从病位上，可分为表证和里证；从病性上，可分为寒证和热证；从正邪盛衰上，又可分为实证和虚证。尽管疾病的临床表现错综复杂，但基本上都可以用八纲来加以归纳，找出疾病之关键，掌握要领，从而确立治疗原则。所以运用八纲辨证可以起到执简驭繁的作用。

一、表里

表里是辨别疾病内外深浅和病势趋向的两个纲领。表里有其特定的含义，身体的皮毛、肌腠、经络为外，属表；脏腑、骨髓、血脉在内，属里。因此，临床上将外邪侵袭肌表者称为表证，病在内者称为里证。辨别表里对于外感病的诊治尤为重要，内伤杂病一般多属里证，而外感病一般具有由表入里、由浅入深、由轻转重的传变过程。因此表里辨证有利于分辨外感病情的浅深轻重及病理变化的趋势，掌握疾病的演变规律。

（一）表证

表证是指六淫、疫疠等邪气经皮毛、口鼻侵入人体所产生的病情较为轻浅的一类证候。表证往往具有起病急、病位浅、病情轻的特点。表证的临床表现是以发热恶寒（或恶风）、舌苔薄白、脉浮为主，常兼见头身疼痛、鼻塞流涕、咽痛咳嗽等症状。

（二）里证

里证是指病变部位在脏腑的证候。多见于外感病的中、后期，或内伤病，具有病位较深、病情较重、病程较长的基本特征。里证形成原因大致有三种：一是外邪袭表，表证不解，病邪内传入里，形成里证；二是外邪直接侵犯脏腑等部位而成；三是情志内伤、饮食劳倦等因素，直接导致脏腑功能失调，气血逆乱。

里证病因复杂，病位广泛，临床表现复杂，难以概括其共有症状。一般而言，凡不属表证和半表半里证的证候，均属于里证的范畴，其基本特征是没有新起恶寒发热，以脏腑、气血症状为主要表现。

（三）半表半里证

外邪由表内传而尚未入里，或里邪透表而尚未达表，正邪相搏于表里之间的证候。六经辨证中称之为少阳病证。其临床表现为寒热往来，胸胁苦满，心烦喜呕，嘿嘿不欲饮食，口苦咽干，目眩，脉弦。

（四）表里证的鉴别

表里证的鉴别要点见表6－1。

表6－1　表里证的鉴别要点简表

证型	病程	寒热症状	内脏证候	舌象	脉象
表证	短	发热恶寒同时并见	不明显，以头身疼痛、鼻塞或喷嚏等为常见症状	少有变化	浮脉
里证	长	发热不恶寒，或但寒不热	明显，如咳嗽、心悸、腹痛、呕泻之类表现	多有变化	沉脉或其他多种脉象
半表半里证	长	寒热往来	明显，有胸胁苦满等特有表现	多有变化	弦脉

二、寒热

寒热是辨别疾病性质的两个纲领，寒热是阴阳偏盛偏衰的具体表现。辨寒热即辨阴阳之盛衰。

（一）寒证

寒证指感受寒邪，或阴寒内盛所表现出来的机体功能衰减的证候。多因外感阴寒之邪，或因久病内伤，阳气耗伤，或过食生冷寒凉之品，阴寒内盛而致。主要临床表现有：恶寒或畏寒，喜暖，面色白，肢冷蜷卧，口淡不渴，痰、涎、涕清稀，溲清便溏，舌苔白而润滑，脉迟或紧等。

（二）热证

热证指感受热邪，或阳盛阴衰所表现出的机体功能活动亢进的证候。多由外感火热之邪，或寒邪入里化热，亦可由七情过激，郁而化热，或饮食积热，或房室劳倦，阴精受损，导致阴虚阳亢等引起。主要临床表现有：发热喜凉，面红目赤，口渴喜冷饮，烦躁不宁，痰、涕黄稠，或五心烦热，盗汗，大便燥结，小便短赤，舌红苔黄而干，脉数等。

（三）寒热证的鉴别

寒热证的鉴别要点见表6－2。

表6－2　寒热证的鉴别要点简表

证型	寒热喜恶	渴与不渴	面色	四肢	二便	舌象	脉象
寒证	恶寒喜热	口不渴	白	手足厥冷	大便稀溏，小便清长	舌淡，苔白腻	迟脉或紧脉
热证	恶热喜冷	口渴喜冷饮	红赤	手足烦热	大便干结，小便短赤	舌红，苔黄	数脉

三、虚实

虚实是辨别邪正盛衰的一对纲领。虚是指正气虚，实是指邪气盛实，即《黄帝内经·素问·通评虚实论》中所说“邪气盛则实，精气夺则虚”。

（一）虚证

虚证是指人体正气不足所表现的证候。多由先天禀赋不足，或由后天失养，饮食失调，七情过激，劳倦过度，房事不节，久病伤正等所致。虚证包括气、血、阴、阳亏虚。各种虚证的临床表现不尽一致。血虚证的临床表现为：面色苍白或萎黄，唇舌淡白，头晕眼花，心悸失眠，手足麻木，舌质淡，脉细无力等；气虚证的临床表现为：面色无华，少气懒言，语声低微，倦怠乏力，自汗，动则各种症状加重，舌淡，脉虚弱等；阴虚证的临床表现为：午后潮热，盗汗，颧红，咽干，手足心热，舌红苔少，脉细数等；阳虚证的临床表现为：形寒肢冷，面色㿠白，神疲乏力，自汗，口淡不渴，小便清长，大便稀溏，舌淡苔白，脉弱等。

（二）实证

实证指邪气亢盛而正气未衰所表现的证候。其形成的原因有二：一是由外邪侵犯人体，正邪相争所致；二是由脏腑功能失调，气机阻滞，水湿痰饮内停，瘀血内阻，或宿食、虫积等停滞体内所致。各种实证的证候表现各不相同。一般常见症状有：高热，胸闷烦躁，甚至神昏谵语，呼吸气粗，痰涎壅盛，腹胀痛拒按，大便秘结或下利，里急后重，小便不利或涩痛、色黄量少，舌质苍老，舌苔厚腻，脉实等。

（三）虚实证的鉴别

虚实证的鉴别要点见表6－3。

表6－3　虚实证的鉴别要点简表

证型	病程	体质	精神声息	疼痛	舌象	脉象
虚证	长	多虚弱	精神萎靡、声低息微	喜按	舌质嫩	无力
实证	短	多壮实	精神兴奋、声高气粗	拒按	舌质苍老	有力

四、阴阳

阴阳是辨别证候类别的纲领，是八纲辨证的总纲。《黄帝内经·素问·阴阳应象大论》中提出：“察色按脉，先别阴阳。”表证、热证、实证属阳证；里证、寒证、虚证属阴证。

（一）阴证

阴证是指凡符合“阴”的一般属性的证候，症状表现于内的、向下的、不易发现的，或病邪性质为阴邪，病情变化较慢的，均属阴证。主要表现有：面色苍白或晦暗，精神萎靡，畏寒肢冷，气短声低，口淡不渴，痰、涕、涎清稀，小便清长，大便溏薄，舌淡胖嫩，脉沉迟微弱等。

（二）阳证

阳证是指凡符合“阳”的一般属性的证候。症状表现于外的、向上的、容易发现的，或病邪性质为阳邪，病情变化较快的，均属阳证。主要表现有：面红身热，神烦气粗，躁动不安，痰涕黄稠，口渴饮冷，大便秘结，尿少色黄，舌红绛起芒刺，苔黄而干，脉实数有力等。

（三）亡阴与亡阳

亡阴或亡阳是疾病过程中出现的危重证候。一般在高热大汗，或剧烈吐泻，或失血过多等阴液或阳气迅速亡失的情况下出现。亡阴证为体内阴液大量消耗或丢失而出现的阴液衰竭的证候。主要表现有：汗出而黏，虚烦躁扰，身灼肢温，恶热，口渴喜冷饮，呼吸急促，皮肤皱瘪，小便极少，面赤颧红，唇舌干燥，脉细数疾而按之无力。亡阳证为体内阳气严重损耗而出现的阳气虚脱的证候。主要表现有：冷汗淋漓，汗质稀淡，神情淡漠，肌肤不温，四肢厥冷，口不渴或渴喜热饮，呼吸气微，舌淡苔润，脉细微欲绝。亡阴可迅速导致亡阳，亡阳后亦可出现亡阴，其仅有先后、主次不同。所以，在临床上应区分亡阴、亡阳的主次矛盾，从而进行及时的救治。

五、八纲证候间的关系

八纲证候并非独立的，而是互为交叉的，如表寒里热、表实里虚、正虚邪实等，同时，在一定条件下也可以转化，如阴证转阳、阳证转阴、由里出表、由表入里、由虚转实、由实转虚、热证转寒、寒证转热等。当疾病发展到一定阶段时，还可以出现一些与病变性质相反的假象，如真寒假热、真热假寒、真虚假实、真实假虚等。所以，运用八纲辨证时不仅要熟悉八纲证候的各自特点，同时还应注意它们之间的相互联系。

第二节　脏腑辨证

脏腑辨证，是在认识脏腑的生理功能、病理特点的基础上，将四诊所收集的症状、体征及有关病情资料进行综合分析，从而判断疾病所在的脏腑部位、病因、病性等的辨证方法，是内科、妇科、儿科等各科辨证的基础，具有广泛的适用性。

一、心与小肠病辨证

（一）心气虚、心阳虚与心阳暴脱

共同临床表现：心悸，气短，活动后加重，面色淡白，或自汗，舌淡苔白，脉细弱或结代。心气虚兼见倦怠乏力；心阳虚兼见畏寒肢冷，面唇青紫，心胸憋闷，舌质淡胖苔白滑等阳虚象；如见冷汗淋漓，四肢厥冷，呼吸微弱，面色苍白，脉微欲绝昏迷不醒，为心阳暴脱。

证候分析：心气虚证，以心脏及全身机能活动衰弱为辨证要点；心阳虚证，以在心气虚证的基础上出现虚寒症状为辨证要点；心阳暴脱证，以在心阳虚的基础上出现虚脱亡阳症状为辨证要点。心气虚衰，心中空虚惕惕而动，则心悸怔忡；心气不足，胸中宗气运转无力，则胸闷气短。若病情进一步发展，气虚及阳，阳虚不能温煦肢体，故兼见畏寒肢冷；心阳不振，胸中阳气痹阻，故见心痛。若心阳衰败而暴脱，阳气衰亡不能卫外，则冷汗淋漓；不能温煦肢体故四肢厥冷。阳气外亡，无力推动血行致络脉瘀滞，血液不能外荣肌肤，所以面色苍白，口唇青紫。心神失养涣散，则致神志模糊，甚则昏迷。

（二）心血虚与心阴虚

共同临床表现：心悸怔忡，失眠多梦。若兼见头晕目眩，面色少华或萎黄，口唇舌色淡白，脉细数为心血虚；若见五心烦热，潮热盗汗，颧红，舌红津少，脉细数为心阴虚。

证候分析：心血虚证，以心的常见症状与血虚证共见为辨证要点；心阴虚证，以心的常见症状与阴虚证共见为辨证要点。血属阴，心阴心血不足，则心失所养，致心动不安，出现心悸怔忡；神失濡养，致心神不宁，出现失眠多梦。血与阴又同中有异，故血虚则不能濡养脑髓，而见眩晕健忘；不能上荣则见面白无华，唇舌色淡；不能充盈脉道则脉象细弱。阴虚则阳亢，虚热内生，故五心烦热，午后潮热；寐则阳气入阴，营液受蒸，则外流而为盗汗；虚热上炎，则两颧发红，舌红津少；脉细主阴虚，数主有热，为阴虚内热的脉象。

（三）心火亢盛

临床表现：心烦失眠，面赤口渴，大便秘结，小便短赤，舌尖红绛，口舌生疮疼痛，脉数有力，或见狂躁谵语，神志不清。

证候分析：火盛于上则面赤；火盛伤津则口渴喜饮；心火内炽则心中烦热；心开窍于舌，火热循经上炎，则舌尖红绛；灼伤络脉则生疮，或腐烂肿痛；溲黄，便干，脉数，为里热证。心主血脉，心火炽盛迫血妄行，则吐血、衄血、尿血；热扰心神则谵语狂躁。

（四）心脉痹阻

临床表现：心胸憋闷疼痛，痛引肩背内臂，时发时止，痛如针刺，舌紫黯，脉细涩或结代，为瘀阻心脉；体胖痰多，身体困倦，苔白腻，脉沉滑，为痰阻心脉；剧痛暴作，得温则减，畏寒肢冷，舌淡苔白，脉沉紧或沉迟，为寒凝心脉；若胀痛发作与情志有关，舌淡红苔薄白，脉弦，则为气滞心脉。

证候分析：正气先虚，阳气不足，心失温养，故见心悸怔忡；阳气不足，血液运行无力，容易继发瘀血内阻，痰浊停聚，阴寒凝滞，气机阻滞等病理变化，以致心脉痹阻，气血不得畅通，而发生心胸憋闷疼痛；手少阴心经循臂内，出腋下，故疼痛牵引肩背内臂，时发时止。

（五）痰迷心窍

临床表现：意识模糊，甚则昏不知人，或情志抑郁，表情淡漠，或痴呆，或神志错乱，举止失常，或突然昏仆，不省人事，口吐涎沫，喉中痰鸣，四肢抽搐，胸闷，呕恶，舌苔腻，脉滑。

证候分析：多由外感热病或其他疾病恶化所致，或七情所伤，肝气郁结，气郁生痰，痰浊痹阻于心神。痰随气升则喉中痰鸣；痰迷心窍，神识受蒙，则意识模糊，语言不清，甚则人事不省等；舌苔白腻，脉滑，是痰浊内盛之象。

（六）小肠实热

临床表现：心烦失眠，面赤口渴，口舌生疮，溃烂灼痛，小便短赤，尿道灼痛，尿血，舌红苔黄，脉数。

证候分析：心与小肠相表里，小肠有分清泌浊的功能，使水液入于膀胱。心火下移小肠，故小便赤涩，尿道灼痛；热甚灼伤阴络，则可见尿血；心火内炽，热扰心神，则心烦；津为热灼，则口渴；心火上炎，则口舌生疮；舌红苔黄，脉数，为里热之征。

二、肺与大肠病的辨证

（一）肺气虚

临床表现：咳喘无力，动则益甚，咳痰清稀，气少息短，语声低怯，或有自汗，畏风，易于感冒，神疲体倦，面色淡白，舌淡苔白，脉弱。

证候分析：肺主气、司呼吸，肺气不足则咳喘气短，气少不足以息，且动则耗气，所以喘息益甚；肺气虚则体倦懒言，声音低怯；肺气虚不能输布津液，聚而成痰，故痰多清稀；面色淡白为气虚常见症状；肺气虚不能宣发卫气于肌表，腠理不固，故自汗畏风，易于感冒；舌淡苔白，脉虚弱，为气虚之征。

（二）肺阴虚

临床表现：干咳无痰，或痰少而黏，口燥咽干，或痰中带血，形体消瘦，五心烦热，午后潮热，盗汗，颧红，声音嘶哑，舌红津少，脉细数。

证候分析：肺脏喜润恶燥，肺阴不足，虚热内生，灼液成痰，胶黏难出，故干咳无痰或痰少而黏；肺阴亏虚，不能濡养肌肉，故消瘦；津不上承，则口咽干燥；虚热内炽，故五心烦热；虚火上炎，则颧红；热扰营阴，故盗汗；热灼肺络，络伤血溢，则痰中带血；喉失阴津濡润，故声音嘶哑；舌红津少，脉细数，为阴虚内热之象。

（三）风热犯肺

临床表现：咳嗽，痰少色黄，气喘，鼻塞，流浊涕，咽喉肿痛，发热，头痛，身热恶风，舌尖红，苔薄黄，脉浮数。

证候分析：风热袭肺，肺失清肃，则咳嗽；热邪煎灼津液，故痰稠色黄；肺气失宣，鼻窍津液为风热所熏，故鼻塞不通，流黄浊涕；肺卫受邪，卫气抗邪则发热，卫气郁遏故恶风；风热上扰，津液被耗，则口干咽痛；舌尖候上焦病变，肺为风热侵袭，所以舌尖红；苔薄黄，脉浮数，为感受风热之征。

（四）风寒束肺

临床表现：咳嗽，咳痰清稀，恶寒发热，鼻塞，流清涕，无汗，头身痛，舌苔薄白，脉浮紧。

证候分析：风寒袭表犯肺，肺气被束，失于宣降而上逆，则咳嗽、气喘；肺津不布，聚成痰饮，随肺气逆于上，故咯痰色白质稀；鼻为肺窍，肺气失宣，鼻咽不利，则鼻塞、流清涕、喉痒；风寒袭表，卫阳被遏，不能温煦肌表，故见微恶风寒；卫阳抗邪，阳气浮郁在表，故见发热；风寒犯表，凝滞经络，经气不利，故头身疼痛；寒性收引，腠理闭塞，故见无汗；舌苔薄白，脉浮紧，为感受风寒之征。

（五）燥邪犯肺

临床表现：干咳无痰，或痰少质黏、不易咳出，甚则胸痛，痰中带血，或见口、唇、鼻、咽、皮肤干燥，微有恶寒发热，尿少便干，舌苔薄而干燥少津，脉浮数或浮紧。

证候分析：燥邪犯肺，津液被伤，肺不得滋润而失清肃，故干咳无痰，或痰少而黏，不易咳出；伤津化燥，气道失其濡润，所以口、唇、舌、咽、鼻都见干燥而欠润；肺为燥邪所袭，正邪相争，则见发热恶寒；若燥邪化火，灼伤肺络，可见胸痛咯血；若为凉燥，则舌苔多白，脉浮紧；若燥热袭肺，则苔黄、脉数。

（六）痰浊阻肺

临床表现：咳嗽，痰白量多，质黏稠或清稀，胸闷，气喘，或喉间有痰鸣音，舌淡苔白腻，脉滑。

证候分析：痰湿阻肺，肺气上逆，故多有痰多咳嗽，痰易咯出；痰湿阻滞气道，肺气不利，影响气机升降，则见胸部满闷，甚则气喘痰鸣；舌淡苔白腻，脉滑，皆为痰湿内阻之征。

（七）大肠湿热

临床表现：腹痛，腹泻，里急后重，下痢脓血，或暴注下泻，色黄而臭，肛门灼热，小便短赤，身热口渴，舌红苔黄腻，脉滑数或濡数。

证候分析：湿热在肠，阻滞气机，故见腹痛、里急后重；湿热蕴结大肠，伤及气血，腐化为脓血，故下痢脓血；湿热之邪下迫，故暴注下泻，肛门灼热；热邪内积，湿热伤津，故身热口渴，小便短赤；舌红苔黄腻，为湿热之象。

（八）大肠津亏

临床表现：大便干结，甚如羊矢，艰涩难下，腹胀作痛，或可见左少腹触及包块，舌唇干燥，咽干口臭，舌红津少，苔黄燥，脉细。

证候分析：津液亏少，则不能充养滋润组织官窍，故见口燥、咽干、舌干、唇焦；津液亏则大肠不得津液的滋润，见大便燥结；津少不能制阳，或本有火热之邪，故见舌红、苔黄燥，脉细。

三、脾与胃病辨证

（一）脾气虚

临床表现：腹胀纳少，食后胀甚，大便溏薄，肢体倦怠，神疲乏力，少气懒言，形体消瘦，面色萎黄或浮肿，舌淡苔白，或舌体胖大有齿痕，脉缓弱。

证候分析：脾气虚弱，运化无能，故纳少；水谷内停，则腹胀，食入则脾气益困，故腹胀尤甚；水湿不化，流注肠中，则大便溏薄；脾气不足，延久不愈，可致营血亏虚，而成气血两虚之证，则形体逐渐消瘦，面色萎黄；舌淡苔白，脉缓弱，为脾气虚弱之征。

（二）脾阳虚

临床表现：腹痛绵绵，喜温喜按，大便清稀或完谷不化，畏寒，四肢不温，纳少，口淡不渴，或见肢体困重，浮肿，小便不利，或见带下量多质清稀，舌质淡胖，苔白滑，脉沉迟无力。

证候分析：脾阳虚衰，运化减弱，故见食少纳呆；中阳不振，虚寒内生，寒气凝滞，故腹痛绵绵，喜温喜按；阳虚寒盛，温煦失职，故有畏寒肢冷；中阳不运，水湿内盛，水湿流注肠中，故便溏；水湿泛溢肌肤，故周身浮肿；水湿渗注于下，故白带清稀量多；舌淡胖，苔白滑，脉沉迟无力，均属脾阳虚之象。

（三）寒湿困脾

临床表现：脘腹痞闷胀痛，纳呆口腻，食少便溏，泛恶欲吐，头身困重，或肌肤面目发黄，色晦暗不泽，或肢体水肿，小便短少，舌淡苔白腻，脉濡数。

证候分析：寒湿内侵，中阳受困，脾气被遏，运化失司，故脘腹痞闷胀痛，食欲减退；湿注肠中，则大便溏薄；胃失和降，故泛恶欲吐；寒湿滞于经脉，故见头身困重；湿阻气滞，气血不能外荣，故见面色黄晦；湿泛肌肤，可见肢体浮肿；膀胱气化失司，则小便短少；舌淡胖苔白腻，脉濡缓，皆为寒湿内盛的表现。

（四）脾不统血

临床表现：皮下出血，色淡紫；便血，尿血，鼻衄，齿衄，或妇女月经过多、崩漏等，伴见面色萎黄或苍白无华，食少便溏，气短懒言，舌淡，脉细无力。

证候分析：脾气亏虚，统血无权，则血溢脉外。溢于肠胃，则为便血；渗于膀胱，则见尿血；血渗毛孔而出，则为肌衄；由齿龈而出，则为齿衄；脾虚统血无权，冲任不固，则妇女月经过多，甚或崩漏。面色萎黄，食少便溏，少气懒言，舌淡苔白，脉细弱，皆为脾气虚弱之象。

（五）胃火炽盛

临床表现：胃脘灼痛，拒按，渴喜冷饮，或消谷善饥，或口臭，或牙龈肿痛、溃烂，齿衄，大便秘结，小便短黄，舌红苔黄，脉滑数。

证候分析：胃火炽盛，煎灼津液，故胃脘灼热疼痛，渴喜冷饮；胃热炽盛，腐熟水谷功能亢进，故消谷善饥；胃热熏蒸，故口臭或牙龈肿痛、溃烂；热灼血络，迫血妄行故见齿衄；大便秘结，小便短黄，舌红苔黄，脉滑数，皆为胃中热盛之象。

（六）食滞胃脘

临床表现：脘腹胀满，疼痛拒按，嗳腐吞酸，厌食，或呕吐酸腐之物，吐后胀痛得减，或肠鸣腹痛，泻下不爽，便臭如败卵，舌苔厚腻，脉滑或沉实。

证候分析：食停而胃气郁滞，则胃脘胀闷，疼痛；胃失和降，胃气上逆，胃中腐败谷物上泛，则嗳腐吞酸，甚则呕吐腐酸食物；若未经充分腐熟的食物移入肠道，则肠内腐气充斥，便臭如败卵；食滞内停，胃中浊气上腾，则舌苔厚腻；正邪相搏，气血充盛，故脉滑或沉实。

四、肝与胆病辨证

（一）肝血虚

临床表现：头晕目眩，面白无华，爪甲不荣，视物模糊，或见肢体麻木，关节拘急不利，手足震颤，皮肤枯燥，或见妇女月经量少，色淡，甚则闭经，舌淡，脉细。

证候分析：肝血不足，不能上荣头面，故眩晕耳鸣，面白无华；爪甲失养，则干枯不荣；肝血不足，目失所养，所以视力减退；肝主筋，血虚筋脉失养，则肢体麻木，关节拘急不利，手足震颤；妇女肝血不足，不能充盈冲任之脉，所以月经量少色淡，甚至闭经；舌淡，脉细，为血虚之象。

（二）肝郁气滞

临床表现：情志抑郁，易怒，胸胁胀痛或窜痛，喜太息，纳呆嗳气，或见咽部异物感，或见胁下癥瘕，乳房胀痛，痛经，月经失调，舌苔薄白，脉弦。

证候分析：肝气郁结，肝失调达，故见情志抑郁，易怒；肝脉布胁肋，肝郁则经脉不利，故见胸胁胀痛或窜痛；肝气横逆犯胃，见纳呆嗳气；气郁生痰，痰随气逆，痰气搏结于咽喉，故咽部异物感；肝气郁结，气血不畅，冲任失调，故有乳房胀痛、痛经、月经失调；舌苔薄白，脉弦，为肝气郁滞之象。

（三）肝火上炎

临床表现：头晕胀痛，面红目赤，口苦口干，急躁易怒，不眠或噩梦纷纭，胁肋灼痛，便秘尿黄；耳鸣如潮，吐血衄血，舌红苔黄，脉弦数。

证候分析：肝火循经上攻头目，气血上涌，故头晕胀痛，面红目赤；如挟胆气上逆，则口苦口干；肝失条达柔顺之性，故急躁易怒；火热内扰，神魂不安，以致失眠，噩梦纷纭；肝火内炽，气血壅滞，故胁肋灼热疼痛；热盛耗津，故便秘尿黄；足少阳胆经入耳中，肝热移胆，循经上冲，则耳鸣如潮；火伤脉络，血热妄行，可见吐血衄血；舌红苔黄，脉弦数，为肝经实火炽盛之征。

（四）肝阳上亢

临床表现：眩晕耳鸣，头胀头痛，头重足轻，面红目赤，急躁易怒，失眠或多梦，腰膝酸软，或五心烦热，面部烘热，舌红，脉弦有力或弦细数。

证候分析：本证以肝（肾）阴不足、肝阳上亢为特征。肝肾之阴不足，肝阳上亢，气血上冲，则眩晕耳鸣，头胀头痛，头重足轻，面红目赤；肝气郁结，失于疏泄，心神不宁，则急躁易怒，失眠或多梦；肝肾阴虚，筋脉失养，则腰膝酸软；阴虚生内热，则五心烦热，面部烘热；舌红，脉弦有力或弦细数，为肝肾阴虚之征。

（五）肝风内动

肝风内动证是指患者出现眩晕欲仆、震颤、抽搐等动摇不定症状的证候。临床上常见肝阳化风、热极生风、血虚生风三种。

1. 肝阳化风

肝阳化风证是指肝阳亢逆无制而表现的动风证候。

临床表现：眩晕欲仆，头摇而痛，项强肢颤，语言謇涩，手足麻木，步履不正，或猝然昏倒，不省人事，口眼㖞斜，半身不遂，舌强不语，喉中痰鸣，舌红苔白或腻，脉弦有力。

证候分析：肝阳化风，上扰头目，则眩晕欲仆，或头摇不能自制；气血随风阳上逆，壅滞脉络，故头痛不止；风动筋挛，则项强肢颤；肝脉络舌本，风阳扰络，则语言謇涩；肝肾阴虚，筋脉失养，故手足麻木；风动于上，阴亏于下，上盛下虚，所以步履不正；阳亢则灼液为痰，风阳挟痰上扰，清窍被蒙，则突然昏倒，不省人事；风痰流窜脉络，经气不利，则口眼㖞斜，半身不遂；痰阻舌根，则舌体僵硬，不能言语；痰随风升，故喉中痰鸣；舌红为阴虚之象，苔白示邪尚未化火，苔腻为挟痰之征，脉弦有力，是风阳扰动的病机反应。

2. 热极生风

热极生风证是指热邪亢盛引动肝风所表现的动风证候。

临床表现：高热神昏，躁热如狂，手足抽搐、颈项强直，甚则角弓反张、两目上视、牙关紧闭，舌红或绛，脉弦数。

证候分析：热邪蒸腾，充斥三焦，故高热；热入心包，心神昏聩，则神昏，躁犹如狂；热灼肝经，津液受灼，引动肝风，而见手足抽搐、颈项强直、角弓反张、两目上视、牙关紧闭等筋脉挛急的表现；舌色红绛，脉象弦数，为肝经火热之征。

3．血虚生风

血虚生风证是指血虚筋脉失养所表现的动风证候。多由急慢性出血过多，或久病血虚引起。本证的临床表现、证候分析详见“肝血虚证”。

（六）肝胆湿热

临床表现：胁肋胀痛灼热，或胁下有痞块，纳少，呕恶，口苦，或阴囊湿疹、睾丸肿胀热痛，或带下黄臭、阴痒，大便不调，小便短赤，舌红苔黄腻，脉弦数或滑数。

证候分析：湿热蕴结肝胆，肝失疏泄，气滞血瘀，故胁肋胀痛，或见痞块；肝木横逆乘脾土，脾运失健，胃失和降，故纳少，呕恶，腹胀；胆气上溢，可见口苦；湿热内蕴，湿重于热则大便偏溏，热重于湿则大便不爽；膀胱气化失司，则小便短赤；肝脉绕阴器，湿热随经下注，则见阴部湿疹或睾丸肿胀热痛；舌红苔黄腻，脉弦数，均为湿热内蕴肝胆之征。

（七）胆郁痰扰

临床表现：头晕目眩，耳鸣，惊悸不宁，烦躁不寐，口苦呕恶，胸闷善太息，舌苔黄腻，脉弦滑。

证候分析：胆脉络头目入耳，痰浊上扰，故头晕目眩、耳鸣；胆为清净之腑，痰热内扰，则胆气不宁，故惊悸不宁，烦躁不寐；胆气郁滞，则见胸闷善太息；热蒸胆气上溢，则口苦；胆热犯胃，胃失和降，则泛恶呕吐；舌苔黄腻，脉象弦滑，为痰热内蕴之征。

五、肾与膀胱病辨证

（一）肾精不足

临床表现：小儿生长发育迟缓，囟门迟闭，身材矮小，智力低下，动作迟钝，骨骼痿软；成人生殖功能减退，男子精少不育，女子经少或经闭不孕；成人早衰，腰膝酸软，耳鸣耳聋，发脱齿摇，舌淡，脉弱。

证候分析：肾精亏虚，则性功能减退，男子精少不育，女子经少或经闭不孕；精亏则髓少，髓少不能充养脑及骨髓，故见小儿五迟五软；肾精不足，无以化生，故成人早衰，腰膝酸软，耳鸣耳聋，发脱齿摇；舌淡，脉弱，均为精亏之象。

（二）肾阳虚证

临床表现：腰膝酸软冷痛，畏寒肢冷，下肢为甚，神疲乏力，面色白或黧黑，或男子阳痿、妇女宫寒不孕，或大便久泄不止，完谷不化，五更泄泻，或水肿，舌淡胖，苔白，脉沉弱。

证候分析：肾阳虚则骨失所养，髓液不充，腰膝酸软冷痛；阳虚不能温煦肌肤，故畏寒肢冷；阳气不足，阴寒盛于下，则下肢冷痛尤甚；肾藏精主生殖，肾阳不足，命门火衰，故见男子阳痿、妇女宫寒不孕；阳虚不能温养脾胃，故大便久泄不止，完谷不化，五更泄泻；阳虚不能温化水饮，则水肿；舌淡或胖，苔白，脉沉弱，均为阳虚之象。

（三）肾阴虚证

临床表现：腰膝酸软而痛，耳鸣耳聋，失眠多梦，五心烦热，潮热盗汗，遗精早泄，女子经量减少，甚至闭经，咽干颧红，舌红津少无苔，脉细数。

证候分析：肾阴不足，髓海亏虚，骨骼失养，故腰膝酸痛，耳鸣耳聋；肾水亏虚，水火失济，则心火偏亢，致心神不宁，而见失眠多梦；阴虚相火妄动，扰动精室，故遗精早泄；女子以血为用，阴亏则经血来源不足，所以经量减少，甚至闭经；肾阴亏虚，虚热内生，故见形体消瘦、潮热盗汗、咽干颧红、舌红苔少、脉细数等症。

（四）肾气不固证

临床表现：腰膝酸软，神疲乏力，小便频数而清，或尿后余沥不尽，或遗尿，或夜尿频多，或小便失禁，男子滑精、早泄，女子月经淋漓不尽、带下清稀量多或胎动易滑，舌淡，苔白，脉弱。

证候分析：肾气亏虚，则机能活动减退，故神疲乏力；骨骼失于温养，故腰膝酸软；肾气虚则膀胱失约，故或尿后余沥不尽，或遗尿，或夜尿频多，或小便失禁；肾气不足，则精关不固，精易外泄，故滑精早泄；肾虚而冲任亏损，下元不固，则见月经淋漓不尽或带下清稀；舌淡苔白，脉弱，为肾气虚衰之象。

（五）肾不纳气证

临床表现：久病咳喘，呼多吸少，气不接续，动则喘甚，腰膝酸软；或自汗神疲，声音低怯，舌淡苔白，脉弱；或喘息加剧，冷汗淋漓，肢冷面青，脉浮大无根；或气短息促，颧红心烦，口燥咽干，舌红苔少，脉细数。

证候分析：肾虚则摄纳无权，气不归元，故呼多吸少，气不得续，动则喘息益甚；骨骼失养，故腰膝酸软；肺气虚，卫外不固则自汗；机能活动减退，故声音低怯；舌淡苔白，脉弱，为气虚之征。若阳气虚衰欲脱，则喘息加剧，冷汗淋漓，肢冷面青；虚阳外浮，脉见浮大无根。肾气不足，久延伤阴，阴虚生内热，虚火上炎，故颧红心烦，咽干口燥；舌红苔少，脉细数为阴虚内热之象。

（六）膀胱湿热证

临床表现：尿频尿急，尿道灼痛，小便黄赤短少，或浑浊，或尿血，或有砂石，或小腹胀痛，舌红苔黄腻，脉滑数或濡数。

证候分析：湿热蕴结膀胱，气化不利，则尿频尿急，尿道灼痛，小腹胀痛；热盛则尿液短赤，湿盛则尿浊如膏，湿热灼伤脉络则见血尿，湿热久蕴煎熬则成砂石；舌红，苔黄腻，脉数，均为湿热内蕴之象。

六、脏腑兼病辨证

当疾病发展到一定阶段，可同时出现两个或两个以上脏腑的证候，称为脏腑兼病。脏腑兼病的辨证，主要应抓住三点：一是证候由哪几个脏腑的哪几个证候组成；二是这些证候之间存在着什么关系，如因果、主次、并列关系等；三是兼病的辨证要领。脏腑兼病在临床上较为多见，其证候也较为复杂，现将临床常见的脏腑兼病进行简要介绍。

（一）心脾两虚

临床表现：心悸怔忡，失眠多梦，眩晕健忘，面色萎黄，食欲不振，腹胀便溏，神倦乏力，或皮下出血，妇女月经量少色淡、淋漓不尽等，舌质淡嫩，脉细弱。

证候分析：心血不足，心失所养，则心悸怔忡；心神不宁，故失眠多梦；头目失养，则眩晕健忘；肌肤失荣，故面色萎黄无华；脾气不足，运化失健，故食欲不振，腹胀便溏；气虚机能活动减退，故神倦乏力；脾虚不能摄血，可见皮下出血，妇女经量减少、色淡质稀、淋漓不尽；舌质淡嫩，脉细弱，皆为气血不足之征。

（二）心肾不交

临床表现：心烦不寐，心悸健忘，头晕耳鸣，腰酸遗精，五心烦热，咽干口燥，舌红，脉细数。

证候分析：肾阴亏于下，心火炽于上，水火不济，心阳偏亢，心神不宁，故心烦不寐、心悸；水亏阴虚，骨髓不充，脑髓失养，则头晕耳鸣、健忘；腰为肾府，失于阴液濡养，则腰酸；精室为虚火扰动，故遗精；五心烦热，咽干口燥，舌红，脉细数，为水亏火亢之征。

（三）心肾阳虚

临床表现：畏寒肢冷，心悸怔忡，小便不利，肢体浮肿，或唇甲青紫，舌淡黯或青紫，苔白滑，脉沉微细。

证候分析：阳气衰微，心失濡养，故心悸怔忡；不能温煦肌肤，则畏寒肢冷；肾阳虚衰，膀胱气化失司，则见小便不利；水液停聚，泛溢肌肤，故肢体浮肿；阳虚运血无力，血行瘀滞，可见口唇爪甲青紫；舌淡黯或青紫，苔白滑，脉沉微细，皆为心肾阳气衰微、阴寒内盛、血行瘀滞、水气内盛之征。

（四）肝脾不调

临床表现：胸胁胀闷疼痛，情志抑郁，善太息，或急躁易怒，食少腹胀，腹痛欲泻，泻后痛减，或便溏不爽，舌苔白腻，脉弦。

证候分析：肝失疏泄，气机郁滞，故胸胁胀闷疼痛；肝失条达，则时欲太息，情志抑郁或急躁易怒；脾失健运，运化失司，湿邪中阻，则食欲不振，腹胀便溏；肝气横逆犯脾，气机阻滞，健运失职，则见腹痛腹泻；舌苔白腻，脉弦，为肝脾不调之征。

（五）肝肾阴虚

临床表现：头晕目眩，耳鸣健忘，失眠多梦，咽干口燥，胁痛，腰膝酸软，五心烦热，颧红盗汗，男子遗精，女子经少，舌红苔少，脉细数。

证候分析：肾阴亏虚，水不涵木，肝阳上亢，则头晕目眩，耳鸣健忘；虚热内扰，心神不安，故失眠多梦；筋脉失养，故腰膝酸软无力，胁部隐隐作痛；阴虚生内热，热蒸于里，故五心烦热；火炎于上，则两颧发红，口燥咽干；内迫营阴，使夜间盗汗；扰动精室，故见遗精；冲任隶属肝肾，肝肾阴伤，则冲任空虚，而经量减少；舌红苔少，脉细数，为阴虚内热之征。

（六）脾肾阳虚

临床表现：面色㿠白，畏寒肢冷，腰膝或下腹冷痛，久泻久痢，或五更泄泻，或下利清谷，或小便不利，面浮肢肿，甚则腹胀如鼓，舌淡胖，苔白滑，脉沉细。

证候分析：脾阳虚不能运化水谷，气血化生不足，故面色㿠白；阳虚无以温煦形体，故畏寒肢冷；阳虚内寒，经脉凝滞，故少腹腰膝冷痛；脾肾阳虚，水谷不得腐熟运化，故泻下不止，下利清谷，五更泄泻；阳虚无以运化水湿，溢于肌肤，则面浮肢肿；水湿停于腹内，则腹胀如鼓；水湿内聚，气化不行，则小便不利；舌淡胖，苔白滑，脉沉细，属阳虚水寒之象。

第三节　卫气营血辨证

卫气营血辨证，为清代名医叶天士创立，是一种以卫、气、营、血来概括和阐明外感温热病在发生、发展、传变的过程中，由浅入深、由轻转重的四个阶段的辨证方法。包括卫分证、气分证、营分证、血分证。

一、卫分证

卫分证是温热病邪初袭肌表，肺卫功能失常，肺失宣降所表现的证候，多见于温病的初期，以发热、微恶风寒为特点。临床表现：发热，微恶风寒，无汗或少汗，舌边尖红，苔薄白或微黄，脉浮数，常伴有头痛，口干微渴，咳嗽，咽喉肿痛等。

二、气分证

气分证是温热病邪内传脏腑，正盛邪实，正邪剧争，阳热亢盛所表现的里实热证候。由于邪入气分所侵犯的脏腑部位不同，临床证候类型就有多种，常见的有邪热壅肺、热扰胸膈、胃热亢盛、热结肠道、热郁胆腑等。气分证以发热、不恶寒反恶热、口渴、舌红苔黄、脉数有力为辨证要点。临床表现：发热，不恶寒反恶热，心烦，口渴，汗出，尿赤，舌红苔黄，脉数。或兼咳嗽、胸痛、痰稠色黄；或兼心烦懊憹，坐卧不安；或兼日晡潮热，腹满胀痛拒按，时或谵语、狂乱，便秘或纯利稀水；或兼胁痛，口苦，干呕，脉弦数。

三、营分证

营分证是温热病邪气内陷的深重阶段。多由气分证不解内传而来，或是由卫分证逆传直接入营分而成，也有发病即见营分证者。营分证常见有营分热盛和热陷心包两种。临床表现：身热夜甚，口不甚渴或不渴，心烦不寐，甚或神昏谵语，斑疹隐现，舌红绛，脉细数。

四、血分证

血分证是温热病发展过程中最为深重的一个阶段，也是卫气营血病变的最后阶段。血分证除具有营分证候且较重外，还以耗血、动血为特征。血分证可由营分证传变而来，也可与营分证同时并见，或气分邪热直入血分，或气分证未罢，而血分证已见，表现为气营两燔证。其病变涉及心、肝、肾三脏，有热极生风、热伤阴血、虚风内动等多种证候。临床表现：身热夜甚，烦热躁扰，甚则昏狂，谵妄，斑疹显露，色紫或黑，吐血、便血、尿血，舌质深绛，脉细数。或兼抽搐，颈项强直，角弓反张，目睛上视，牙关紧闭等；或见持续低热，暮热早凉，五心烦热，口干舌燥，神倦，耳聋，形瘦；或见手足蠕动等。

第四节　六经辨证

六经辨证，始见于《伤寒论》，是东汉医学家张仲景在《黄帝内经·素问·热论》等的基础上，结合伤寒病证的传变特点所创立的一种论治外感病的辨证方法。它以六经（太阳经、阳明经、少阳经、太阴经、少阴经、厥阴经）为纲，将外感病演变过程中所表现的各种证候，总结归纳为三阳病（太阳病、阳明病、少阳病）和三阴病（太阴病、少阴病、厥阴病）六类，分别从正邪盛衰、病变部位、病势进退及其相互传变等方面阐述外感病各阶段的病变特点。

太阳病证是指风寒邪气侵袭太阳经，正邪抗争于肌表所表现出来的病证。太阳病是伤寒病的初期阶段。风寒侵袭人体，多先伤及体表，正邪抗争于肤表浅层所表现的证候，即太阳经证，是伤寒病的初期阶段；若太阳经证不愈，病邪可循经入腑，而发生太阳腑证，腑证有蓄水、蓄血之分。阳明病证是指太阳病未愈，病邪逐渐亢盛入里，内传阳明或本经自病而起邪热炽盛、伤津成实所表现出的临床证候，为伤寒病的极期阶段，以身热汗出，不恶寒，反恶热为基本特征。病位主要在肠胃，病性属里、热、实。根据邪热入里是否与肠中积滞互结，而分为阳明经证和阳明腑证。少阳病证是指邪犯少阳胆腑，枢机不运，经气不利所表现的证候，又称少阳半表半里证。

太阴病证是指邪犯太阴，脾胃机能衰弱所表现出的临床证候。太阴病中之“太阴”主要是指脾（胃），可由三阳病治疗失当，损伤脾阳所致，也可因脾气素虚，寒邪直中而起病。少阴病证是指少阴心肾阳虚，虚寒内盛所表现出的全身性虚弱的一类临床证候。少阴病证为六经病变发展过程中最凶险的阶段。病至少阴，心肾机能衰减，抗病能力减弱，或从阴化寒，或从阳化热，因而在临床上有寒化、热化两种不同证候。厥阴病证是邪入厥阴所出现的阴阳对峙、寒热交错、厥热胜复等证候的概括。厥阴为阴之尽，因而厥阴病的发展转归是疾病全过程的一个重要转折点。厥阴病可由其他诸经传变而来，亦可因肝经素虚、肝肾两虚所致。

复习思考题

1. 简述寒证与热证的鉴别要点。
2. 简述表证与里证的鉴别要点。

第七章　防治原则与治法

第一节　防治原则

防治原则指在中医学理论指导下预防和治疗疾病所遵循的基本原则。主要包括未病先防、既病防变、治病求本、扶正祛邪、调整阴阳、三因制宜等。

一、未病先防

未病先防，就是在疾病发生之前做好各种预防工作，以防止疾病的发生。《黄帝内经·素问·四气调神大论》说："是故圣人不治已病治未病，不治已乱治未乱，此之谓也。"目前临床上的"治未病"正是这一防治思想的体现。未病先防旨在养护人体正气，提高抗病能力，防止病邪侵害。主要包括以下内容：

1. 顺应自然

自然界四季气候和昼夜晨昏的变化，必然影响人体，使之发生相应的生理和病理反应。中医学倡导人体要适应自然界的变化规律，"春夏养阳，秋冬养阴"，才能保障健康。

2. 调畅情志

人的精神情志活动与机体的生理、病理有着密切关系。七情太过，不仅可直接伤及脏腑，引起气机紊乱，气血阴阳失调而发病，也可损伤人体正气，使人体的自我调节能力减退，容易感受病邪而诱发疾病。《黄帝内经·素问·上古天真论》说"恬淡虚无，真气从之，精神内守，病安从来"，主张调畅情志，使人体气机条畅，气血平和。

3. 养精固肾

肾为"后天之本"，肾精是维持人体生命活动的基本物质。中医学认为肾精亏损使人易于衰老和患病，故强调养精固肾来养生。《金匮要略·脏腑经络先后病脉证》提出"房室勿令竭乏"，即要求性生活要有节制，不可纵欲无度以耗竭其精。

4. 调摄饮食

食物与药一样，具有不同的寒热属性，不同食物有不同的养分。《黄帝内经·素问·藏气法时论》提出："五谷为养，五果为助，五畜为益，五菜为充。气味合而服之，以补精益气。"主张饮食定时定量，不可过饥过饱；避免饮食偏嗜，对食性的要求要做到寒热适中。

5. 锻炼形体

中医学历来强调锻炼形体，武术与养生相结合，形成了太极拳、易筋经、八段锦、五禽戏等传统的健身术。锻炼形体可以促进气血流畅，使人体肌肉筋骨强健，脏腑功能旺盛，并可借形动以济神静，从而使身体健康，益寿延年，同时也能预防疾病。

6. 针灸、推拿、药物治疗

针灸和推拿可以使用针刺、艾灸和各种手法对穴位、经络进行刺激，通过经络系统的感应传导调节人体机能，使人体气血阴阳得到调整而恢复平衡，从而发挥其治疗保健及防病效能。另外，服用某些药物，可提高机体的免疫功能，能有效地防止病邪的侵袭，尤其适用于预防疠气的流行。

二、既病防变

既病防变，指的是在疾病发生的初始阶段，应力求做到早期诊断、早期治疗，以防止疾病的发展及传变。在疾病过程中，由于正邪斗争的消长，可能会出现由浅入深、由轻到重、由单纯到复杂的发展变化。疾病初期，病位较浅，病情多轻，正气未衰，较易治疗。如果初期未进行干预，病邪就有可能步步深入，使病情愈趋复杂、深重，治疗就会愈加困难。所以，在掌握疾病的发生、发展规律及其传变途径的基础上，早期诊断与治疗才能够减缓疾病的进展、减轻对人体的影响。

三、治病求本

治病求本，指在治疗疾病时，必须分析和抓住疾病的本质，进而采取相应的治疗方法。主要包括以下内容：

1. 正治与反治

（1）正治：是指采用与疾病证候性质相反的方药来治疗疾病的一种治疗原则。适用于疾病的表象和本质相一致的病证。一般有以下几种：①热者寒之。指热性病证见热象，用寒凉药物治疗，即治热以寒。如表热证用辛凉解表法，里热证用苦寒清热法等。②寒者热之。指寒性病证见寒象，用温热药物治疗，即治寒以热。如表寒证用辛温解表法，里寒证用辛热温里法等。③实者泻之。指实性病证见实象，用泻法治疗，以祛其邪。如血瘀证用活血化瘀法，水饮停聚证用逐水利尿法等。④虚者补之。指虚性病证见虚象，用补法治疗，以补其虚。如阳虚证用甘温补阳法，阴虚证用甘寒养阴法等。

（2）反治：是指从疾病假象而治的一种治疗原则。适用于疾病的表象和本质不完全一致的病证。一般有以下几种：①热因热用，寒因寒用。即用温热方药治疗真寒假热证，用寒凉方药治疗真热假寒证。真寒假热证的本质是阴寒内盛，格阳于外；真热假寒证的本质是阳气郁阻于内，不能外达四肢。②塞因塞用，通因通用。即用补益、固涩方药治疗真虚假实证，用通利、活血方药治疗真实假虚证。真虚假实证的本质为由虚导致的气机不通，进而出现胀满痞塞等症；真实假虚证的本质为由积滞、瘀血导致的泄利、崩漏等症。

2. 标本缓急

在复杂多变的病证中，常有标本主次的不同，因而在治疗上就有先后缓急的区别，主要包括以下内容：①缓则治本。一般适用于慢性疾病，病情尚平稳，正气已虚，邪尚未尽之际。如气虚自汗，气虚不能固摄津液为本，出汗为标。单用收敛固涩药物止汗，难以奏效，此时应加用补气药物以治其本，气足则汗出自停。②急则治标。一般适用于猝病且病情非常严重，或疾病在发展过程中出现危及生命的某些证候时。如臌胀患者，若腹水严重，腹部胀满，呼吸急促，二便不利时，当通利二便先治其标，待病情稳定后，再治其本病。③标本同治。适用于标病和本病俱急之时。如气虚感冒，素体气虚，不能抵抗外邪为本，感冒迁延不愈为标，此时宜解表药物和补气药物同时使用，扶正解表，方能痊愈。

四、扶正祛邪

扶正，即扶助正气，增强体质，提高机体的抗病力，从而驱逐邪气，达到战胜疾病、恢复健康的目的。祛邪，即祛除病邪，消除病邪对人体的损害，从而达到邪去正复、恢复健康的目的。扶正祛邪的基本原则是“扶正不留邪，祛邪不伤正”，主要包括以下内容：

1. 单独应用

（1）扶正：适用于以正虚为主，而邪不盛实的虚证。如气虚、阳虚证，宜采取补气、壮阳法治疗；阴虚、血虚证，宜采取滋阴、养血法治疗。

（2）祛邪：适用于以邪实为主，而正未虚衰的实证。临床上常用的发汗、涌吐、泻下、散寒、清热、祛湿、消导、行气、活血等法，都是本法的具体应用。

2. 先后运用

（1）先攻后补：即先祛邪后扶正。适用于邪盛正虚，但正气尚可耐受攻伐，以邪气盛为主要矛盾，若兼顾扶正反会助邪的病证。如瘀血所致的崩漏证，瘀血不去，出血不止，故应先活血化瘀，后再进行补血。

（2）先补后攻：即先扶正后祛邪。适用于正虚邪实，正气虚衰不能耐攻伐，以正虚为主要矛盾，若兼顾祛邪反更伤正的病证。如臌胀病，当正气虚衰不耐攻伐时，应先扶正至适当恢复，能耐受攻伐时再祛邪。

3. 同时运用

攻补兼施，即扶正与祛邪并用。适用于正虚邪实，但二者均不甚重的病证。具体运用时必须区别正虚邪实的主次关系，灵活运用。

五、调整阴阳

调整阴阳，是指根据阴阳偏盛偏衰的变化，损其有余，补其不足，使其恢复平衡的状态。主要包括以下内容：

（1）损其有余：指对于阴阳一方相对偏盛有余的实证，根据“实则泻之”的方法，采用清热或者散寒的方法进行治疗。

（2）补其不足：指对于阴阳一方相对虚损不足的虚证，根据“虚则补之”的方法进行治疗。针对“阴虚则热”的虚热证，滋阴以制阳亢；针对“阳虚则寒”的虚寒证，助阳以制阴寒。

（3）阴阳双补：阴阳互根，所以阴虚可累及阳，阳虚可累及阴，从而出现阴阳两虚的病证，治疗时当阴阳双补。但须分清主次而用，阳损及阴者，以阳虚为主，则应在补阳的基础上，辅以滋阴之品；阴损及阳者，以阴虚为主，则应在滋阴的基础上，辅以补阳之品。

六、三因制宜

三因制宜，即因时、因地、因人制宜。治疗疾病，必须根据当时的季节、地域，以及人的性别、年龄、体质差异等实际情况，制定适当的治疗方法。

（1）因时制宜：即不同季节时辰用药要有所不同。《黄帝内经·素问·六元正纪大论》提出：“用温远温，用热远热，用凉远凉，用寒远寒。”即谓夏暑之季应避免过用温热药，严寒之时应避免过用寒凉药。

（2）因地制宜：即不同地域环境用药要有所不同。如我国西北地高气寒，病多寒证，寒凉剂必须慎用，而温热剂较为常用；东南地区天气炎热，雨湿绵绵，病多温热、湿热，温热剂必须慎用，寒凉剂、化湿剂较为常用。

（3）因人制宜：即应综合考虑患者的年龄、性别、体质等特点用药。一般来说，成人药量宜大，儿童则宜小；形体壮实者药量宜大，形体瘦弱者宜小；素体阳虚者用温药，阳盛者用凉药。

第二节　治法

治法是对临床证候所采取的治疗方法，临床证候的复杂性决定了治法的多样性，清·程国彭在《医学心悟》中将诸多治法概括为“八法”，即汗、吐、下、和、清、温、消、补。

一、汗法

汗法又称为解表法，即通过发汗的方式使在表的邪气随汗而解的一种治法。适用于外感表证、疹出不透、疮疡初起，以及水肿、泄泻、咳嗽兼见恶寒发热、头痛身疼等表证。

注意事项：宜汗出邪去为度，不可太过耗伤津液；凡剧烈呕吐之后，或患有淋浊、疮疡日久和失血者，宜慎用；使用发汗剂后应避风寒，忌油腻及辛辣食物。

二、吐法

吐法即通过催吐的方法，使停留在咽喉、胸膈、胃脘的痰涎、宿食及毒物等从口中吐出的一种治法。适用于喉中痰壅、宿食毒物尚在胃中等证。

注意事项：病位在上、病势急迫、内蓄实邪、体质壮实者适宜；体虚气弱、妇人新产、孕妇等均应慎用；吐后应调养脾胃。

三、下法

下法即通过泻下、攻逐等作用，使停留于胃肠的宿食、燥屎、瘀血、结痰、水饮等从下窍而出，以祛除病邪的一类治法。适用于邪在肠胃而致大便不通、燥屎内结，或停痰留饮、瘀血积水等形症俱实之证。

注意事项：中病即止，顾护正气；邪在表或半表半里及阳明病腑未实者不可下；素体虚弱、妇人行经及妊娠期应慎用或禁用。

四、和法

和法即通过调和的方法，使半表半里之邪，或脏腑、阴阳失和之证得以解除的一种治法。适用于邪犯少阳、肝脾不和、肝胃不和、肠胃不和及肝气郁结之证。

注意事项：病邪在表及邪气入里者慎用。

五、清法

清法即通过清热、泻火、解毒、凉血等作用，使在里之热邪得以解除的一种治疗方法。凡外感热病，无论其热在气分、营分、血分，或邪热入于脏腑，只要表邪已解而里热炽盛者，均可使用。

注意事项：中病即止，注意顾护正气；体质素虚、脾胃虚寒者，表邪未解者慎用。

六、温法

温法即通过温里祛寒的作用，治疗里寒证的一种治疗方法。适用于寒邪侵及脏腑、阴寒内盛的实寒证；或阳气虚弱、寒从中生的虚寒证。

注意事项：温热之品易耗伤阴血；素体阴虚、血虚及血热妄行的出血证和内火炽盛者禁用；孕、产妇慎用。

七、消法

消法即通过消食导滞、行气活血、化痰利水及驱虫等方法，使气、血、痰、食、水、虫等所结成的有形之邪渐消缓散的一种治法。适用于饮食停滞、气滞血瘀、癥瘕积聚、水湿内停、痰饮不化、疳积虫积及疮疡痈肿等。

注意事项：顾护正气；脾虚而致腹胀、妇人血枯而致月经停闭等因虚致实的病证应慎用消法；正气虚而邪实者，应在祛邪的同时扶正。

八、补法

补法即通过补益气血阴阳，治疗各种虚证的治法。适用于各种原因造成的脏腑气血、阴阳亏虚之证。

注意事项：邪实正虚以邪气盛为主者应慎用，防止造成“闭门留寇”；应在补剂中加用理气药物，防止出现气滞。

临床中病情往往复杂多变，常需数种方法配合运用，才能全面。所以虽为八法，但配合之后变化多端，正如《医学心悟》中说：“一法之中，八法备焉，八法之中，百法备焉。”

复习思考题

1. 简述中医防治原则。
2. 简述中医治法的“八法”。

第八章　中药

中药是我国传统药物的总称。凡是以中医学传统理论为指导，进行采收、加工、炮制、制剂，以利于临床应用的药物统称为中药。中药学是研究中药的基本理论和临床应用的学科。

第一节　中药的基本知识

一、中药的产地、采集、干燥和贮存

（一）产地

同一种药物由于产地不同，其质量存在显著差异。这是由各地区的土壤、水质、气候、日照、雨量、肥料等自然条件不同所致，土壤成分的差异对中药质量的影响尤为突出，故逐渐形成了“道地药材”的概念。道地药材是指产地历史悠久、品种优良、疗效突出、带有地域特点的一些药物，如吉林的人参，辽宁的细辛，云南的三七，四川的川芎、川贝母等。中药的质量依赖于产地的自然条件，因此选择使用道地药材是保证药效的重要前提。

（二）采集

中药的采收时节与方法对保证药物质量十分重要。一般而言，药材的采收应该在药物有效成分含量最高的时候进行。

（1）植物药：根据用药部位不同，采收时节和方法可归纳为：全草大多在枝叶茂盛、花朵初开时采集；叶类通常在花蕾将放或盛开时采收；花及花粉一般在含苞未放时采摘花蕾；果实及种子大都在成熟时采摘；根及根茎一般在初春或秋末采收；树皮及根皮通常在春夏之间采剥。

（2）动物药：应在生长、活动季节捕捉采集。如石决明、牡蛎、蛤壳、瓦楞子等贝壳类多在夏秋季捕捉；桑螵蛸、露蜂房多在秋季卵蛸、蜂巢形成后采集；蝎子、土鳖虫、蟋蟀、斑蝥等大多在夏末秋初捕捉。

（3）矿物类药：全年皆可采挖，但需注意方法，择优采用。

（三）干燥

干燥是保存药材的基本条件，其方法有晒干、阴干、烘干和用石灰干燥等。晒干法主要适用于肉质类药材；阴干法主要适用于芳香性花类、叶类及草类药材；烘干法主要适用于阴雨天急需干燥或有特殊要求的药材；易变质的药材，则适宜用石灰干燥法。近年来，远红外干燥和微波干燥技术广泛应用于中药的干燥中，其具有干燥速度快、脱水率高、加热均匀且能杀灭微生物等优点。

（四）贮存

药材如果贮存不当，就会发生虫蛀、霉烂、变色或走油等现象，导致药材变质，甚至失效。常采用干燥、低温、避光、密闭保存及化学药物熏杀等方法处理贮存。一般药材与剧毒药材必须分别贮存。对于剧毒药材，宜写明“剧毒药材”标签并由专人保管，以免发生中毒事故。

二、中药的炮制

（一）炮制的目的

（1）消除或降低毒副作用：炮制可使有毒中药的毒性成分减少或发生改变，消除或降低毒副作用，以便安全地服务于临床。如川乌、草乌及附子等，炮制后，有毒成分乌头碱会水解为乌头原碱，毒性大为降低。

（2）增强药效：炮制可使有些药物有效成分的溶出和含量增加，或产生新的有效成分，从而增强药效。

（3）改变药物性能：炮制可影响药物的归经、四气五味及升降浮沉，使应用范围改变或扩大。如生地黄清热凉血、滋阴生津，炮制成熟地黄则能滋阴补血、填精补髓。

（4）利于储存：药物经纯净修制、除去杂质、制成饮片、干燥等方法炮制处理后，有利于药材储藏和保存药效。

（5）便于服用：一些动物药、动物粪便及有特殊臭味的药，炮制可矫味矫臭。

（二）炮制方法

（1）修制法：主要包括纯净、粉碎、切制处理，为进一步加工、贮藏、调剂、制剂做准备。

（2）水制法：用水或其他液体辅料处理药材的方法称为水制法。水制的目的主要是清洁药物、软化药物、调整药性，常用的有淋、洗、泡、漂、浸、润、水飞等。

（3）火制法：用火对药物进行加热处理的一种方法。根据加热的方法、温度、时间的不同，可分为炒、炙、煅、煨等。

（4）水火共制法：本法既要用水，又要用火。基本方法有煮、蒸、淬、淖、炖。

（5）其他制法：主要有制霜、发酵、发芽、药拌等。

三、中药的性能

中药的性能，即中药药性理论，是历代医家在数千年医疗实践中，根据药物作用于人体所反映出来的各种生理病理信息，经不断推测、判断、总结出来的用药规律。中药的性能主要包括四气、五味、升降浮沉、归经及毒性等内容。

（一）四气

四气指药物具有的寒、热、温、凉四种不同的药性，又称“四性”。寒凉和温热是两种对立的药性，而寒与凉、热与温之间只是程度的不同。另外还有平性药物，它指药物的寒热属性界限不是很明显，即药性平和的一类药。一般寒凉药多具清热、解毒、泻火、凉血、滋阴等作用，主治各种热证；温热药多具温中、散寒、助阳、补火等作用，主治各种寒证。

（二）五味

药物具有酸、甘、苦、辛、咸五种味道。药味不同则作用不同。

（1）辛：“能行、能散”，具有发散、行气、行血的作用。如解表药、理气药、活血药，大多具有辛味，多用于治疗外感、气滞血瘀等病证。

（2）甘：“能补、能和、能缓”，具有补益、调和、缓急的作用。一般滋养补虚、调和药性及止痛的药物多具甘味，多用治正气虚弱、身体诸痛等病证，以及调和药性、中毒解救等。

（3）酸：“能收、能涩”，具有收敛、固涩的作用。一般固表止汗、敛肺止咳、涩肠止泻、固精缩尿、固崩止带的药物多具酸味，故酸药多用治体虚多汗、肺虚久咳、久泻久痢、遗精滑精、遗尿尿频、月经过多、白带不止等病证。

（4）苦：“能泄、能燥”，具有通泄、燥湿的作用。一般清热燥湿的药物多具苦味，故苦味药多用治实热、实火及湿热等病证。

（5）咸：“能下、能软”，具有泻下通便、软坚散结的作用。一般泻下或润下通便及软化坚硬、消散结块的药物多具咸味，故咸味药多用治大便燥结、瘰疬瘿瘤、癥瘕痞块等病证。另外还有“淡”味药，淡“能渗能利”，有利于水渗湿的作用。一般渗湿利尿药多具有淡味。淡味药多用于治水肿、脚气、小便不利等病证。

（三）升降浮沉

升降浮沉指中药作用于人体的四种趋向。其中，升是指上升提举，降是指下达降逆，浮是指外行发散，沉是指内向收敛。总的来说，凡是具有解表、散寒、升阳作用的中药，其药性均属升浮，并具有上行、向外的作用；凡是具有清热、泻下、利水、收敛、降逆作用的中药，其药性均属于沉降，并具有下行、向里的作用。如果就中药的性味而言，凡是温性、热性及味辛、味甘的中药，大多为升浮性中药；凡是凉性、寒性及苦味、酸味、咸味的中药，大多为沉降性中药。

药物升降浮沉的性能，可以调整脏腑紊乱的气机，使之恢复正常的生理功能，或作用于机体的不同部位，因势利导，祛邪外出，从而达到治愈疾病之目的。具体而言，病变部位在上、在表者宜升浮不宜沉降，如外感风热应选用薄荷、菊花等升浮药来疏散风热；病变部位在下、在里者宜沉降不宜升浮，如热结肠燥大便秘结者应选用大黄、芒硝等沉降药来泄热通便等。然而，药物的升降浮沉并不是一成不变的，临床上往往受到炮制与配伍的影响而发生变化。如有些药物酒制则升，姜炒则散。

（四）归经

归经是药物作用定位的概念，即表示药物在机体发挥作用的部位，主要对某经（脏腑或经络）或某几经具有明显的作用，而对其他经的作用较小，甚或无作用。药物的归经，主要以其临床疗效为依据，但与药物自身的特性（即形、色、气味等）也有一定的联系。如味辛、色白入肺、大肠经，味苦、色赤入心、小肠经等，都是以药物的色与味为归经的依据。

一些不但能自入某经，而且还能引导他药进入某经的药物称为引经药，能够引导“诸药直达病所”，如桔梗、升麻、葱白、辛夷、桑白皮为手太阴肺经的引经药，白芷、石膏为手阳明大肠经的引经药，香附、柴胡是足厥阴肝经的引经药。

（五）中药毒性

古代药物毒性的含义较广，既认为毒药是药物的总称，毒性是药物的偏性，又认为毒性是药物毒副作用大小的标志，后世本草书籍关于药物性味的“有毒”“大毒”“小毒”等记载，大多指药性毒副作用的大小。一般来说，现代药物毒性一般指药物对机体产生的不良反应及损害性。

关于中药的毒性，必须正确对待。产生中药中毒的主要原因有以下几方面：一是剂量过大，如砒霜、胆矾、斑蝥、蟾酥、马钱子、附子、乌头等毒性较大的药物，用量过大，或使用时间过长，可导致中毒；二是误服伪品，如误以华山参、商路代人参，独角莲代天麻使用；三是炮制不当，如使用未经炮制的生附子、生乌头；四是制剂服法不当，如乌头、附子中毒，多因煎煮时间太短，或服后受寒、进食生冷；五是配伍不当，如甘遂与甘草同用，乌头与瓜蒌同用，而致中毒。此外，个体差异与自行服药也是引起中毒的原因。因此我们要正确看待和掌握中药的毒性，确保临床安全用药。

四、中药的配伍

中药的配伍是指有目的地按病情需要和药性特点，有选择地将两味以上药物配合同用。单味药的应用同药与药之间的配伍关系称为药物“七情”。

（1）单行：即用一味药治疗疾病。如人参治疗气虚欲脱证。

（2）相须：即性能功效相类似的药物配合应用，可以增强原有疗效。如石膏与知母配合，能明显增强清热泻火的治疗效果；大黄与芒硝配合，能明显增强攻下泻热的治疗效果。

（3）相使：即在性能功效方面有某些共性，或性能功效虽不相同，但是治疗目的一致的药物配合应用，而以一种药为主，另一种药为辅，能提高主药疗效。如吴茱萸配生姜，生姜可增强吴茱萸暖肝温胃、下气止呕的作用。

（4）相畏：即一种药物的毒性反应或副作用，能被另一种药物减轻或消除。如生半夏和生南星的毒性能被生姜减轻或消除，所以说生半夏和生南星畏生姜。

（5）相杀：即一种药物能减轻或消除另一种药物的毒性或副作用。如生姜能减轻或消除生半夏和生南星的毒性或副作用，所以说生姜杀生半夏和生南星。由此可知，相畏、相杀实际上是同一配伍关系的两种说法，是就药物间的相互对待而言的。

（6）相恶：即两药合用，一种药物能使另一种药物原有功效降低，甚至丧失。如人参恶莱菔子，因莱菔子能削弱人参的补气作用。

（7）相反：即两种药物合用，能产生或增强毒性反应或副作用。如“十八反”“十九畏”中的若干药物，见“用药禁忌”。

五、中药的用药禁忌

（一）配伍禁忌

配伍禁忌指某些药物合用会产生或增强剧烈的毒副作用，或降低、破坏药效，因而应该避免配合使用。目前医药界共同认可的配伍禁忌有“十八反”“十九畏”。“十八反”歌诀最早见于金·张子和《儒门事亲》：“本草明言十八反，半蒌贝蔹及攻乌，藻戟遂芫俱战草，诸参辛芍叛藜芦。”具体是指：乌头反贝母（包括川贝母、浙贝母）、瓜蒌、半夏、白蔹、白及；甘草反甘遂、大戟、海藻、芫花；藜芦反人参、沙参（包括南沙参、北沙参）、丹参、玄参、苦参、细辛、芍药（包括赤芍、白芍）。“十九畏”是指：硫黄畏朴硝，水银畏砒霜，狼毒畏密陀僧，巴豆畏牵牛，丁香畏郁金，川乌、草乌畏犀角，牙硝畏京三棱，官桂畏赤石脂，人参畏五灵脂。

（二）证候禁忌

药物的药性不同，其作用亦各有专长，且有一定的适用范围，因此对于某类或某种病证，应当避免使用某类或某种药物，称证候禁忌。如麻黄性味辛温，功能发汗解表，又能宣肺平喘利尿，故适用于外感风寒表实无汗或肺气不宣的喘咳，表虚自汗及阴虚盗汗、肺肾虚喘者禁止使用。

（三）妊娠用药禁忌

妊娠禁忌药是指妇女妊娠期间应该禁忌使用的药物。根据妊娠禁忌药对妊娠危害程度的不同，临床上应区别对待。一般分为禁用药与慎用药两类。禁用药多系毒性剧烈、药性峻猛及堕胎作用较强的药物；慎用药则主要是活血祛瘀、行气、攻下、温里等药中的部分药物。禁用药包括：水银、砒霜、雄黄、轻粉、斑蝥、马钱子、蟾酥、川乌、草乌、藜芦、胆矾、瓜蒂、巴豆、甘遂、大戟、芫花、牵牛子、商陆、麝香、干漆、水蛭、虻虫、三棱、莪术等。慎用药包括：牛膝、川芎、红花、桃仁、姜黄、牡丹皮、枳实、枳壳、大黄、番泻叶、芦荟、芒硝、附子、肉桂等。

在临床上，对于妊娠禁忌药，尤其是禁用药，如无特殊必要，应尽量避免使用，以免发生医疗事故。对于慎用类的药物，若孕妇患病非用不可，则应注意辨证准确，掌握好剂量与疗程，并通过恰当的炮制和配伍，尽量减轻药物对妊娠的危害，保证临床用药的安全有效。

（四）服药时的饮食禁忌

服药期间对某些食物的禁忌，简称“食忌”，也就是通常所说的“禁口”或“忌口”。一般而言，在服药期间，患者均应忌食生冷、辛热、油腻、腥膻、有刺激性的食物。再者，根据患者病情的不同，饮食禁忌也有区别。如热性病应忌食辛辣、油腻、煎炸类食物；寒性病应忌食肥肉、脂肪、动物内脏及烟、酒；肝阳上亢，头晕目眩、烦躁易怒者应忌食胡椒、辣椒、大蒜、白酒等辛热助阳之品；脾胃虚弱者应忌食油炸黏腻、不易消化的食物；疮疡、皮肤病患者应忌食鱼、虾、蟹等腥膻及辛辣刺激性食品。

（五）中药的剂量

中药用药的剂量直接影响其疗效。因此，对此应该持严谨而细致的态度。一般说来，在使用药物、确定剂量的时候，应该从以下三个方面来考虑：

（1）药物的性质与剂量的关系：在使用剧毒药物的时候，剂量宜小，并以少量开始，视病情变化，再考虑逐渐增加；一旦病势已减，应逐渐减少或立即停服，以防出现中毒或产生副作用。在使用一般药物的时候，对质地较轻或容易煎出的药物，如花、叶之类，剂量不宜过大；质重或不易煎出的药物如矿物、贝壳之类，剂量应较大；新鲜的药物因含有水分，剂量可较大，干燥的药物剂量应较少。过于苦寒的药物，多用会损伤肠胃，故剂量不宜过大，也不宜久服。

（2）剂型、配伍与剂量的关系：在一般情况下，同样的药物，入汤剂比丸、散剂的剂量要稍大；在复方应用时比单味药时的剂量要小一些。

（3）年龄、体质、病情与剂量的关系：成人和体质较强实的患者，剂量可适当大些；儿童及体弱患者，剂量宜酌减。病情轻者，不宜用重剂；病情较重者，剂量可适当增加。

（六）中药的煎服法

1. 煎药

（1）煎药用具：煎药容器一般用砂罐或搪瓷容器，不用铁质器具，以免发生化学反应而影响药效。

（2）煎药用水：煎药用水必须无异味、洁净、含矿物质及杂质少，一般生活饮水皆可用来煎药，用水应根据药物的重量、药物质地、吸水能力、煎煮时间、火候等因素而定，传统加水量一般以浸泡后淹没药材2～3厘米为宜。

（3）浸泡：中药煎前浸泡有利于有效成分的充分溶解，还能缩短煎煮时间，避免中药有效成分耗损或破坏过多。

（4）煎煮火候：中药煎煮一般用武火（大火）煎至微沸，再用文火（小火）煎煮以免药汁溢出或过快熬干。

2. 服药

（1）服药时间：一般药物宜在进食前1小时或进食后2小时服用；急性病可随时多次服药；滋补药和开胃药宜饭前服；消食异滞药和对胃肠有刺激的药宜饭后服；安神药和润肠通便药宜睡前服；驱虫攻下药宜清晨空腹服用；调经药宜在经行前数日开始服。

（2）服药方法：一般病证每日中药一剂，每剂二煎或三煎；急证、高热和危重患者酌情每日2～3剂或遵医嘱。发汗药和泻下药应中病即止；呕吐药宜少量频服或先服少量姜汁后再服；病在口腔或咽喉者宜缓慢频服或随时含服。一般药物宜温服，寒证用热药宜热服，热证用寒药宜凉服，凉血止血药宜冷服，发汗解表药宜热服。

第二节　中药的分类及常用中药

一、解表药

凡以发散表邪为主要功效，常用于治疗表证的药物，称为解表药。根据其药性和主治不同，一般将其分为辛温解表药和辛凉解表药两类。解表药通过发汗解除表证，若用之不当，汗出过多，则伤津耗气。因此，本类药物不可久用或过量使用，应中病即止。凡自汗、盗汗、呕吐泻痢、出血、麻疹已透、疮疡已溃等病证，均宜慎用。

（一）辛温解表药

这类药物大多味辛性温，辛能散，温能通，故发汗作用强，适用于外感风寒证。有些辛温解表药还具有温经通脉、祛风除湿、透疹止痒等功效，可用于风寒湿痹及风疹、麻疹等证。

麻黄

本品为麻黄科植物草麻黄（*Ephedra sinica* Stapf.）、木贼麻黄（*E. equisetina* Bge.）及中麻黄（*E. intermedia* Schrenk ex Mey.）的草质茎。秋季采收，采收麻黄应以割取地上枝条为主，除去叶，阴干后切段使用。

【性味归经】辛、微苦，温。归肺、膀胱经。

【功效】辛温解表，宣肺平喘，利水消肿。

【应用】风寒感冒，胸闷喘咳，风水浮肿。发汗生用；止咳平喘蜜炙用。

【用量用法】煎服，2～9g。

【使用注意】本品发汗力较强，体虚多汗、肺虚喘咳者慎用。

桂枝

本品为樟科植物肉桂（*Cinnamomum cassia* Presl）的嫩枝。春、夏二季采收，除去叶，晒干，或切片晒干。

【性味归经】辛、甘，温。归心、肺、膀胱经。

【功效】辛温解表，温经通脉，助阳化气。

【应用】风寒感冒，寒凝经脉所致的胸痹，痛经，风寒湿痹，水湿内停。

【用法用量】煎服，3～10g。

【使用注意】本品辛温助热，易伤阴动血，凡外感热病、阴虚火旺、血热安行等证，孕妇及月经过多者慎用。

防风

本品为伞形科植物防风［*Saposhnikovia divaricata*（Turcz.）Schischk.］的干燥根。春、秋二季采挖未抽花茎植株的根，除去须根及泥沙，晒干。

【性味归经】辛、甘，温。归膀胱、肝、脾经。

【功效】祛风解表，胜湿止痛，透疹止痒。

【应用】感冒头痛，风湿痹痛，风疹瘙痒。

【用法用量】煎服，3～10g。

【使用注意】阴血亏虚、热病动风者不宜用。

荆芥

本品为唇形科植物荆芥（*Schizonepeta tenuifolia* Briq.）的干燥地上部分。夏、秋二季花开到顶、穗绿时采割，除去杂质，晒干。

【性味归经】辛，微温。归肺、肝经。

【功效】祛风解表，透疹止痒，散瘀止血。

【应用】感冒，头痛，麻疹，风疹，疮疡初起，疹出不畅，各种血证。

【用法用量】煎服，3～10g，不宜久煎。用于止血，须炒炭用。

【使用注意】阴虚火旺、面赤头痛不宜用。

羌活

本品为伞形科植物羌活（*Notopterygium incisum* Ting ex H. T. Chang）或宽叶羌活（*Notopterygium forbesii* Boiss.）的干燥根茎及根。春、秋二季采挖，除去须根及泥沙，晒干。

【性味归经】辛、苦，温。归膀胱、肾经。

【功效】散寒解表，祛风除湿，通痹止痛。

【应用】风寒感冒头痛，风湿痹痛，肩背酸痛，风水浮肿，疮疡肿毒。

【用法用量】煎服，3～10g。

【使用注意】阴亏血虚及头痛者慎用。血虚痹痛者忌用。

（二）辛凉解表药

本类药物多味辛性凉，发汗解表作用和缓，主要适用于外感风热表证。有些辛凉解表药还有透疹、解毒功效，可用于风疹、麻疹和疮疡肿毒初起。

柴胡

本品为伞形科植物柴胡（*Bupleurum chinense* DC.）或狭叶柴胡（*Bupleurum scorzonerifolium* Willd.）的干燥根或全草。按性状不同，分别习称“北柴胡”及“南柴胡”。春、秋二季采挖，除去茎叶及泥沙，干燥。

【性味归经】苦、辛，微寒。归肝、胆、脾、胃、三焦经。

【功效】疏散风热，和解表里，疏肝解郁，升阳举陷。

【应用】外感风热，寒热往来，胸胁胀痛，月经不调，子宫脱垂，脱肛。

【用法用量】煎服，3～10g。解表退热宜生用，疏肝解郁宜醋炙，升举阳气可生用或酒炙，用量均宜稍轻。

【使用注意】本品性升散，古人有“柴胡劫肝阴”之说，故肝阳上亢、气机上逆者慎用。

薄荷

本品为唇形科薄荷属植物薄荷（*Mentha haplocalyx* Briq.）的干燥地上部分。夏、秋二季茎叶茂盛或花开至三轮时，选晴天，分次采割，晒干或阴干。

【性味归经】辛，凉。归肺、肝经。

【功效】疏散风热，清利头目，疏肝行气，透疹。

【应用】风热感冒，风温初起，头痛，目赤，喉痹，口疮，风疹，麻疹，胸胁胀闷。

【用法用量】3～10g，入煎剂宜后下。

【使用注意】体虚多汗者不宜用。

菊花

本品为菊科植物菊（*Chrysanthemum morifolium* Ramat.）的干燥头状花序。9—11月花盛开时分批采收，阴干或焙干，或熏、蒸后晒干。药材按产地和加工方法不同，分为“亳菊”“滁菊”“贡菊”“杭菊”。

【性味归经】甘、辛、苦，微寒。归肺、肝经。

【功效】疏风清热，清肝明目，平肝潜阳，清热解毒。

【应用】风热感冒，头痛眩晕，目赤肿痛，眼目昏花，疔疮痈疽。

【用法用量】3～10g，煎服或入丸散剂。疏散风热多用黄菊花，明目多用白菊花，清热解毒宜野菊花。

桑叶

本品为桑科植物桑（*Morus alba* L.）的干燥叶。初霜后采收，除去杂质，晒干。

【性味归经】甘、苦，寒。归肺、肝经。

【功效】疏散风热，清肺润燥，平肝明目。

【应用】风热感冒，肺热燥咳，头晕头痛，目赤昏花。

【用法用量】煎服，6～12g，外用煎水洗眼。桑叶蜜炙能增强润肺止咳的作用，故肺燥咳嗽时常用蜜炙桑叶。

二、祛风湿药

凡以祛除肌肉、筋骨、经络间的风湿之邪，解除风湿痹痛为主要功效的药物，谓之祛风湿药。本类药适用于外邪侵犯，痹阻肌肉、经络、筋骨，而致气血运行不畅、疼痛之风湿痹证。部分药物兼有补肝肾、强筋骨作用，故可用于治疗风湿痹痛日久，肝肾亏虚，筋骨失养者。祛风湿药大多辛散温燥，阴虚血亏患者应慎用。

独活

本品为伞形科植物重齿毛当归（*Angelica pubescens* Maxim. f. *biserrata* Shan et Yuan）的干燥根。春初苗刚发芽或秋末茎叶枯萎时采挖，除去须根及泥沙，烘至半干，堆置2～3天，发软后再烘至全干。

【性味归经】辛、苦，微温。归肾、膀胱经。

【功效】祛风除湿，散寒止痛。

【应用】风寒湿痹，腰膝疼痛，少阴伏风头痛。

【用法用量】煎服，3～10g。可浸酒或入丸散用。外用适量。

【使用注意】本品辛散温燥，阴虚及气血不足者慎用。

秦艽

本品为龙胆科植物秦艽（*Gentiana macrophylla* Pall.）、麻花秦艽（*Gentiana straminea* Maxim.）、粗茎秦艽（*Gentiana crassicaulis* Duthie ex Burk.）或小秦艽（*Gentiana dahurica* Fisch.）的干燥根。春、秋二季采挖，除去泥沙，秦艽及麻花艽晒软，堆置“发汗”至表面呈红黄色或灰黄色时，摊开晒干，或不经“发汗”直接晒干；小秦艽趁鲜时搓去黑皮，晒干。

【性味归经】辛、苦，微寒。归胃、肝、胆经。

【功效】祛风除湿，清热除蒸，清利湿热。

【应用】风湿痹痛，筋脉拘挛，骨节酸痛，湿热黄疸，日晡潮热，小儿疳积发热。

【用法用量】煎服，3～10g。

威灵仙

本品为毛茛科植物威灵仙（*Clematis chinensis* Osbeck）、棉团铁线莲（山蓼）（*Clematis hexapetala* Pall.）或东北铁线莲（黑薇）（*Clematis manshurica* Rupr.）的干燥根及根茎。秋季采挖，除去泥沙，晒干。

【性味归经】辛、咸，温。归膀胱经。

【功效】祛风除湿，通络止痛，软坚消鲠。

【应用】风湿痹痛，肢体麻木，筋脉拘挛，屈伸不利，跌打损伤，骨鲠咽喉。

【用法用量】煎服，6～9g。

【使用注意】有小毒。本品辛散走窜，气血虚弱者慎用。

三、祛湿药

以祛除湿邪为主要作用，治疗水湿停聚的药物称祛湿药。祛湿药主要适用于湿困脾胃、身体倦怠、脘腹胀闷、口甘多涎、大便溏薄、舌苔白腻等症。此外，对湿温、暑湿诸证亦有治疗作用。据其性味功效不同，又分为化湿燥湿、利水渗湿、清热利湿三类。本类药物易耗伤阴液，故阴虚血燥者慎用。

（一）化湿燥湿药

以化湿燥湿、健脾和胃为主要作用，治疗湿阻中焦的药物称化湿燥湿药。因药物气味芳香，故又称芳香化湿药。本类药物主要适用于湿犯中焦所致的脘腹痞满、食少倦怠、呕恶泄泻等病证。本类药物大多含挥发油，宜后下，不应久煎。

藿香

本品为唇形科植物广藿香［*Pogostemon cablin*（Blanco）Benth.］或藿香［*Agastache rugosa*（Fisch. et Mey.）O. Ktze.］的干燥地上部分。夏秋季枝叶茂盛时采割，日晒夜闷，反复至干。切段，生用。

【性味归经】辛，微温。归脾、胃、肺经。

【功效】化湿，解暑，止呕，解表。

【应用】暑湿感冒，寒热头痛，胸脘痞闷，呕吐泄泻，疟疾，痢疾。

【用法用量】煎服，3～10g。鲜品加倍。藿香叶偏于发表；藿香梗偏于和中。鲜藿香解暑之力较强，夏季泡汤代茶，可作清暑饮料。

【使用注意】阴虚火旺者忌用。

苍术

本品为菊科植物茅苍术［*Atractylodes lancea*（Thunb.）DC.］或北苍术［*Atractylodes chinensis*（DC.）Koidz.］的干燥根茎。春、秋二季采挖，晒干，撞去须根。

【性味归经】辛、苦，温。归脾、胃经。

【功效】燥湿健脾，祛风湿，发表，明目。

【应用】湿阻中焦，脘腹胀满，泄泻，水肿，脚气痿躄，风湿痹痛，风寒感冒，夜盲，眼目昏涩。

【用法用量】煎服，3～9g。生用燥性强，炒用燥性稍减。

（二）利水渗湿药

以利水渗湿、通利小便为主要作用，治疗水湿停聚的药物称利水渗湿药。本类药物大多味淡，又称淡渗利湿药，主要适用于水湿停聚体内所致的水肿胀满、小便不利等病证。本类药物易伤阴耗液，阴虚津亏者慎用。

茯苓

本品为多孔菌科真菌茯苓［*Poria cocos*（Schw.）Wolf］的干燥菌核。多于7—9月采挖，挖出后除去泥沙，堆置“发汗”后，摊开晾至表面干燥，再“发汗”，数次至现皱纹、内部水分大部散失后，阴干，生用；或将鲜茯苓按不同部位切制，阴干，分别称为“茯苓皮”及“茯神”。

【性味归经】甘、淡，平。归心、肺、脾、肾经。

【功效】利水渗湿，补中健脾，宁心安神。

【应用】水肿尿少，痰饮，眩晕，心悸，脾虚食少，便溏泄泻，心神不安，失眠。

【用法用量】煎服，9～15g。利水用茯苓皮；安神用茯神；健脾用茯苓。

【使用注意】虚寒滑精者忌服。

猪苓

本品为多孔菌科真菌猪苓［*Polyporus umbellatus*（Pers.）Fries］的干燥菌核。春、秋二季采挖，除去泥沙，干燥。

【性味归经】甘、淡，平。归肾、膀胱经。

【功效】利水渗湿。

【应用】小便不利，水肿，泄泻，淋浊，带下。

【用法用量】煎服，6～12g。

【使用注意】猪苓功专利水渗湿，其利尿作用比茯苓强，故无水湿者忌用。

（三）清热利湿药

以清热利湿为主要作用，治疗湿热证的药物称清热利湿药。本类药物主要适用于湿热所致黄疸、血淋、热淋等病证。热盛常配清热解毒药，湿盛常配芳香化湿药。

茵陈

本品为菊科植物茵陈蒿（*Artemisia scoparia* Waldst. et Kit.）或滨蒿（*Artemisia capillaris* Thunb.）的干燥地上部分。春季幼苗高6～10cm时采收或秋季花蕾长成时采割，除去杂质及老茎，晒干。春季采收的称“绵茵陈”，秋季采割的称“茵陈蒿”。

【性味归经】苦、辛，微寒。归脾、胃、肝、胆经。

【功效】清热利湿，利胆退黄，止痒。

【应用】黄疸尿少，湿疮瘙痒。治黄疸要药。

【用法用量】煎服，6～15g。外用适量，煎汤熏洗。

【使用注意】血虚萎黄者慎用。

金钱草

本品为报春花科植物过路黄（*Lysimachia christinae* Hance）的干燥全草。夏、秋二季采收，除去杂质，晒干。

【性味归经】甘、咸，微寒。归肝、胆、肾、膀胱经。

【功效】利湿退黄，利尿通淋，解毒消肿。

【应用】热淋，石淋，尿涩作痛，黄疸尿赤，痈肿疔疮，毒蛇咬伤。治石淋要药。

【用法用量】煎服，15～60g。外用适量。

车前子

本品为车前科植物车前（*Plantago asiatica* L.）或平车前（*Plantago depressa* Willd.）的干燥成熟种子。夏、秋二季种子成熟时采收果穗，晒干，搓出种子，除去杂质。

【性味归经】甘，微寒。归肝、肾、肺、小肠经。

【功效】清热利尿通淋，渗湿止泻，明目，祛痰。

【应用】淋证，水肿，泄泻，目赤肿痛，目暗昏花，痰热咳嗽。

【用法用量】煎服，9～15g，入煎剂宜包煎。

泽泻

本品为泽泻科植物泽泻［*Alisma orientalis*（Sam.）Juzep.］的干燥块茎。冬季茎叶开始枯萎时采挖，洗净，干燥，除去须根及粗皮。

【性味归经】甘、淡，寒。归肾、膀胱经。

【功效】利水消肿，渗湿泄热，化浊降脂。

【应用】小便不利，水肿胀满，泄泻尿少，痰饮眩晕，热淋涩痛，遗精，高血脂。

【用法用量】煎服，6～9g。

四、清热药

凡以清解里热为主要作用，治疗热性病证的药物称为清热药。根据其作用不同，分清热泻火、清热解毒、清热凉血、清热燥湿、清热解暑、清热明目、清虚热七类。清热药物大多药性苦寒，故脾胃虚弱、虚寒或便溏者慎用。

（一）清热泻火药

本类药物以清热泻火为主要功效。主要用于邪在气分的高热、口渴、汗出、烦躁，甚则神昏谵语，脉洪大等气分实热证，以及肺热咳嗽、胃热口渴、心火烦躁、肝火目赤等脏腑实热证。体虚有里热证时，应注意顾护正气，当配伍补虚药同用。

石膏

本品为硫酸盐类矿物硬石膏族石膏矿石，主含含水硫酸钙（$CaSO_4 \cdot 2H_2O$），采挖后，除去泥沙及杂石。

【性味归经】甘、辛，大寒。归肺、胃经。

【功效】生用：清热泻火，除烦止渴；煅用：敛疮生肌，收湿，止血。

【应用】温病气分实热证，肺热咳喘证，胃火牙痛、头痛，实热消渴，溃疡不敛，湿疹瘙痒，水火烫伤，外伤出血。

【用法用量】生石膏15～60g，宜先煎。煅石膏适量外用，研末撒敷患处。

【使用注意】脾胃虚寒者慎用。

知母

本品为百合科植物知母（*Anemarrhena asphodeloides* Bunge.）的干燥根茎。春、秋二季采挖，除去须根及泥沙，晒干，习称“毛知母”；或除去外皮，晒干。

【性味归经】苦、甘，寒。归肺、胃、肾经。

【功效】清热泻火，滋阴降火，生津润燥。

【应用】外感热病，高热烦渴，肺热燥咳，骨蒸潮热，内热消渴，肠燥便秘。

【用法用量】煎服，6～12g。

【使用注意】本品性寒质润，有滑肠作用，故脾胃虚寒便溏者不宜使用。

栀子

本品为茜草科植物栀子（*Gardenia jasminoides* Ellis）的干燥成熟果实，其根也可入药。9—11 月果实成熟呈红黄色时采收，除去果梗及杂质，蒸制至上气或置沸水中略烫，取出，干燥。根夏秋采挖，洗净晒干。

【性味归经】苦，寒。归心、肺、三焦经。

【功效】泻火除烦，清热利尿，凉血解毒。焦栀子：凉血止血。外用消肿止痛。

【应用】热病心烦，黄疸尿赤，血淋涩痛，血热吐衄，目赤肿痛，火毒疮疡；外治扭挫伤痛。

【用法用量】煎服，6～9g。外用生品适量，研末调敷。

【使用注意】本品苦寒伤胃，脾虚便溏者不宜用。

决明子

本品为豆科植物决明（*Cassia obtusifolia* L.）或小决明（*Cassia tora* L.）的干燥成熟种子。秋季采收成熟果实，晒干，打下种子，除去杂质。

【性味归经】甘、苦、咸，微寒。归肝、大肠经。

【功效清热】清热明目，润肠通便。

【应用】目赤涩痛，畏光多泪，头痛眩晕，大便秘结。

【用法用量】煎服，9～15g；用于润肠通便，不宜久煎。

【使用注意】气虚便溏者不宜用。

（二）清热解毒药

本类药物功能清热解毒，主要用于治疗痈肿疔毒、丹毒、痄腮、热毒下痢、咽喉肿痛、虫蛇咬伤、癌肿、水火烫伤及温热病等。本类药物功效特性各异，应有针对性地选择药物，并结合兼证作适当的配伍。本类药物大多药性寒凉，过量或久用易伤脾胃，宜中病即止。

金银花

本品为忍冬科植物忍冬（*Lonicera japonica* Thunb.）、红腺忍冬（*Lonicera hypoglauca* Miq.）、山银花（毛萼忍冬）（*Lonicera confusa* DC.）或毛花柱忍冬（*Lonicera dasystyla* Rehd.）的干燥花蕾或带初开的花。夏初花开放前采收，干燥。

【性味归经】甘，寒。归肺、心、胃经。

【功效】清热解毒，疏散风热，凉血止痢。

【应用】痈肿疔疮，喉痹，丹毒，外感风热，温病初起，热毒血痢。

【用法用量】煎服，6～15g。疏散风热、清泻里热以生品为佳；炒炭宜用于热毒血痢；露剂多用于暑热烦渴。

【使用注意】脾胃虚寒及气虚疮疡脓清者忌用。

连翘

本品为木犀科植物连翘［*Forsythia suspensa*（Thunb.）Vahl］的干燥果实。秋季果实初熟尚带绿色时采收，除去杂质，蒸熟，晒干，习称“青翘”；果实熟透时采收，晒干，除去杂质，习称“老翘”。

【性味归经】苦，微寒。归肺、心、小肠经。

【功效】清热解毒，消肿散结，疏散风热。

【应用】痈疽，瘰疬，乳痈，丹毒，风热感冒，温病初起，热淋涩痛。

【用法用量】煎服，6～15g。

蒲公英

本品为菊科植物蒲公英（*Taraxacum mongolicum* Hand.-Mazz.）、碱地蒲公英（*Taraxacum sinicum* Kitag.）或同属数种植物的干燥全草。春至秋季花初开时采挖，除去杂质，洗净，晒干。

【性味归经】苦、甘，寒。归肝、胃经。

【功效清热】清热解毒，消肿散结，利尿通淋。

【应用】疔疮肿毒，乳痈，肺痈，肠痈，湿热黄疸，热淋涩痛。

【用法用量】9～15g。外用则取鲜品适量捣敷或煎汤熏洗患处。

【使用注意】用量过大可致缓泻。

（三）清热凉血药

清热凉血药具有清解营分、血分热的作用，主要用于治疗热入营血的实热证。如温热病热入营血，心神被扰，身热心烦，舌绛脉细，甚则神昏谵语；热入血分，扰乱心神，热盛迫血，吐血、尿血便血、身发斑疹，躁扰不安，甚则昏狂。此外，亦可用于其他疾病所致的出血证。

生地黄

本品为玄参科植物地黄（*Rehmannia glutinosa* Libosch.）的新鲜或干燥块根。秋季采挖，除去芦头、须根及泥沙，鲜用；或将地黄缓缓烘焙至约八成干。前者习称"鲜地黄"，后者习称"生地黄"。

【性味归经】甘，寒。归心、肝、肾经。

【功效】清热凉血，养阴生津。

【应用】热病伤阴，舌绛烦渴，斑疹吐衄，阴虚内热，骨蒸劳热，津伤口渴，内热消渴，肠燥便秘。

【用法用量】煎服10～15g。

（四）清热燥湿药

以清热燥湿为主要功效，主要用于治疗湿热内蕴或湿邪化热等证的药物称为清热燥湿药。主要适用于治疗湿温、暑湿、湿疹、湿疮等病证。药物苦寒伐胃，性燥伤阴，脾胃虚寒、津液亏虚者慎用。

黄芩

本品为唇形科植物黄芩（*Scutellaria baicalensis* Georgi）的干燥根。春、秋二季采挖，除去须根及泥沙，晒后撞去粗皮，晒干。

【性味归经】苦，寒。归肺、胆、脾、大肠、小肠经。

【功效】清热燥湿，泻火解毒，止血，安胎。

【应用】湿温、暑温，胸闷呕恶，湿热痞满，泻痢，黄疸，肺热咳嗽，高热烦渴，血热吐衄，痈肿疮毒，胎动不安。

【用法用量】煎服，3～9g。清热多生用，安胎多炒用，清上焦热酒炙用，止血炒炭用。

【使用注意】本品苦寒伤胃，脾胃虚寒者不宜使用。

黄连

本品为毛茛科植物黄连（*Coptis chinensis* Franch.）、三角叶黄连（*Coptis deltoidea* C. Y. Cheng et Hsiao）或云连（*Coptis teeta* Wall.）的干燥根茎。秋季采挖，除去须根及泥沙，干燥，除去残留须根。

【性味归经】苦，寒。归心、脾、胃、肝、胆、大肠经。

【功效】清热燥湿，泻火解毒。

【应用】湿热痞满，呕吐吞酸，湿热泻痢，高热神昏，心烦不寐，血热吐衄，痈肿疔疮，目赤牙痛；消渴；外治湿疹，湿疮，耳道流脓。酒黄连善清上焦火热，用于目赤，口疮；姜黄连清胃和胃止呕，用于寒热互结，湿热中阻，痞满呕吐；萸黄连舒肝和胃止呕，用于肝胃不和，呕吐吞酸。

【用法用量】煎服，2～5g。外用适量。

【使用注意】大苦大寒，过服久服易伤脾胃，脾胃虚寒者忌用；苦燥易伤阴津，阴虚津伤者慎用。

黄柏

本品为芸香科植物黄皮树（*Phellodendron chinense* Schneid.）或黄柏（*Phellodendron amurense* Rupr.）的干燥树皮。前者习称“川黄柏”，后者习称“关黄柏”。剥取树皮后，除去粗皮，晒干。

【性味归经】苦，寒。归肾、膀胱经。

【功效】清热燥湿，泻火除蒸，解毒疗疮。

【应用】湿热带下，热淋涩痛，湿热泻痢，黄疸尿赤；脚气痿躄，骨蒸劳热，盗汗，遗精；疮疡肿毒，湿疹瘙痒。盐黄柏滋阴降火，用于阴虚火旺，盗汗骨蒸。

【用法用量】煎服，3～12g；外用适量。

（五）清虚热药

本类药多归肝、肾经，其主要功效为清虚热、退骨蒸。适用于肝肾阴虚所致的骨蒸潮热、手足心热、虚烦不眠、遗精盗汗、舌红苔少、脉细数；亦可用于热病后期，余热未清，伤阴劫液而致发热呈夜热早凉、热退无汗、舌质红绛。本类药中部分药物为既清虚热又清实热之品，故在用治虚热病证的同时，还可用于各种实热病证，当辨证选用。

青蒿

本品为菊科植物黄花蒿（*Artemisia annua* L.）的干燥地上部分。秋季花盛开时采割，除去老茎，阴干。

【性味归经】苦、辛，寒。归肝、胆经。

【功效】清透虚热，凉血除蒸，解暑截疟。

【应用】暑邪发热，阴虚发热，夜热早凉，骨蒸劳热，疟疾，暑热外感。

【用法用量】6～12g，入煎剂宜后下，不宜久煎。

【使用注意】本品苦寒，脾胃虚弱，肠滑泄泻者忌用。

地骨皮

本品为茄科植物枸杞（*Lycium chinense* Mill.）或宁夏枸杞（*Lycium barbarum* L.）的干燥根皮。春初或秋后采挖根部，洗净，剥取根皮，晒干。

【性味归经】甘，寒。归肺、肝、肾经。

【功效】凉血除蒸，清肺降火，生津止渴。

【应用】阴虚潮热，骨蒸盗汗，肺热咳嗽，咯血，衄血，内热消渴。

【用法用量】煎服，9～15g。

【使用注意】外感风寒发热及脾虚便溏者不宜使用。

五、消食药

凡功能为消化食积的药物，称为消食药，又称消导药或助消化药。主要适用于食积停滞不化所致的脘腹胀满、嗳腐吞酸、恶心呕吐、不思饮食、泄泻或便秘等大便失常，以及脾胃虚弱、消化不良等。若脾胃虚弱，应健脾助运与消失导滞相结合，标本同治。

山楂

本品为蔷薇科植物山里红（*Crataegus pinnatifida* Bge. var. major N. E. Br.）或山楂（*Crataegus pinnatifida* Bge.）的干燥成熟果实。秋季果实成熟时采收，切片，干燥。

【性味归经】酸、甘，微温。归脾、胃、肝经。

【功效】消食健胃，行气散瘀，化浊降脂。

【应用】肉食积滞，胃脘胀满，泻痢腹痛，疝气疼痛；瘀血经闭，产后瘀阻，心腹刺痛；高脂血症。

【用法用量】煎服，9～12g。焦山楂消食导滞作用增强，用于肉食积滞，泻痢不爽。

【使用注意】胃酸分泌过多者需慎用。

鸡内金

本品为雉科动物鸡的砂囊内膜。

【性味归经】甘，平。归脾、胃、小肠、膀胱经。

【功效】健脾消食，涩精止遗，通淋化石。

【应用】饮食积滞，呕吐下痢，小儿疳积；肾虚遗精、遗尿；砂石淋证，胆胀胁痛。

【用法】煎服，3～10g；研末，每次1.5～3g。研末效果优于煎剂。

【使用注意】脾虚无积者慎服。

莱菔子

本品为十字花科植物萝卜（*Raphanus sativus* L.）的干燥成熟种子。夏季果实成熟时采割植株，晒干，搓出种子，除去杂质，再晒干。

【性味归经】辛、甘，平。归肺、脾、胃经。

【功效】消食除胀，降气化痰。

【应用】饮食停滞，脘腹胀痛，大便秘结，积滞泻痢，痰壅喘咳。

【用法】煎服，5～12g。

【使用注意】本品辛散耗气，故气虚及无食积、痰滞者慎用。不宜与人参同用。

六、泻下药

泻下药指具有泻下通便功效，以促进排便为主要作用，治疗胃肠积滞、水肿停饮的药物。包括攻下药、润下药及峻下逐水药三类。其中攻下药及峻下逐水药泻下峻猛，年老体弱、久病正虚慎用，妇女胎前产后及经期忌用。

（一）攻下药

大黄

本品为蓼科植物掌叶大黄（*Rheum palmatum* L.）、唐古特大黄（*Rheum tanguticum* Maxim. ex Balf.）或药用大黄（*Rheum officinale* Baill.）的干燥根及根茎。秋末茎叶枯萎或次春发芽前采挖，除去细根，刮去外皮，切瓣或段，绳穿成串干燥或直接干燥。

【性味归经】苦，寒。归脾、胃、大肠、肝、心包经。

【功效】泻下攻积，清热泻火，凉血解毒，利湿退黄，逐瘀通经。

【应用】积滞便秘；泻痢不爽；血热吐衄，目赤咽肿，热毒疮疡，烧烫伤；湿热痢疾，黄疸，淋证；瘀血经闭，跌打损伤。

【用法用量】煎服，3～10g，用于泻下不宜久煎。酒炙大黄活血作用好，大黄炭凉血化瘀止血，用于血热有瘀出血证。

【使用注意】如非实证，不宜妄用；由于大黄擅于活血祛瘀，妇女怀孕、月经期、哺乳期均应忌用。

芒硝

本品为硫酸盐类矿物芒硝族芒硝，经加工精制而成的结晶体。

【性味归经】咸、苦，寒。归胃、大肠经。

【功效】泻热通便，润燥软坚，清热消肿。

【应用】实热便秘，大便燥结，积滞腹痛，肠痈肿痛；外治乳痈，痔疮肿痛。

【用法用量】6～12g，一般不入煎剂，待汤剂煎得后，溶入汤剂中服用。外用适量。

【使用注意】孕妇及哺乳期妇女忌用或慎用。不宜与三棱、硫黄同用。

（二）润下药

火麻仁

本品为桑科植物大麻（*Cannabis sativa* L.）的干燥成熟果实。秋季果实成熟时采收，除去杂质，晒干。

【性味归经】甘，平。归脾、胃、大肠经。

【功效】润肠通便。

【应用】血虚津亏，肠燥便秘。

【用法用量】煎服，9～15g，打碎入煎。

郁李仁

本品为蔷薇科植物欧李（酸丁、小李红）（*Cerasus humilis* Bunge.）、郁李（赤李子）（*Cerasus japonica* Thunb.）或长柄扁桃（*Amygdalus pedunculata* Pall.）的干燥成熟种子。前两种习称“小李仁”，后一种习称“大李仁”。夏、秋二季采收成熟果实，除去果肉及核壳，取出种子，干燥。

【性味归经】辛、苦、甘，平。归脾、大肠、小肠经。

【功效】润燥滑肠，下气利水。

【应用】津枯肠燥，食积气滞，腹胀便秘；水肿，脚气，小便不利。

【用法用量】煎服，6～9g。生用，打碎先煎。

【使用注意】孕妇慎用。

（三）峻下逐水药

甘遂

本品为大戟科植物甘遂（*Euphorbia kansui* T. N. Liou ex S. B. Ho）的根，早春采摘，干燥后使用。

【性味归经】苦，寒。有毒。归脾、肺、肾、膀胱、大肠、小肠经。

【功效】泻下逐饮，消肿散结。

【应用】水肿，腹水，留饮结胸；癫痫；喘咳；大小便不通。

【用法用量】宜入丸散，每次0.5～1g。外用适量，研末调敷。

【使用注意】过量服用易中毒。醋炙可减轻毒性。孕妇忌用。不宜与甘草合用。

七、祛痰止咳平喘药

具有祛痰功效，以祛除痰涎为主要作用，治疗咯痰不畅的药物，称祛痰药；具有止咳平喘功效，以制止或减轻咳嗽喘息为主要作用，治疗咳嗽、喘息的药物，称止咳平喘药。本类药物主要治疗外感邪气犯肺，肺气不宣，或肺气虚、肺阴虚，或脏腑功能失调，影响于肺所引起的咳嗽、气喘、咯痰稀白或黏稠，或干咳无痰，或痰饮等，还可治疗与痰有关的瘰疬痰核。

（一）清热化痰药

前胡

本品为伞形科植物白花前胡（*Peucedanum praeruptorum* Dunn.）或紫花前胡（*Peucedanum decursivum* Maxim.）的干燥根。冬季至次春茎叶枯萎或未抽花茎时采挖，除去须根，洗净，晒干或低温干燥。

【性味归经】苦、辛，微寒。归肺经。

【功效】降气化痰平喘，疏散风热。

【应用】风热咳嗽，痰热喘满，咯痰黄稠。

【用法用量】煎服，3～9g。

川贝母

本品为百合科植物卷叶川贝母（*Fritillariae cirrhosa* D. Don）、暗紫贝母

(*Fritillariae unibracteata* P. K. Hsiao & K. C. Hsia.) 的鳞茎，秋季采挖，洗净，除去外皮，晒干。

【性味】苦、甘，微寒。归肺、心经。

【功效】润肺止咳，化痰平喘，清热化痰。

【应用】痰热咳喘，咯痰黄稠；肺燥咳嗽，阴虚劳嗽；胸闷心烦，瘰疬痰核。亦可用于治疗胃溃疡。

【用法用量】煎服，3 ~ 10g，研末冲服一次 1 ~ 2g。

【使用注意】寒痰、湿痰忌用。反乌头、附子。

（二）温化寒痰药

半夏

本品为天南星科植物半夏［*Pinellia ternata*（Thunb.）Breit.］的干燥块茎。夏、秋二季采挖，洗净，除去外皮及须根，晒干。经白矾制者称为“清半夏”；经生姜、白矾制者称为“姜半夏”；经石灰制者称为“法半夏”。

【性味归经】辛，温。有毒。归脾、胃、肺经。

【功效】燥湿化痰，降逆止呕，消痞散结。外用消肿止痛。

【应用】痰多咳喘，痰饮眩悸，风痰眩晕，痰厥头痛；呕吐反胃；胸脘痞闷，结胸，梅核气；瘰疬，痰核，痈疽肿毒，毒蛇咬伤。姜半夏长于温中化痰降逆止呕；法半夏长于燥湿化痰。

【用法用量】煎服，3 ~ 9g，一般宜制过用。外用适量，磨汁涂或研末以酒调敷患处。

【使用注意】不宜与乌头类药材同用。性温燥，阴虚燥咳、血证、热痰、燥痰慎用。

天南星

本品为天南星科植物天南星［*Arisaema erubescens*（Wall.）Schott.］、异叶天南星（*Arisaema heterophyllum* Blume）或东北天南星（*Arisaema amurense* Maxim.）的干燥块茎。秋、冬二季茎叶枯萎时采挖，除去须根及外皮，干燥。

【性味归经】苦、辛，温。有毒。归肺、肝、脾经。

【功效】燥湿化痰，祛风止痉，外用散结消肿。

【应用】湿痰，寒痰证；风痰眩晕，中风痰壅，口眼㖞斜，半身不遂，癫痫，惊风，破伤风；生用外治痈肿，蛇虫咬伤。

【用法用量】煎服，3 ~ 9g，一般炮制后用。外用生品适量，研末以醋或酒调敷患处。

【使用注意】孕妇忌用。

（三）止咳平喘药

苦杏仁

本品为蔷薇科植物山杏（苦杏）（*Prunus armeniaca* L. var. ansu Maxim.）、西伯利亚杏（山杏）（*Prunus sibirica* L.）、东北杏［*Prunus mandshurica*（Maxim.）Koehne］或杏（*Prunus armeniaca* L.）的干燥成熟种子。夏季采收成熟果实，除去果肉及核壳，取出种子，晒干。

【性味归经】苦，微温。有小毒。归肺、大肠经。

【功效】降气止咳平喘，润肠通便。

【应用】咳嗽气喘，胸满痰多；血虚津枯，肠燥便秘。

【用法用量】煎服，4.5～9g，打碎入煎剂。

【使用注意】大便溏泻者慎用。本品有小毒，内服不宜过量；婴儿慎用。

款冬花

本品为菊科植物款冬（*Tussilago farfara* L.）的干燥花蕾。12 月或地冻前当花尚未出土时采挖，除去花梗及泥沙，阴干。

【性味归经】辛、微苦，温。归肺经。

【功效】润肺下气，止咳化痰。

【应用】新久咳嗽，喘咳痰多，劳嗽咯血。

【用法用量】煎服，5～9g。外感暴咳宜生用，内伤久咳宜炙用。

紫菀

本品为菊科植物紫菀（*Aster tataricus* L. f.）的干燥根及根茎。春、秋二季采挖，除去有节的根茎和泥沙，编成辫状晒干，或直接晒干。

【性味归经】辛、苦，温。归肺经。

【功效】润肺下气，消痰止咳。

【应用】劳嗽咯血，新久咳嗽，痰多喘咳。

【用法用量】煎服，5～9g。外感暴咳宜生用，内伤久咳宜炙用。

桔梗

本品为桔梗科植物桔梗［*Platycodon grandiflorum*（Jacq.）A. DC.］的干

燥根。春、秋二季采挖，洗净，除去须根，趁鲜剥去外皮或不去外皮，干燥。

【性味归经】苦、辛，平。归肺经。

【功效】宣肺，祛痰，利咽，排脓。

【应用】咳嗽痰多，胸闷不畅；咽痛，音哑；肺痈吐脓。

【用法用量】煎服，3～9g。

【使用注意】本品性升散，气机上逆，呕吐、呛咳、眩晕、阴虚火旺咯血不宜用。用量过大易致恶心呕吐。

八、温里药

温里药指具有温补阳气、祛除里寒功效，以温里散寒为主要作用，治疗里寒证的药物，主要适用于外寒内侵、脏腑阳虚及亡阳厥逆等病证。温里药多辛热燥烈，易耗伤津液，凡热证、阴虚证忌用。

附子

本品为毛茛科植物乌头（*Aconitum carmichaeli* Debx.）的子根的加工品。6月下旬至8月上旬采挖，除去母根、须根及泥沙，习称“泥附子”，加工炮制。

【性味归经】辛、甘，大热。有毒。归心、肾、脾经。

【功效】回阳救逆，补火助阳，散寒止痛。

【应用】亡阳虚脱，肢冷脉微；肾阳虚衰、阳痿宫冷，心腹冷痛，虚寒吐泻，阴寒水肿，阳虚外感；寒湿痹痛。

【用法用量】煎服，3～15g；有毒，先煎30～60分钟，至口尝无麻辣感为度。

【使用注意】阴虚阳亢者忌用，孕妇忌用。不宜与半夏、瓜蒌、天花粉、贝母、白蔹、白及同用。

干姜

本品为姜科植物姜（*Zingiber officinale* Rosc.）的干燥根茎。冬季采挖，除去须根及泥沙，晒干或低温干燥。趁鲜切片晒干或低温干燥者称为“干姜片”。

【性味归经】辛、热。归脾、胃、肾、心、肺经。

【功效】温中散寒，回阳通脉，温肺化饮。

【应用】脘腹冷痛，呕吐泄泻；亡阳证，肢冷脉微；痰饮喘咳。

【用法用量】煎服，3～9g。

【使用注意】本品辛热燥烈，阴虚内热、血热妄行者忌用。

肉桂

本品为樟科植物肉桂（*Cinnamomum cassia* Presl）的干燥树皮。多于秋季剥取，阴干后使用。

【性味归经】辛、甘，大热。归肾、脾、心、肝经。

【功效】补火助阳，散寒止痛，温经通脉，引火归原。

【应用】阳痿宫冷，腰膝冷痛；心腹冷痛，虚寒吐泻，寒疝；寒湿痹痛，阴疽流注，经闭，痛经；虚阳上浮，眩晕目赤。

【用法用量】煎服，1～5g；研末冲服，每次1～2g。

【使用注意】阴虚火旺，里有实热，血热妄行出血及孕妇慎用。不宜与赤石脂同用。

九、理气药

理气药指具有理气功效，以疏通气机、行气解郁为主要作用，治疗气机郁滞诸证的药物。主要适用于脾胃气滞、肝气郁结、肺气壅塞等病证。其药物大多辛温香燥，易耗气伤阴，故气虚、阴虚者慎用。

陈皮

本品为芸香科植物橘（*Citrus reticulata* Blanco）及其栽培变种的干燥成熟果皮。药材分为“陈皮”和“广陈皮”。采摘成熟果实，剥取果皮，晒干或低温干燥。

【性味归经】苦、辛，温。归肺、脾经。

【功效】理气健脾，燥湿化痰。

【应用】脾胃气滞证；呕吐、呃逆；湿痰、寒痰咳嗽；胸痹。

【用法用量】煎服，3～9g。

枳实

本品为芸香科植物酸橙（*Citrus aurantium* L.）及其栽培变种或甜橙（*Citrus sinensis* Osbeck）的干燥幼果。5—6月收集自落的果实，除去杂质，晒干或低温干燥。

【性味归经】苦、辛、酸，微寒。归脾、胃经。

【功效】破气消痞，化痰散结。

【应用】积滞内停，痞满胀痛，泻痢后重，大便不通；痰滞气阻胸痹，结胸；胃下垂，脱肛，子宫脱垂。

【用法用量】煎服，3～9g，炒制后性较平和。

【使用注意】孕妇忌用。

香附

本品为莎草科植物莎草（*Cyperus rotundus* L.）的干燥根茎。秋季采挖，燎去毛须，置沸水中略煮或蒸透后晒干，或燎后直接晒干。

【性味归经】辛、微苦、微甘，平。归肝、脾、三焦经。

【功效】行气解郁，调经止痛，理气调中。

【应用】肝郁气滞，胸、胁、脘腹胀痛，疝气疼痛；月经不调，经闭痛经，乳房胀痛；气滞腹痛，脘腹痞闷，胀满疼痛。

【用法用量】煎服，6～10g。醋炙止痛力增强。

木香

本品为菊科植物木香（*Aucklandia lappa* Decne.）的干燥根。秋、冬二季采挖，除去泥沙及须根，切段，大的再纵剖成瓣，干燥后撞去粗皮。

【性味归经】辛、苦，温。归脾、胃、大肠、三焦、胆经。

【功效】行气止痛，健脾消食。

【应用】脾胃气滞，脘腹胀痛，食积不消，不思饮食；泻痢里急后重；胸胁胀痛，黄疸，疝气疼痛。煨木香实肠止泻，用于泄泻腹痛。

【用法用量】煎服，3～6g。生用行气力强，煨用行气力缓而实肠止泻，用于泄泻腹痛。

十、理血药

理血药指具有调理血液功效，以补血、活血、凉血、止血为主要作用，治疗血分证的药物。

（一）活血药

川芎

本品为伞形科植物川芎（*Ligusticum chuanxiong* Hort. 或 *Ligusticum wallichii* Franch.）的干燥根茎。夏季当茎上的节盘显著突出并略带紫色时采挖，除去泥沙，晒后炕干，再去须根。

【性味归经】辛，温。归肝、胆、心包经。

【功效】活血行气，祛风止痛。

【应用】血瘀气滞，胸痹心痛，胸胁刺痛，跌扑肿痛，月经不调，经闭痛经，癥瘕腹痛；头痛，风湿痹痛。

【用法用量】煎服，3～9g。

【使用注意】本品辛温升散，阴虚火旺，多汗，舌红口干，月经过多及出血性疾病，不宜使用。

丹参

本品为唇形科植物丹参（*Salvia miltiorrhiza* Bunge.）的干燥根及根茎。春、秋二季采挖，除去泥沙，干燥。

【性味归经】苦，微寒。归心、肝经。

【功效】活血通经，祛瘀止痛，凉血消痈，清心除烦。

【应用】月经不调，经闭痛经，产后瘀滞腹痛；血瘀心痛，脘腹疼痛，癥瘕积聚，跌打损伤，热痹疼痛；疮疡肿痛；热病烦躁神昏，心烦不眠。

【用法用量】煎服，9～15g。活血化瘀宜酒炙用。

【使用注意】不宜与藜芦同用。

桃仁

本品为蔷薇科植物桃［*Prunus persica*（L.）Batsch］或山桃［*Prunus davidiana*（Carr.）Franch.］的干燥成熟种子。果实成熟后采收，除去果肉及核壳，取出种子，晒干。

【性味归经】苦、甘，平。归心、肝、大肠经。

【功效】活血祛瘀，润肠通便，止咳平喘。

【应用】瘀血阻滞之经闭痛经，产后腹痛，癥瘕痞块，跌扑损伤；肺痈，肠痈；肠燥便秘；咳嗽气喘。

【用法用量】煎服，4.5～9g。

【使用注意】孕妇及便溏者慎用。

红花

本品为菊科植物红花（*Carthamus tinctorius* L.）的干燥花。夏季花由黄变红时采摘取管状花，注意勿伤基部的子房，除去杂质，阴干或微火烘干。

【性味归经】辛，温。归心、肝经。

【功效】活血通经，散瘀止痛。

【应用】瘀血阻滞，月经不调，经闭痛经，产后瘀滞疼痛；癥瘕积聚，脘腹胁痛；跌扑损伤，疮疡肿毒；瘀滞斑疹色黯；胸痛发作。

【用法用量】煎服，3～9g。

【使用注意】孕妇慎用。有出血倾向者不宜多用。

（二）止血药

白及

本品为兰科植物白及［*Bletilla striata*（Thunb.）Reichb. f.］的干燥块茎。夏、秋二季采挖，除去须根，洗净，置沸水中煮或蒸至无白心，晒至半干，除去外皮，晒干。

【性味归经】苦、甘、涩，微寒。归肺、肝、胃经。

【功效】收敛止血，消肿生肌。

【应用】咯血，吐血，外伤出血；疮疡肿毒，皮肤皲裂，水火烫伤。

【用法用量】煎服，6～15g；研粉吞服，每次3～6g。外用适量。

【使用注意】不宜与乌头类药材同用。

三七

本品为五加科植物三七［*Panax notoginseng*（Burk.）F. H. Chen］的干燥根。秋季花开前采挖，洗净，分开主根、支根及茎基，干燥。

【性味归经】甘、微苦，温。归肝、胃经。

【功效】散瘀止血，消肿定痛。

【应用】咯血，吐血，衄血，便血，崩漏，外伤出血；胸腹刺痛，跌打损伤，瘀血肿痛。

【用法用量】多研粉吞服，一次1～3g；煎服3～9g。亦入丸、散。外用适量，研末外掺或调敷。

【使用注意】孕妇慎用。

十一、补益药

补益药指具有补益功效，以补气血阴阳为主要作用，治疗各种虚证的药物。根据各种药效及主治的不同，将其分为补气药、补血药、补阴药、补阳药四类。

（一）补气药

凡具有补气功效，以补气为主要作用，治疗气虚病证的药物称为补气药。

本类药物主要适用于气虚所致神疲乏力、少气懒言、易出虚汗，以及中气下陷、气虚欲脱、血行无力、气不化津、血失统摄等病证。

人参

本品为五加科植物人参（*Panax ginseng* C. A. Mey.）的干燥根。栽培者为"园参"，野生者为"山参"。多于秋季采挖，洗净；园参经晒干或烘干，称"生晒参"；山参经晒干，称"生晒山参"；经水烫，浸糖后干燥，称"糖参"；蒸熟后晒干或烘干，称"红参"。

【性味归经】甘、微苦，微温。归脾、肺、心、肾经。

【功效】大补元气，补脾益肺，生津养血，扶正祛邪，复脉固脱，安神益智。

【应用】体虚欲脱，肢冷脉微；脾虚食少，肺虚喘咳，阳痿宫冷；热病气虚津伤口渴及消渴证；心气不足，惊悸失眠；气血亏虚，久病虚弱。

【用法用量】煎服，3～9g；挽救虚脱用15～30g。宜文火另煎分次兑服。

【使用注意】不宜与藜芦、五灵脂同用。

黄芪

本品为豆科植物蒙古黄芪［*Astragalus membranaceus*（Fisch.）Bge. var. *mongholicus*（Bge.）P. K. Hsiao］或膜荚黄芪［*Astragalus membranaceus*（Fisch.）Bge.］的干燥根。春、秋二季采挖，除去须根及根头，晒干。

【性味归经】甘，微温。归肺、脾经。

【功效】补气健脾，升阳举陷，益气固表，利尿消肿，托毒生肌。

【应用】气虚乏力，食少便溏，水肿尿少，中气下陷，久泻脱肛，便血崩漏；肺气虚弱，咳喘气短；气虚自汗；气血亏虚，痈疽难溃，或久溃不敛；内热消渴，血虚萎黄；气虚血滞，半身不遂，痹痛麻木。

【用法用量】煎服，9～30g。蜜炙可增强其补中益气作用，用于气虚乏力，食少便溏。

党参

本品为桔梗科植物党参［*Codonopsis pilosula*（Franch.）Nannf.］、素花党参（西党参）［*Codonopsis pilosula* Nannf. var. modesta（Nannf.）L. T. Shen］或川党参［*Codonopsis tangshen* Oliv.］的干燥根。秋季采挖，洗净，晒干。

【性味归经】甘，平。归脾、肺经。

【功效】补中益气，健脾益肺。

【应用】脾肺气虚，食少便溏，虚喘咳嗽；气血不足，面色萎黄，心悸气短；气津两伤，气短口渴，内热消渴。

【用法用量】煎服，9～30g。

【使用注意】不宜与藜芦同用。

甘草

本品为豆科多年生草本植物甘草（*Glycyrrhiza uralensis* Fisch.）、胀果甘草（*Glycyrrhiza inflata* Bat.）或光果甘草（*Glycyrrhiza glabra* L.）的干燥根及根茎。春、秋季采挖，除去须根，晒干，切厚片，生用或蜜炙用。

【性味归经】甘，平。归心、肺、脾、胃经。

【功效】补脾益气，清热解毒，祛痰止咳，缓急止痛，调和诸药。

【应用】心气不足，脉结代，心动悸；脾胃虚弱，倦怠乏力；咳嗽痰多；脘腹、四肢挛急疼痛；热毒疮疡，咽喉肿痛，药食中毒；缓解药物毒性、烈性。

【用法用量】煎服，2～10g。蜜炙药性微温，增强补脾和胃，益气复脉之功，用于脾胃虚弱，倦怠乏力，心动悸，脉结代。

【使用注意】不宜与京大戟、芫花、甘遂、海藻同用。有助湿壅气之弊，湿盛胀满、水肿者不宜使用。大剂量久服可导致水钠潴留，可引起浮肿。

白术

本品为菊科植物白术（*Atractylodes macrocephala* Koidz.）的干燥根茎。冬季下部叶枯黄、上部叶变脆时采挖，除去泥沙，烘干或晒干，再除去须根。

【性味归经】苦、甘，性温。归脾、胃经。

【功效】健脾益气，燥湿利水，止汗，安胎。

【应用】脾虚食少，腹胀泄泻，水肿，带下；气虚自汗；胎动不安。

【用法用量】煎服，6～12g。炒用可增强补气健脾止泻作用。

（二）补血药

补血药是指凡能补血的，主要作用于血虚证的药物。本类药物主要适用于心肝血虚所致的面色无华、心悸怔忡、失眠健忘、头晕耳鸣、月经后期、经血量少色淡等病证。补血药大多滋腻碍胃，凡湿浊中阻、脘腹胀满者不宜服用。脾胃虚弱者，可配伍健脾消食药同用。

熟地黄

本品为玄参科植物地黄（*Rehmannia glutinosa*）的块根，是生地黄的炮制加工品。

【炮制】取净生地黄，照酒炖法，炖至酒吸尽，取出，晾晒至外皮黏液稍干时，切厚片或块，干燥，即得；或取净生地黄，照蒸法蒸至黑润，取出，晒至约八成干时，切厚片或块，干燥，即得。

【性味归经】甘，微温。归肝、肾经。

【功效】滋阴补血，益精填髓。熟地黄炭尚能止血。

【应用】血虚萎黄，心悸怔忡，月经不调，崩漏下血；肝肾阴虚，腰膝酸软，骨蒸潮热，盗汗遗精，内热消渴；肝肾不足，精血亏虚，眩晕耳鸣，须发早白。

【用法用量】煎服，9～15g。

【使用注意】本品性质滋腻，有碍消化，凡气滞痰多、脘腹胀痛、食少便溏者忌服。重用久用宜与陈皮、砂仁等同用，以免滋腻碍胃。

当归

本品为伞形科植物当归［*Angelica sinensis*（Oliv.）Diels］的干燥根。秋末采挖，除去须根及泥沙，待水分稍蒸发后，捆成小把，上棚，用烟火慢慢熏干。

【性味归经】甘、辛，温。归肝、心、脾经。

【功效】补血活血，调经止痛，润肠通便。

【应用】血虚萎黄，眩晕心悸；血虚血瘀，月经不调，经闭痛经；虚寒腹痛，风湿痹痛，跌扑损伤，痈疽疮疡；肠燥便秘。

【用法用量】煎服，6～12g。酒当归活血通经，用于经闭痛经，风湿痹痛，跌扑损伤。

【使用注意】湿盛中满、大便泄泻者忌服。

何首乌

本品为蓼科植物何首乌（*Polygonum multiflorum* Thunb.）的干燥块根，其藤茎称“夜交藤”。秋、冬二季叶枯萎时采挖，削去两端，洗净，个大的切成块，干燥。

【性味归经】苦、甘、涩，温。归肝、心、肾经。

【功效】制用：补肝肾，益精血，乌须发，强筋骨，化浊降脂。生用：解毒，消痈，截疟，润肠通便。

【应用】精血亏虚，头晕眼花，须发早白，腰膝酸软，肢体麻木，崩漏带下；久病体虚；瘰疬疮痈，风疹瘙痒；肠燥便秘；高血脂。

【用法用量】煎服，制何首乌 6 ~ 12g；生何首乌 3 ~ 6g。

【使用注意】大便溏泻及痰湿较重者不宜服用。

（三）补阴药

凡具有养阴生津功效，以滋阴养液，生津润燥为主要作用，治疗阴虚证的药物称为补阴药。本类药物主要适用于阴液亏虚所致咽干口燥、便秘尿黄及阴虚内热所致五心烦热、潮热盗汗等病证。其药物大多甘寒滋腻，凡脾胃虚弱、痰湿内阻、纳呆便溏者不宜使用。

北沙参

本品为伞形科植物珊瑚菜（*Glehnia lit - toralis* F. Schmidt ex Miq.）的根部，7—8 月或 9 月下旬采挖，除去地上茎及须根，洗净泥土，放开水中烫后剥去外皮，晒干或烘干。

【性味】甘，微苦。归肺、脾经。

【功效】养阴清肺，益胃生津。

【应用】肺热燥咳、劳嗽痰血、干咳痰黏；胃阴不足，热病津伤，咽干口渴。

【用法用量】煎服，5 ~ 12g。

【使用注意】不宜与藜芦同用。

麦冬

本品为百合科植物麦冬（沿阶草）［*Ophiopogon japonicus*（Thunb.）Ker - Gawl.］的干燥块根。夏季采挖，洗净，反复暴晒、堆置，至七八成干，除去须根，干燥。

【性味归经】甘、微苦，微寒。归心、肺、胃经。

【功效】养阴润肺，益胃生津，清心除烦。

【应用】肺燥干咳，阴虚劳嗽，喉痹咽痛；胃阴不足，津伤口渴，内热消渴，肠燥便秘；心阴虚及温病热扰心营，心烦失眠。

【用法用量】煎服，6 ~ 12g。

枸杞子

本品为茄科植物宁夏枸杞（*Lycium barbarum* L.）的干燥成熟果实。夏、秋二季果实呈红色时采收，热风烘干，除去果梗。或晾至皮皱后，晒干，除去果梗。

【性味归经】甘，平。归肝、肾经。

【功效】滋补肝肾，益精明目。

【应用】肝肾阴虚，虚劳精亏，腰膝酸痛，眩晕耳鸣，阳痿遗精，内热消渴，血虚萎黄，目昏不明。

【用法用量】煎服，6～12g。

百合

本品为百合科植物卷丹（*Lilium lancifolium* Thunb.）、百合（*Lilium brownii* F. E. Brown var. viridulum Baker）或细叶百合（*Lilium pumilum* DC.）的干燥肉质鳞叶。秋季采挖，洗净，剥取鳞叶，置沸水中略烫，干燥。

【性味归经】甘，寒。归心、肺经。

【功效】养阴润肺，清心安神。

【应用】阴虚燥咳，劳嗽咯血；虚烦惊悸，失眠多梦，精神恍惚。

【用法用量】煎服，6～12g。清心安神宜生用，蜜炙可增强润肺作用。

（四）补阳药

凡具有温补阳气功效，以补助阳气为主要作用，治疗阳虚证的药物，称为补阳药。本类药物主要适用于阳气不足所致形体寒冷、面色㿠白、神疲自汗及阳气欲脱等病证。补阳药大多药性温燥，易伤阴耗液，凡阴虚火旺者不宜使用。

鹿茸

本品为鹿科动物梅花鹿（*Cervus nippon* Temminck）或马鹿（*Cervus elaphus* Linnaeus）的雄鹿未骨化密生茸毛的幼角。前者习称“花鹿茸”，后者习称“马鹿茸”。夏、秋二季锯取鹿茸，经加工后，阴干或烘干。

【性味归经】甘、咸，温。归肾、肝经。

【功效】壮肾阳，益精血，强筋骨，调冲任，托疮毒。

【应用】肾阳虚衰，精血不足，阳痿滑精，宫冷不孕，羸瘦，神疲，畏寒，眩晕，耳鸣耳聋；肾虚骨弱，腰膝无力或小儿五迟；妇女冲任虚汗，崩漏带下；疮疡久溃不敛，阴疽疮肿内陷不起。

【用法用量】1～2g，研末吞服；或入丸散。

【使用注意】宜从小量开始，缓缓增加，不可骤用大量，以免阳升风动，头晕目赤，或伤阴动血。凡发热者均当忌服。

冬虫夏草

为麦角菌科植物冬虫夏草菌寄生在蝙蝠蛾科昆虫幼虫上的子座及幼虫的尸体的复合体。

【性味归经】甘、平。归肾、肺经。

【功效】补肺益肾，止血化痰。

【应用】肾虚精亏，阳痿遗精，腰膝酸痛；久咳虚嗽，劳嗽痰血。

【用法用量】煎汤，5 ~ 10g；可与鸡、鸭炖食。

【使用注意】有表邪者不宜使用。

杜仲

本品为杜仲科植物杜仲（*Eucommia ulmoides* Oliv.）的干燥树皮。4—6 月剥取，刮去粗皮，堆置“发汗”至内皮呈紫褐色，晒干。

【性味归经】甘，温。归肝、肾经。

【功效】补肝肾，强筋骨，安胎。

【应用】肝肾不足，腰膝酸痛，筋骨无力，头晕目眩；肝肾亏虚，妊娠漏血，胎动不安。

【用法用量】煎服，6 ~ 9g。

【使用注意】炒用破坏其胶质，利于有效成分煎出，比生用效果好。本品为温补之品，阴虚火旺者慎用。

十二、固涩药

固涩药指具有收敛固涩功效，以敛耗散、固滑脱为主要作用，治疗多汗、遗泄滑脱、崩漏带下的药物。根据作用特点，本类药物分收敛止汗药、涩肠止泻药、涩精缩尿药及固崩止带药四类。

（一）收敛止汗药

麻黄根

本品为麻黄科植物草麻黄（*Ephedra sinica* Stapf）或中麻黄（*Ephedra intermedia* Schrenk et C. A. Mey.）的干燥根及根茎。秋末采挖，除去残茎、须根及泥沙，干燥。

【性味归经】甘，平。归心、肺经。

【功效】固表止汗。

【应用】自汗，盗汗。外用各种虚寒证。

【用法用量】煎服，3～9g。外用适量研粉撒扑。

【使用注意】表邪未解者忌用。

五味子

本品为木兰科植物五味子［*Schisandra chinensis*（Turcz.）Baill.］或华中五味子（*Schisandra sphenanthera* Rehd. et Wils.）的干燥成熟果实。前者习称"北五味子"，后者习称"南五味子"。秋季果实成熟时采摘，晒干或蒸后晒干，除去果梗及杂质。

【性味归经】酸、甘，温。归肺、心、肾经。

【功效】收敛固涩，益气生津，补肾宁心。

【应用】久嗽虚喘；梦遗滑精，遗尿尿频；久泻不止；自汗，盗汗；津伤口渴，内热消渴；心悸失眠，多梦。

【用法用量】煎服，3～6g。

【使用注意】表邪未解，内有实热，咳嗽初起，麻疹初期等不宜使用。

（二）涩肠止泻药

乌梅

本品为蔷薇科植物梅［*Prunus mume*（Sieh.）Sieb. et Zucc.］的干燥近成熟果实。夏季果实近成熟时采收，低温烘干后闷至色变黑。

【性味归经】酸、涩，平。归肝、脾、肺、大肠经。

【功效】敛肺，涩肠，生津，安蛔。

【应用】肺虚久咳，久痢滑肠，蛔厥呕吐腹痛，虚热消渴；崩漏不止，便血。外用消疮毒，并治胬肉外突。

【用法用量】煎服，3～10g；大剂量可用至30g。外用适量，捣烂或炒炭研末外敷。止泻止血宜炒炭用。

【使用注意】外有表邪或内有实热积滞者均不宜服。

（三）涩精缩尿药

山茱萸

本品为山茱萸科植物山茱萸（*Cornus officinalis* Sieb. et Zucc.）的干燥成熟

果肉。秋末冬初果皮变红时采收果实，用文火烘或置沸水中略烫后，及时除去果核，干燥。

【性味归经】酸、涩，微温。归肝、肾经。

【功效】补益肝肾，收涩固脱。

【应用】眩晕耳鸣，腰膝酸痛，阳痿遗精，遗尿尿频，崩漏带下，月经过多；大汗不止，体虚欲脱；内热消渴。

【用法用量】煎服，6～12g，急救固脱 20～30g。

【使用注意】素有湿热及小便淋涩者不宜使用。

桑螵蛸

本品为螳螂科昆虫大刀螂（*Tenodera sinensis* Saussure）、小刀螂［*Statilia maculata*（Thunberg）］或巨斧螳螂［*Hierodula patellifera*（Serville）］的干燥卵鞘，以上三种分别习称“团螵蛸”“长螵蛸”及“黑螵蛸”。深秋至次春采收，除去杂质，蒸至虫卵死后，干燥。

【性味归经】甘、咸，平。归肝、肾经。

【功效】固精缩尿，补肾助阳。

【应用】遗精滑精，遗尿尿频，肾虚阳痿。

【用法用量】煎服，5～9g。

【使用注意】本品助阳固涩，故阴虚火旺或膀胱湿热所致的遗精、小便频数者忌用。

金樱子

本品为蔷薇科常绿攀援灌木金樱子（*Rosa laevigata* Michx.）的干燥成熟果实。10—11 月果实成熟变红时采收，干燥，除去毛刺，生用。

【性味归经】酸、甘、涩，平。归肾、膀胱、大肠经。

【功效】固精缩尿止带，涩肠止泻。

【应用】遗精滑精，遗尿尿频，带下，久泻久痢；崩漏，脱肛，子宫脱垂证等。

【用法用量】6～12g。

（四）固崩止带药

海螵蛸

本品为乌贼科动物无针乌贼（*Sepiella maindroni* de Rochebrune）或金乌贼

(*Sepia esculenta* Hoyle) 的干燥内壳。收集乌贼鱼的骨状内壳，洗净，干燥，生用。

【性味归经】咸、涩，温。归脾、肾经。

【功效】收敛止血，固精止带，制酸止痛，收湿敛疮。

【应用】遗精滑精，赤白带下；崩漏，便血，吐血，及外伤出血；胃痛吞酸；湿疹湿疮，溃疡不敛。

【用法用量】煎服，5～9g。散剂酌减。外用适量，研末敷患处。

十三、平肝息风药

平肝息风药指具有平肝潜阳、息风止痉功效，以平肝阳、息肝风、止抽搐为主要作用，治疗肝阳上亢或肝风内动的药物。本类药物主要适用于肝阳上亢所致头晕目眩及肝风内动所致痉挛抽搐等病证。

天麻

本品为兰科植物天麻（*Gastrodia elata* Blume.）的干燥块茎。春季4—5月间采挖为“春麻”；立冬前9—10月间采挖的为“冬麻”，质量较好。挖起后趁鲜洗去泥土，用清水或白矾水略泡，刮去外皮，水煮或蒸透心，切片，摊开晾干。

【性味归经】甘，平。归肝经。

【功效】息风止痉，平抑肝阳，祛风通络。

【应用】肝风内动、惊痫抽搐，破伤风；头痛眩晕；肢体麻木，手足不遂，风湿痹痛。

【用法用量】煎服，3～9g。

钩藤

本品为茜草科植物钩藤［*Uncaria rhynchophylla*（Miq.）Jacks.］、大叶钩藤（*Uncaria macrophylla* Wall.）、毛钩藤（*Uncaria hirsuta* Havil.）、华钩藤［*Uncaria sinensis*（Oliv.）Havil.］或无柄果钩藤（*Uncaria sessilifructus* Roxb.）的干燥带钩茎枝。秋、冬二季采收，去叶，切段，晒干。

【性味归经】甘，凉。归肝、心包经。

【功效】清热平肝，息风定惊，清热透邪，定惊止搐。

【应用】头痛眩晕；肝风内动，惊痫抽搐，高热惊厥；小儿惊啼，感冒夹惊。

【用法用量】煎服，3～12g，入煎剂宜后下。

全蝎

本品为钳蝎科动物东亚钳蝎（*Buthus martensii* Karsch）的干燥体。春末至秋初捕捉，除去泥沙，置沸水或沸盐水中，煮至全身僵硬，捞出，置通风处，阴干。

【性味归经】辛，平。有毒。归肝经。

【功效】息风镇痉，攻毒散结，通络止痛。

【应用】肝风内动，痉挛抽搐，小儿惊风，中风口眼㖞斜，半身不遂，破伤风；疮疡肿毒，瘰疬痰核；风湿顽痹，顽固性偏正头痛。

【用法用量】煎服，3～6g，外用适量。

十四、安神药

安神药指具有安神定志功效，以镇惊、养心为主要作用，治疗神志不安的药物。分重镇安神药及养心安神药两类，分别适用于心神受扰及心神失养所致的惊悸怔忡、失眠多梦等病证。本类药物部分为矿石类药物，有毒，应中病即止，不可久服。

朱砂

本品为硫化物类矿物辰砂族辰砂，主含硫化汞（HgS）。采挖后，选取纯净者，用磁铁吸净含铁的杂质，再用水淘去杂石和泥沙。

【性味归经】甘，微寒。有毒。归心经。

【功效】清心镇惊，安神解毒，明目。

【应用】心神不宁，心悸易惊，失眠多梦；癫痫发狂，小儿惊风；视物昏花；口疮，喉痹，疮疡肿毒。

【用法用量】内服，只宜入丸散服，每次0.1～0.5g；不宜入煎剂。外用适量。

【使用注意】本品有毒，不宜大量服用，也不宜少量久服，孕妇及肝肾功能不全者禁服。入药只宜生用，忌火煅。

龙骨

本品为古代哺乳动物如象类、犀牛类、三趾马等的骨骼化石。采挖后，除去泥沙杂质，贮于干燥处，用时打碎，生用或煅用。

【性味】甘、涩，平。归心、肝、肾经。

【功效】镇惊安神，平肝潜阳，收敛固涩。

【应用】心神不宁，心悸失眠，惊痫癫狂；肝阳眩晕；遗精，遗尿，崩漏，带下等滑脱诸证；湿疮痒疹，疮疡久溃不敛。

【用法用量】煎服，15～30g，先煎。外用适量。镇静安神，平肝潜阳生用，收敛固涩煅用。

酸枣仁

本品为鼠李科植物酸枣［*Ziziphus jujuba* Mill. var. spinosa（Bunge）Hu ex H. F. Chou］的干燥成熟种子。秋末冬初采收成熟果实，除去果肉及核壳，收集种子，晒干。

【性味归经】甘、酸，平。归肝、胆、心经。

【功效】养心补肝，安神，敛汗，生津。

【应用】虚烦不眠，惊悸多梦；体虚多汗，津伤口渴。

【用法用量】煎服，9～15g。

远志

本品为远志科植物远志（*Polygala tenuifolia* Willd.）或卵叶远志（*Polygala sibirica* L.）的干燥根。春、秋二季采挖，除去须根及泥沙，晒干。

【性味归经】苦、辛，温。归心、肾、肺经。

【功效】安神益智，祛痰开窍，消散痈肿，交通心肾。

【应用】心肾不交引起的失眠多梦，健忘惊悸，神志恍惚，咳嗽痰多，疮疡肿毒，乳房肿痛。

【用法用量】煎服，3～9g。

【使用注意】胃溃疡或胃酸者慎用。

十五、开窍药

开窍药指具有开窍醒神功效，以通关开窍、醒脑复神为主要作用，治疗闭证神昏的药物。主要适用于热陷心包所致神昏谵语，痰蒙心窍所致神昏癫痫，以及中风、中暑所致窍闭神昏等病证。本类药物辛香走窜，易伤正气，应中病即止，不可久服。

麝香

本品为鹿科动物林麝（*Moschus berezovskii* Flerov）、马麝（*Moschus sifanicus* Przewalski）或原麝（*Moschus moschiferus* Linnaeus）成熟雄体香囊中的干燥分泌物。野麝多在冬季至次春猎取，猎获后，割取香囊，阴干，习称“毛壳麝香”；剖开香囊，除去囊壳，习称“麝香仁”。家麝直接从其香囊中取出麝香仁，阴干或用干燥器密闭干燥。

【性味归经】辛，温。归心、脾经。

【功效】开窍醒神，活血通经，消肿止痛。

【应用】热病神昏，中风痰厥，气郁暴厥，中恶昏迷；血瘀经闭，癥瘕，胸痹心痛，心腹暴痛，跌扑伤痛，风寒湿痹；疮疡肿毒，瘰疬痰核；难产，死胎，胞衣不下。

【用法用量】每次 0.03 ~0.1g，多入丸散。外用适量。

【使用注意】孕妇禁用。

苏合香

本品为金缕梅科植物苏合香树（*Liquidambar orientalis* Mill.）所分泌的树脂。初夏将树皮击伤或割破深达木部，使香树脂渗入树皮内。于秋季剥下树皮，榨取香树脂，残渣加水煮后再压榨，榨出香脂即得。

【性味归经】辛，温。归心、脾经。

【功效】开窍醒神，辟秽，温通散寒。

【应用】中风痰厥，猝然昏倒，惊痫；胸腹冷痛，胸痹心痛；暑湿秽浊所致腹痛吐泻。

【用法用量】每次 0.3 ~1g，多入丸散。

【使用注意】苏合香适用于寒闭证。不入煎剂。

十六、外用药

凡以在体表使用为主要给药途径的药物称为外用药。本类药物主要适用于疥癣、湿疹、痈疽、麻风、毒蛇咬伤等病证。本类药物多数具有毒性，部分有剧毒，须注意用量，以防中毒。

硫黄

本品为自然元素类矿物硫族自然硫，采挖后，加热熔化，除去杂质；或用含硫矿物经加工制得。

【性味归经】酸，温。有毒。归肾、大肠经。

【功效】外用解毒杀虫疗疮；内服补火助阳通便。

【应用】外用治疗疥癣，湿疹，阴疽恶疮；内服使用治疗阳痿，虚喘冷哮，虚寒便秘。

【用法用量】外用适量，研末或加油调涂敷患处。内服 1.5 ~3g，炮制后入丸、散服。

【使用注意】阴虚火旺及孕妇慎服。

雄黄

本品为硫化物类矿物雄黄族雄黄，主含二硫化二砷（As_2S_2）。采挖后，除去杂质，或由低品位矿石浮选生产的精矿粉。

【炮制】雄黄粉：取雄黄照水飞法水飞，晾干。

【性味归经】辛，温。有毒。归肝、大肠经。

【功效】解毒杀虫，燥湿祛痰，截疟。

【应用】痈肿疔疮，湿疹疥癣，蛇虫咬伤；虫积腹痛，惊痫，疟疾。

【用法用量】内服，0.05～0.1g，入丸散用。外用适量，熏涂患处。

【使用注意】内服宜慎；不可久用。孕妇禁用。

复习思考题

1. 简述中药四气五味的主要内容。
2. 简述补益药的分类和主要代表药物。

第九章　方剂

第一节　方剂的基本知识

一、方剂与治法

方剂是中医学理、法、方、药的一个组成部分，是在治法指导下，按照组方原则配伍而成的药物有序组合；治法则是在辨清证候、审明病因病机的基础上所制定的，即“方从法出”，“法随证立”。只有治法与病证相符，方剂的功用与治法相同，才能使邪去正复，药到病除。

二、方剂的组成原则

方剂的组成不是单纯药物的堆积，而是有一定的原则和规律。古人用君、臣、佐、使四个部分加以概括，用以说明药物配伍的主从关系。

（1）君药：针对病因或主证起主要治疗作用的药物，一般效力较强，药量较大。

（2）臣药：一是指方中能够协助和加强君药作用的药物；二是针对兼病或兼证起治疗作用的药物，其在方中之药力小于君药。

（3）佐药：一是佐助药，即协助君、臣药以加强治疗作用，或直接治疗次要兼证的药物；二是佐制药，即制约君、臣药的峻烈之性，或减轻、消除君、臣药毒性的药物；三是反佐药，根据某些病证之需，配伍少量与君药性味或作用相反而又能在治疗中起相成作用的药物。其在方中之药力小于臣药，一般用量较轻。

（4）使药：一是引经药，即能引方中诸药至病所的药物；二是调和药，即具有调和方中诸药作用的药物。

临床应用时，不一定每首方剂都须具备佐、使药，若病情比较简单，用一二味药即可奏效，或君、臣无毒烈之性，有的则不需加用佐药。主要药物能至病所，则不必再用引经药。一般君药宜少，臣药可多于君药，而使药用一二味即可，即方药中药味的多少，以及君、臣、佐、使是否齐备，应视病情与治法的需要来确定。

三、方剂的变化

方剂的组成既要遵循一定的原则，也要根据临床实际情况予以灵活化裁，加减应用。

（1）药味加减的变化：在主证未变的情况下，随着兼证的变化，加入或易去某些药物，使之更合乎治疗的需要，也叫“随证加减”。

（2）药量加减的变化：指组成方剂的药物不变，但药量有了改变，因而改变了该方功用和主治证的主要方面。

（3）剂型更换的变化：中药制剂种类较多，各有特点。同一方剂，由于剂型不同，其治疗作用也不相同，如临床上经常将汤剂改成丸、散、膏剂，或将丸、散方药改为汤剂，主要是取缓急不同之意。

四、常用的方剂剂型

1. 汤剂

把药物配齐后，用水或黄酒或水酒各半浸泡后，再煎煮一定时间，然后去渣取汁，称为汤剂，一般作内服用。汤剂优点是吸收快，疗效快，而且便于加减使用，能较全面地照顾到每一个患者或各种病证的特殊性，是中医临床最广泛使用的一种剂型。

2. 酒剂

酒剂俗称药酒，是将药物浸泡入酒中，或加热隔水炖煮，去渣取液供内服或外用。常于祛风通络和补益剂中使用。

3. 散剂

将药物研碎，成为均匀混合的干燥粉末，有内服与外用两种。散剂有制作简便、便于服用携带、吸收较快、节省药材、不易变质等优点。

4. 丸剂

将药物研成细末，以蜜、水或米糊、面糊、酒、醋、药汁等作为赋形剂制成的圆形固体剂型。丸剂吸收缓慢，药力持久，而且体积小，服用、携带、贮存都比较方便，也是一种常用的剂型。一般适用于慢性、虚弱性疾病。

5. 膏剂

将药物煎煮取汁浓缩成半固体叫膏剂。有内服及外用两种，内服的如雪梨膏等；外用的如风湿膏、狗皮膏药等。

其他剂型还有片剂、冲剂、丹剂、针剂等。

五、汤剂的煎服法

中药煎服恰当与否，直接影响其疗效，因此，必须了解中药的煎服方法。

（一）煎法

1. 煎药器具

以砂锅、搪瓷皿为好，忌用铁器，以免发生化学反应。

2. 煎药用水量

根据药物体积而定，一般以水浸过药面为度。

3. 煎药火候

一般先用武火（急火），沸腾后改用文火（慢火），同时应根据药物性味及所需要煎煮时间的要求酌定火候。

4. 煎药方法

（1）先煎：贝壳类、矿石类药物，因质坚而难煎出味，应打碎先煎，煮沸 10～20 分钟后，再下其他药。此外，芦根、茅根、竹茹等质轻的药物，宜先煎取汁，用其汁代水煎其他药。

（2）后下：气味芳香的药借其挥发油取效者，煎 4～5 分钟即可，以防其有效成分走散。

（3）包煎：为防止煎后药混浊或减少对消化道、咽喉的不良刺激，要用薄布将药包好，再放入内煎煮，如赤石脂、滑石、旋覆花等。

（4）另煎：某些贵重药，如羚羊角、西洋参等，为保存其有效成分，可另炖或另煎。

（5）溶化（烊化）：胶质、黏性大的药物，如阿胶、鹿角胶等，应先单独加温溶化，趁热与煎好的药液混合均匀，顿服或分服。

（6）冲服：某些不宜加热煎煮的芳香或贵重药物，可研为细末，用药液或温水冲服，如牛黄、麝香等。

（二）服法

1. 服药次数

汤剂一般每日一剂，煎两次取汁，分 2～3 次服。病情重或老年、儿童酌情增减。

2. 服药时间

饭前约 1 小时服为宜；对胃肠有刺激的药物宜饭后服；滋补药宜空腹服；安神药宜睡前服；急病不拘时间服；慢性病应定时服。

3. 服药温度

以温服为宜。但热证者可冷服；寒证者可热服；发汗药宜趁热顿服，服后加盖衣被，以利发汗；服药易吐者，可先服姜汁，再服药；不能口服者，可鼻饲或灌肠。

第二节　方剂的分类及常用方剂

历代医家对方剂的分类进行过多种探讨和尝试，如按病名、证候、功效、临床分科、方剂结构等多种分类方法。本节遵循以法统方的原则，介绍常用的方剂如下。

一、解表剂

凡以解表药为主，具有发汗解肌、疏达腠理、透邪外出等作用，主治表证的方剂，统称为解表剂。解表剂属于八法中的汗法。凡风寒所伤或温病初起，以及麻疹、疮疡、水肿、痢疾等病初起之时，以恶寒发热并见、舌苔薄白或薄黄、脉浮等为主要表现者，均可用解表剂治疗。解表剂多用辛散轻扬之品，不宜久煎，以免药性耗散，功效减弱。在服法上一般适宜温服，服后宜避风寒，或增衣被以助汗出。服药期间应注意禁食生冷、油腻之品，以免影响药物的吸收和药效的发挥。

麻黄汤（《伤寒论》）

【组成】麻黄（去节）9g　桂枝（去皮）6g　杏仁（去皮尖）6g　甘草（炙）3g

【用法】水煎服，服后微取汗。

【功效】发汗解表，宣肺平喘。

【主治】外感风寒表实证。恶寒发热，头身疼痛，无汗而喘，苔薄白，脉浮紧。

【方解】方中麻黄性温，辛散入肺经，既开泄腠理散寒邪，又宣畅肺气平喘咳，为君药。桂枝通营达卫，既助麻黄发汗解表，又畅行营阴止疼痛，使表邪祛、营卫和，为臣药。杏仁苦降入肺，肃降肺气以平喘咳，与麻黄配伍，一宣一降，以复肺之宣肃功能，增平喘止咳之功，为佐药。炙甘草调和诸药，既益气扶正，又能缓和麻、桂之峻烈之性，使汗出而不伤正，为使药而兼佐药之用。

【使用注意】本方为发汗峻剂，药后一经汗出，则不宜再服。外感表虚自汗、外感风热、体虚外感等，均忌用。

桂枝汤（《伤寒论》）

【组成】桂枝（去皮）9g　芍药9g　甘草（炙）6g　生姜9g　大枣（擘）3g

【用法】水煎服，服后饮热稀粥少许，使微微汗出。

【功效】解肌发表，调和营卫。

【主治】外感风寒表虚证。头痛发热，汗出恶风，鼻鸣干呕，口不渴，舌苔薄白，脉浮缓或浮弱。

【方解】方中桂枝为君药，辛甘散寒。白芍为臣药，酸寒敛阴。生姜辛温，既助桂枝发汗解表，又温胃止呕；大枣甘平，既能益气补中，又助白芍益阴和营以助汗源。姜枣相配，为补脾和胃、调和营卫的常用药对，共为佐药。炙甘草益气和中，调和诸药，功兼佐使之用。

【使用注意】外感风寒表实证及温病初起、风热表证，均不宜用。

银翘散（《温病条辨》）

【组成】银花30g　连翘15g　桔梗12g　薄荷6g　竹叶6g　生甘草6g　荆芥穗12g　淡豆豉12g　牛蒡子12g　芦根30g

【用法】水煎服。

【功效】辛凉透表，清热解毒。

【主治】温病初起。发热无汗，或有汗不畅，微恶风寒，头痛口渴，咳嗽咽痛，舌尖红，苔薄白或薄黄，脉浮数。

【方解】方中银花、连翘芳香清解，既轻宣透表，又清热解毒，重用为君药。薄荷、牛蒡子辛凉宣散，疏散风热，清利头目；豆豉、荆芥穗辛而微温，透邪外出，两药虽为辛温解表药，但辛而不烈，温而不燥，配伍在辛凉药中，可增强透表之力，共为臣药。桔梗宣肺止咳；竹叶清上焦热；芦根清热生津，同为佐药。甘草调和诸药为使。

桑菊饮（《温病条辨》）

【组成】桑叶7.5g　菊花3g　杏仁6g　桔梗6g　甘草2.5g　薄荷2.5g　连翘5g　芦根6g

【用法】水煎温服。

【功效】疏风清热，宣肺止咳。

【主治】风温初起。咳嗽，身热不甚，口微渴，脉浮数。

【方解】方中桑叶甘寒质润，轻清疏散，长于散肺中风热以止咳；菊花辛甘性寒，长于疏散上焦风热，清头目以肃肺，二者相须为用，共为君药。薄荷协助桑叶、菊花疏散风热，清利头目；杏仁苦降，肃降肺气，桔梗辛散，开宣肺气；二药相合，一宣一降，以复肺脏宣降而祛痰止咳，为宣降肺气的常用药对，共为臣药。连翘清上焦风热以解毒；芦根清热生津止渴，共为佐药。甘草调和诸药，为使药，与桔梗相配祛痰利咽。

麻杏石甘汤（《伤寒论》）

【组成】麻黄 9g　杏仁 9g　炙甘草 6g　石膏 24g

【用法】水煎温服。

【功效】辛凉解表，清肺平喘。

【主治】表邪未解，肺热咳喘证。身热不解，有汗或无汗，咳逆气急，甚则鼻煽，口渴，舌苔薄白或黄，脉浮而数。

【方解】方中麻黄开宣肺气，以解表平喘，为君药。石膏辛甘大寒，清泄肺热以生津，为臣药；杏仁止咳平喘，与麻黄相配则宣降相因，以止咳平喘，为臣药。甘草调和诸药，益气和中，更能调和于寒温宣降之间，为佐使药，与石膏相配，又甘寒生津，用治口渴。

【使用注意】本方辛凉宣泄，清肺平喘，只宜于热邪壅闭于肺的实喘证，若系风寒及肺虚等其他原因引起的喘咳，则不宜使用。

小青龙汤（《伤寒论》）

【组成】麻黄 9g　芍药 9g　细辛 3g　干姜 6g　炙甘草 6g　桂枝 6g　五味子 6g　半夏 9g

【用法】水煎温服。

【功效】解表散寒，温肺化饮。

【主治】外寒内饮证。恶寒发热，无汗，头身疼痛，咳嗽气喘，痰多清稀，甚则咳喘不能平卧，或干呕，或头面四肢浮肿，舌苔白滑，脉浮。

【方解】方中麻黄、桂枝相须为用，发汗解表；且麻黄能宣肺平喘咳，桂枝能温阳化内饮，共为君药。干姜、细辛为辛温之品，既温肺以化内饮，又辛散助以解外寒，为臣药。五味子敛肺止咳；芍药益阴血而敛津液；半夏燥湿化痰，和胃降逆，共为佐药。炙甘草益气和中，调和于辛散酸收之间，兼佐使之用。

二、祛风剂

凡以辛散祛风或息风止痉的药物为主组成，具有疏散外风或平息内风作用的方剂，称为祛风剂。外风是指风邪侵袭人体头面、经络、肌肉、关节、筋骨等所致的病证；内风是内生之风，是由脏腑功能失调所致的风病。祛风剂分为疏散外风和平息内风两大类，分别适用于外风所致的头痛、风湿痹痛、风邪中于头面经络等外风之证，以及内风所致的肝阳上亢、阴虚风动等内风之证。

祛风剂药性多温燥，津液不足，阴虚有热者慎用。

（一）疏散外风

消风散（《外科正宗》）

【组成】当归 6g　生地黄 6g　防风 6g　蝉蜕 6g　知母 6g　苦参 6g　胡麻仁 6g　荆芥 6g　苍术 6g　牛蒡子 6g　石膏 6g　甘草 3g　木通 3g

【用法】水煎服。

【功效】疏风止痒，清热除湿。

【主治】风疹、湿疹。皮肤疹出色红，或遍身云片斑点，瘙痒，抓破后渗出水液，苔白或黄，脉浮数。

【方解】方中用荆芥、防风、牛蒡子、蝉蜕开泄腠理，疏风透表止痒，且荆芥又善祛血中之风，共为君药。苍术祛风燥湿；苦参清热燥湿；木通渗利湿热，是为湿邪而设，以除湿止痒；石膏、知母清热泻火除烦，是为热邪而用，共为臣药。又因“治风先治血，血行风自灭”，故用当归、生地黄、胡麻仁养血活血，滋阴润燥，以防风之燥性，共为佐药。甘草清热解毒，调和诸药，为使药。

川芎茶调散（《太平惠民和剂局方》）

【组成】川芎 9g　荆芥 9g　薄荷 9g　白芷 6g　羌活 6g　防风 6g　甘草 6g　细辛 3g

【用法】上为细末，每服 6g，食后清茶调下。

【功效】疏风止痛。

【主治】外感风邪头痛。偏正头痛或巅顶作痛，恶寒发热，目眩鼻塞，舌苔薄白，脉浮。

【方解】方中川芎祛风止痛，为治各经头痛的要药，尤善治少阳经、厥阴经头痛，又辛散活血止痛，为君药。薄荷、荆芥辛散轻扬，疏风止痛，清利头目，且薄荷用量独重，以其辛凉之性，制诸风药之温燥，为臣药。羌活、白芷、细辛、防风疏风散邪治头痛，其中羌活镇痛力强，善治太阳经头痛；白芷善通窍止痛，治阳明经头痛；细辛散寒止痛，长于治少阴经头痛，并宣通鼻窍，防风疏风解表，为佐药。甘草调和诸药，缓和风药之燥性；服时用清茶调服，取其苦凉轻清，清上降下，使升中有降，不致升散太过，共为使药。

独活寄生汤（《备急千金要方》）

【组成】独活9g　桑寄生6g　杜仲6g　牛膝6g　细辛6g　秦艽6g　茯苓6g　肉桂心6g　防风6g　川芎6g　人参6g　甘草6g　当归6g　芍药6g　干地黄6g

【用法】水煎服。

【功效】祛风湿，止痹痛，益肝肾，补气血。

【主治】痹证日久，肝肾不足，气血两虚。腰膝关节疼痛，屈伸不利，或麻木不仁，畏寒喜温，舌淡苔白，脉细弱。

【方解】方中独活辛苦微温，长于除久痹，治伏风，祛下焦风寒湿邪以蠲痹止痛，为君药。秦艽、防风祛风湿，止痹痛；细辛辛温发散，祛寒止痛；肉桂温里散寒，温通经脉，共为臣药。桑寄生、牛膝、杜仲补肝肾而强筋骨，其中桑寄生兼能祛风湿，牛膝兼能活血利肢节；人参、茯苓、甘草补气健脾；当归、芍药、地黄、川芎养血活血，均为佐药。

（二）平息内风

天麻钩藤饮（《杂病证治新义》）

【组成】天麻12g　钩藤（后下）12g　石决明（先煎）12g　栀子12g　黄芩12g　川牛膝12g　杜仲12g　益母草12g　桑寄生12g　夜交藤12g　朱茯神12g

【用法】水煎服。

【功效】平肝息风，清热活血，补益肝肾。

【主治】肝阳偏亢，肝风上扰证。头痛，眩晕，失眠，震颤，或口苦面红，舌红苔黄，脉弦或数。

【方解】方中天麻平肝息风止眩；钩藤清肝息风定眩，共为君药。石决明长于平肝潜阳，清热明目，助君平肝息风；川牛膝活血利水，引血下行，直折亢阳，共为臣药。益母草活血利水，与牛膝配伍以平降肝阳；栀子、黄芩清肝降火，以折其亢阳；杜仲、桑寄生补益肝肾，以治其本；夜交藤、朱茯神宁心安神，为佐药。

【注意事项】肝经实火之头痛、眩晕，不宜使用本方。

镇肝熄风汤（《医学衷中参西录》）

【组成】怀牛膝30g　生赭石30g　生龙骨15g　生牡蛎15g　生龟甲15g　生杭芍15g　玄参15g　天冬15g　川楝子6g　生麦芽6g　茵陈6g　甘草4.5g

【用法】水煎服。

【功效】镇肝息风，滋阴潜阳。

【主治】类中风。头目眩晕，目胀耳鸣，脑中热痛，心中烦热，面色如醉，或时常噫气，或肢体渐觉不利，口眼渐形喎斜，甚或眩晕颠仆，昏不知人，移时始醒，醒后不能复原，脉弦长有力。

【方解】方中重用怀牛膝引血下行，折其亢阳，兼滋养肝肾，为君药。生赭石重镇沉降，镇肝降逆，与牛膝相配，引气血下行；生龙骨、生牡蛎潜阳降逆，既可潜降上亢之肝阳，又可平镇上逆之气血共为臣药。生龟甲、玄参、天冬、杭白芍滋阴养血，柔肝熄风，使阴液充足，以制亢阳；用茵陈、川楝子、生麦芽清泻肝阳，条达肝气，使肝气疏达，而肝阳自平，共为佐药。生甘草调和诸药，与生麦芽合用，又能养胃和中，以防金石药碍胃，为使药。

三、祛湿剂

凡以祛湿药为主组成，具有化湿利水、通淋泄浊等作用，治疗水湿病证的方剂，统称祛湿剂。祛湿剂属八法中的消法。湿邪为病，有外湿、内湿之分。祛湿剂分为清热祛湿、利水渗湿、温化寒湿、祛风胜湿、燥湿和胃等五类。湿为阴邪，其性重浊黏腻，最易阻碍气机，而气机阻滞，又使湿邪不得运化，故祛湿剂中常常配伍理气之品，以求气化则湿化。祛湿剂多由芳香温燥或甘淡渗利之药组成，易于耗伤阴津，故素体阴虚津亏、病后体弱及孕妇均应慎用。

茵陈蒿汤（《伤寒论》）

【组成】茵陈18g　栀子9g　大黄6g

【用法】水煎服。

【功效】清热，利湿，退黄。

【主治】湿热黄疸。一身面目俱黄，黄色比较鲜明，食少呕恶，腹满便秘，小便黄赤，舌苔黄腻，脉沉数。

【方解】方中重用茵陈为君药，清热利湿退黄，为治疗湿热黄疸要药。臣以栀子清利三焦，使湿热之邪从小便而出；大黄泻热通便，使湿热之邪随大便而下。

三仁汤（《温病条辨》）

【组成】杏仁 12g　飞滑石 12g　生薏苡仁 15g　白通草 6g　白蔻仁 6g　竹叶 6g　厚朴 6g　半夏 6g

【用法】水煎服。

【功效】宣畅气机，清利湿热。

【主治】湿重于热之湿温病。头痛恶寒，身重疼痛，面色淡黄，胸闷不饥，午后身热，舌白不渴，脉弦细而濡等。

【方解】方中“三仁”为君，其中杏仁苦辛，轻开肺气以宣上；白蔻仁芳香苦辛，行气化湿以畅中；薏苡仁甘淡渗利，渗湿健脾以渗下，三焦并调。臣以半夏、厚朴辛开苦降，行气化湿，散满除痞，助蔻仁以畅中和胃。佐以滑石、通草、竹叶甘寒淡渗、清利下焦，合薏苡仁以引湿热下行。

八正散（《太平惠民和剂局方》）

【组成】车前子 9g　瞿麦 9g　扁蓄 9g　滑石 12g　山栀子仁 9g　甘草（炙）6g　木通 6g　大黄 9g

【用法】原方为散剂，每服 6g，加灯心草煎服。现多水煎服。

【功效】清热泻火，利水通淋。

【主治】湿热淋证。尿频尿急，溺时涩痛，淋漓不畅，甚则癃闭不通，小腹胀急，口燥咽干，舌苔黄腻，脉滑数。

【方解】方中扁蓄、瞿麦苦寒，善清利膀胱湿热，引湿热下行，为君药。滑石、木通、车前子均能清热利尿，通淋利窍，为臣药。栀子通泻三焦之火；大黄通腑泄热，使湿热之邪从二便分消，为佐药。甘草调和诸药，缓急止痛；加少量灯心草导热下行，为使药。

五苓散（《伤寒论》）

【组成】猪苓 9g　泽泻 15g　白术 9g　茯苓 9g　桂枝 6g

【用法】原方为散剂，现水煎服。

【功效】利水渗湿，温阳化气。

【主治】水湿停聚，膀胱气化不利。小便不利，小腹胀满，水肿，腹泻。

【方解】方中重用泽泻，利水渗湿，为君药。茯苓、猪苓甘淡利水，健脾渗湿，共为臣药。白术健脾祛湿；桂枝助阳化气，解表散寒，共为佐药。

真武汤（《伤寒论》）

【组成】茯苓 9g　芍药 9g　白术 6g　生姜 9g　附子（炮）9g

【用法】水煎温服。

【功效】温阳利水。

【主治】脾肾阳虚水肿。全身浮肿，四肢沉重，小便不利，恶寒肢冷，腹痛下利，舌质淡胖，舌苔白滑，脉沉细。

【方解】方中炮附子为君，温肾助阳，以化气行水，兼暖脾土，以温运水湿。白术、茯苓健脾益气，利水渗湿，使水邪从小便而去，共为臣药。生姜宣肺暖胃，既助附子温阳化气以行水，又助术、苓健脾以化湿；白芍酸甘缓急以治腹痛，兼制附子、生姜辛热伤阴之弊，共为佐药。

藿香正气散（《太平惠民和剂局方》）

【组成】藿香 9g　桔梗 9g　白术 9g　大腹皮 9g　半夏曲 9g　白芷 6g　紫苏 6g　茯苓 6g　陈皮 6g　厚朴 6g　炙甘草 6g

【用法】共为细末，每次服 6g，姜、枣煎汤送服。或水煎服。

【功效】解表化湿，理气和中。

【主治】外感风寒，内伤湿滞证。恶寒发热，头痛，脘闷食少，腹胀腹痛，恶心呕吐，肠鸣泄泻，舌苔白腻，脉浮或濡缓。

【方解】方中藿香用量重，是治疗霍乱吐泻之要药，其性味辛温而解在表之风寒，又芳香而化在里之湿浊，且可辟秽和中，降逆止呕，为君药。配以紫苏、白芷，解表化湿，以助君药外散风寒，兼化湿浊；半夏曲、陈皮燥湿和胃，降逆止呕，助藿香解表化湿，共为臣药。白术、茯苓健脾祛湿；厚朴、大腹皮、桔梗行气化湿，畅中消胀，共为佐药。甘草调和诸药，为使药。姜枣煎服，能调和脾胃。

平胃散（《太平惠民和剂局方》）

【组成】苍术 12g　厚朴 9g　陈皮 6g　甘草 3g　生姜 3 片　大枣 3 枚

【用法】水煎服。

【功效】燥湿运脾，行气和胃。

【主治】湿困脾胃证。脘腹胀满，不思饮食，恶心呕吐，嗳气吞酸，肢体沉重，倦怠嗜卧，大便溏薄，舌苔白腻而厚，脉缓。

【方解】方中以苍术为君药，苦温燥烈，最善燥湿运脾，使湿祛脾运胃和，以复升降。厚朴为臣，行气化湿，消胀除满，君臣配伍，燥湿以健脾，行气以化湿。佐以陈皮，理气和胃，行气化湿，以助苍术、厚朴之力。使以甘草和中调药。煎加生姜、大枣，则调和脾胃之功益佳。

四、清热剂

凡由清热药组成，具有清热、泻火、凉血、解毒、滋阴透热的作用，治疗里热证的方剂，统称清热剂。清热剂属八法中的清法，主治里热证，但里热有在气分、血分之异，实热、虚热之分，故清热剂分为六类：清热泻火剂、清热燥湿剂、清热解毒剂、清营凉血剂、清解暑热剂、清退虚热剂。广泛用于治外感温病，热入气分，高热烦渴，脏腑诸热证；湿温暑温初起及湿蒸热蕴诸证；火毒疮疡，痈疽疖疔，肺痈肠痈；热入营血，斑疹吐衄，气血两燔证；暑热烦渴，暑湿吐泻；温邪伤阴，夜热早凉，阴虚发热，骨蒸劳热等证。清热剂药性多寒凉且易伤阳败胃，故不宜多服久用，以免损伤脾胃，必要时配伍护胃之品。

白虎汤（《伤寒论》）

【组成】石膏（碎）30g　知母 12g　炙甘草 3g　粳米 9g

【用法】以水将米煮熟，去米，加入其余 3 味同煎，分 2 次服。

【功效】清热生津。

【主治】阳明气分热盛证。壮热面赤，烦渴引饮，汗出恶热，脉洪大有力。

【方解】方中石膏辛甘大寒，善于清解阳明经热邪，透热出表，除烦止渴，故重用为君药。知母苦寒质润，苦寒可助石膏清泻肺胃实热，质润能滋阴润燥以救阴，为臣药。君臣相须为用，既可大清气分之热，又能滋阴生津，功效倍增。甘草、粳米益胃和中，并防石膏、知母大寒伤胃，为佐使药。

龙胆泻肝汤（《医方集解》）

【组成】龙胆草（酒炒）10g　黄芩（酒炒）9g　栀子（酒炒）12g　泽泻10g　木通 6g　车前子 10g　当归（酒炒）10g　柴胡 6g　生地黄（酒炒）9g　生甘草 6g

【用法】水煎服。

【功效】泻肝胆实火，清下焦湿热。

【主治】肝胆实火上炎证：头痛目赤，胁痛口苦，耳聋耳肿，舌红苔黄，脉弦数有力；肝经湿热下注证：阴肿，阴痒，筋痿，阴汗，小便淋浊，或妇女带下黄臭等，舌红苔黄腻，脉弦数有力。

【方解】方中龙胆草大苦大寒，既泻肝胆实火，又利下焦湿热，泻火除湿，两擅其功，为君药。黄芩、栀子苦寒泻火，清热燥湿，助君药清泻实火，共为臣药。泽泻、木通、车前子清利湿热，使湿热之邪从小便排出；当归、生地黄养血益阴以顾肝体，使苦燥清利不伤阴，上五味为佐药。柴胡疏达肝气以顾肝用，并引诸药入肝经；柴胡与当归相伍，以补肝体调肝用；甘草益气和中，调和诸药，共兼佐使之用。

清胃散（《兰室秘藏》）

【组成】生地黄 6g　当归 6g　牡丹皮 9g　黄连 6g　升麻 9g

【用法】水煎服。

【功效】清胃凉血。

【主治】胃火牙痛。牙痛牵引头疼，面颊发热，其齿喜冷恶热，或牙龈出血，或牙龈红肿溃烂，或唇舌腮颊肿痛，口气臭，口干舌燥，舌红苔黄，脉滑数。

【方解】方用苦寒泻火之黄连为君，直折胃腑之热。臣以升麻，一取其清热解毒，以治胃火牙痛；二取其轻清升散透发，可宣达郁遏之伏火，有“火郁发之”之意。胃热及血分，耗伤阴血，故以生地黄凉血滋阴；牡丹皮凉血清热；当归养血活血，与生地黄合则滋阴养血，与牡丹皮合则消肿止痛，共为佐药。升麻兼以引经为使。

导赤散（《小儿药证直诀》）

【组成】生地黄 6g　竹叶 6g　木通 6g　生甘草梢 6g

【用法】水煎服。

【功效】清心养阴，利水通淋。

【主治】心经火热证。心胸烦热，口渴面赤，喜冷饮，或口舌生疮，或小便赤涩刺痛，舌红脉数。

【方解】方中生地黄清热凉血养阴，为君药。木通上入心经以清心热，下入小肠以利小便，为臣药。竹叶清心除烦，导热下行，使热邪从小便而出，为佐药。生甘草梢清热解毒，通淋止痛，调和诸药，为佐使药。

黄连解毒汤（《外台秘要》）

【组成】黄连 9g　黄芩 9g　黄柏 9g　栀子 9g

【用法】水煎服。

【功效】泻火解毒。

【主治】三焦火毒热盛证。大热烦躁，口燥咽干，错语不眠，或热病吐血、衄血，或热甚发斑，或身热下利，或湿热黄疸，或外科疮疡疔毒，小便黄赤，舌红苔黄，脉数有力。

【方解】方中君以黄连清泻心火，又兼泻中焦之火。因心主火，泻火必先清心，心火宁则诸经之火自降。臣以黄芩清泻上焦之火。佐以黄柏清泻下焦之火。使以栀子通泻三焦，导热下行，使邪热从小便而去。

普济消毒饮（《东垣试效方》）

【组成】黄芩（酒炒）9g　黄连（酒炒）9g　陈皮6g　生甘草6g　玄参6g　柴胡6g　桔梗6g　连翘3g　板蓝根3g　马勃3g　牛蒡子3g　薄荷3g　僵蚕2g　升麻2g

【用法】水煎服。

【功效】清热解毒，疏风散邪。

【主治】大头瘟。恶寒发热，头面红肿焮痛，目不能开，咽喉不利，舌燥口渴，舌红苔黄，脉浮数有力。

【方解】方中重用黄连、黄芩清泄上焦热毒，且用酒炒，使其性升，以增清上之功，为君药。牛蒡子、连翘、薄荷、僵蚕疏散头面、肌表风热，为臣药。玄参、马勃、板蓝根清热解毒，玄参养阴以防伤阴；桔梗、生甘草清利咽喉；陈皮理气，疏散壅滞，以散邪消肿，共为佐药。升麻、柴胡疏散风热，引诸药上达头面，寓“火郁发之”之意，共为使药。方中芩、连得升、柴之引，可上行清头面热；升、柴有芩、连之苦降，则不至于发散太过。如此配伍，有升有降，有清有散，相反相成，既清热解毒，又疏散风热。

白头翁汤（《伤寒论》）

【组成】白头翁15　黄柏12g　黄连6g　秦皮12g

【用法】水煎服。

【功效】清热解毒，凉血止痢。

【主治】痢疾。腹痛，里急后重，肛门灼热，下利脓血，赤多白少，渴欲饮水，舌红苔黄，脉弦数。

【方解】方中白头翁专入大肠经，清热解毒，凉血止痢，尤善清胃肠湿热和血分热毒，乃治热毒血痢之要药，为君药。黄连苦寒，泻火解毒，燥湿厚肠，为治痢要药；黄柏善清下焦湿热而止痢，两药共助君药清热解毒燥湿，为臣药。秦皮苦寒而涩，既清热解毒，又兼以涩肠止痢，为佐药。

苇茎汤（《备急千金要方》）

【组成】苇茎30g　薏苡仁30g　冬瓜仁30g　桃仁9g

【用法】水煎服。

【功效】清肺化痰，逐瘀排脓。

【主治】肺痈。身有微热，咳嗽吐痰色黄，甚则咳吐腥臭脓痰，胸中隐隐作痛，舌红苔黄腻，脉滑数。

【方解】方中苇茎甘寒轻浮，善清肺热而通肺窍，为君药。冬瓜仁清热化痰，利湿排脓，配合君药清肺宣壅，涤痰排脓；薏苡仁甘淡微寒，上清肺热而排脓，下利肠胃而渗湿，使湿热之邪从小便而解，共为臣药。桃仁活血逐瘀散结，以助消痈，且润燥滑肠，与冬瓜仁相合，使痰热之邪从大便而解，为佐药。

清暑益气汤（《温热经纬》）

【组成】西洋参 6g　石斛 15g　麦冬 9g　黄连 3g　竹叶 6g　荷梗 15g　知母 6g　甘草 3g　粳米 15g　西瓜翠衣 30g

【用法】水煎服。

【功效】清暑益气，养阴生津。

【主治】暑热气津两伤证。身热汗多，心烦口渴，小便短赤，体倦少气，精神不振，脉虚数。

【方解】方中甘寒之西洋参益气生津，养阴清热；西瓜翠衣清热解暑，止渴利小便，共为君药。荷梗助西瓜翠衣清热解暑；石斛、麦冬助西洋参养阴清热，益胃生津，共为臣药。黄连苦寒泻火，以助清热祛暑之力；知母、竹叶清热除烦，共为佐药。甘草、粳米益胃和中，为使药。

玉女煎（《景岳全书》）

【组成】石膏 20g　熟地黄 20g　麦冬 12g　知母 9g　牛膝 6g

【用法】水煎服。

【功效】清胃热，滋肾阴。

【主治】胃热阴虚证。头痛牙痛，牙齿松动，齿龈出血，烦热口渴，舌红苔黄而干，脉浮洪滑大，重按无力。亦治消渴、消谷善饥等。

【方解】方中石膏辛甘大寒以清泄胃火，为君药。熟地黄甘温以滋肾补阴，为臣药。二药合用，清火而滋水，虚实兼顾。知母助石膏清胃火；麦冬助熟地黄滋肾阴，共为佐药。牛膝引血热下行，兼补肝肾，为佐使药。

五、和解剂

凡具有和解少阳、调和肝脾、调和寒热等作用，治疗少阳证、肝脾不和、肠胃不和、疟疾的方剂，统称和解剂。和解剂属八法中的和法，主要分为和解少阳、调和脾胃、调和肝脾三类。凡邪在肌表，未入少阳，或邪已入里，皆不宜使用和解剂。

小柴胡汤（《伤寒论》）

【组成】柴胡 9g　黄芩 6g　人参 6g　半夏 6g　炙甘草 3g　生姜 6g　大枣 4 枚

【用法】水煎服。

【功效】和解少阳。

【主治】少阳证。往来寒热，胸胁苦满，默默不欲饮食，心烦喜呕，口苦，咽干，目眩，舌苔薄白，脉弦。

【方解】方中柴胡既透泄少阳半表之邪外散，又疏泄少阳气机之郁滞，为君药。黄芩苦寒，清泄少阳半里之热，为臣药。胆气犯胃，胃失和降，佐以半夏、生姜和胃降逆止呕，且生姜又制半夏毒；邪入少阳，缘于正气本虚，故又佐以人参、大枣益气健脾，既扶正以祛邪，又御邪内传。炙甘草助参、枣扶正，且能调和诸药，为使药。

大柴胡汤（《金匮要略》）

【组成】柴胡 12g　黄芩 9g　芍药 9g　半夏 9g　生姜 15g　大枣 5 枚　枳实 9g　大黄 6g

【用法】水煎服。

【功效】和解少阳，内泻热结。

【主治】少阳、阳明合病。往来寒热，胸胁苦满，呕不止，郁郁微烦，心下痞硬，或心下满痛，大便不解或协热下利，舌苔黄，脉弦有力。

【方解】方中重用柴胡，疏散少阳半表之邪，为君药。配伍黄芩清泄胆胃之热，与柴胡合用，和解少阳；大黄通腑泄热，祛瘀利胆；枳实破气消积，二药合用，内泻阳明热结，共为臣药。芍药缓急止痛，以解心下急痛，半夏配伍生姜，和胃降逆止呕，皆为佐药。生姜、大枣调和诸药，共使药。

半夏泻心汤（《伤寒论》）

【组成】半夏 12g　黄芩 9g　干姜 9g　人参 9g　黄连 3g　大枣 4 枚　炙甘草 3g

【用法】水煎服。

【功效】和胃降逆，开结除痞。

【主治】胃气不和，心下痞证。心下痞，但满不痛，或呕吐，肠鸣下利，舌苔黄腻，脉弦数。

【方解】方中半夏苦辛温燥，能散结除痞，和胃降逆，为君药。干姜辛热，温中散寒，助半夏温胃消痞以和阴；黄芩、黄连苦寒降泄，清泻里热，共为臣药。四药相配，辛开苦降，寒热并调，以治寒热错杂之证。又因本证中虚失运，故用人参、炙甘草、大枣为佐药，甘温益气，健脾补中。炙甘草又能调和诸药，兼为使药。

四逆散（《伤寒论》）

【组成】柴胡 6g　炙甘草 6g　芍药 6g　枳实 6g

【用法】水煎服。

【功效】透邪解郁，疏肝理脾。

【主治】阳郁厥逆证及肝脾不和证。阳郁厥逆，手足不温，或腹痛，或泻利下重，脉弦；肝脾不和，胁肋胀闷，脘腹疼痛，脉弦。

【方解】方中柴胡条达肝气解肝郁，透热外出解郁热，为君药。芍药养血敛阴，柔肝缓急，为臣药。芍药与柴胡相配，散收同用，既补肝体，又利肝用，使柴胡升散而无伤阴血之弊。枳实行气消痞，理气开郁，为佐药，与柴胡相伍，一升一降，肝脾并调，加强疏畅气机，升清降浊之功；与芍药合用，又可调理气血。甘草调和诸药，益脾和中，为使药，与芍药同用，又缓急止痛。

逍遥散（《太平惠民和剂局方》）

【组成】柴胡 15g　当归 15g　白芍 15g　白术 15g　茯苓 15g　生姜 15g　薄荷 6g　炙甘草 6g

【用法】水煎服。

【功效】疏肝解郁，养血健脾。

【主治】肝郁血虚脾弱证。两胁作痛，头痛目眩，口燥咽干，神疲食少，或月经不调，乳房胀痛，脉弦而虚者。

【方解】方中柴胡疏肝解郁，调理气机；脾气虚弱，以白术健脾益气，扶脾益肝；阴血不足，以当归补血荣肝，共为君药。白芍补血敛阴，与柴胡相用，一疏一敛，调和肝气，与当归为伍，以增强补血之用；茯苓益气渗利，助白术健脾；肝气郁滞，以薄荷解郁，助柴胡疏肝理气醒脾，为臣药。肝脾不和，以生姜调和脾胃，为佐药。甘草益气和中，并调和药性，为佐使药。

痛泻要方（《景岳全书》）

【组成】白术 12g　白芍 12g　陈皮 9g　防风 6g

【用法】水煎服。

【功效】补脾柔肝，祛湿止泻。

【主治】肝郁脾虚之痛泻。肠鸣腹痛，大便泄泻，泻必腹痛，舌苔薄白，脉两关不调，弦而缓。

【方解】方中白术健脾以御木乘，燥湿以止泄泻，为君药。白芍养血柔肝，缓急止痛为臣药，君臣相配，可“土中泻木”。脾虚易生湿，故用陈皮理气燥湿，醒脾和胃，为佐药。配少量防风，一则辛散调肝，使肝气条达不再乘脾；二则舒脾升清，胜湿止泻；又为脾经引经之药，兼为佐使。

【使用注意】阳明湿热和热毒的腹痛腹泻者，忌用本方。

六、消导剂

以消导药为主组成，具有消食导滞、消痞除满、开胃进食的作用，以治疗食积内停的方剂，称为消导剂。消导剂属八法中的消法，其应用范围广泛，凡由气、血、痰、湿、食、虫等壅滞而成的积滞痞块，均可使用。消导剂虽有渐消缓散之性，但终属克伐之剂，若见脾胃虚弱积滞日久，正气不足者，当选用消补兼施剂，或消食导滞剂配健脾和胃药同用，使消积而不伤正气，以求标本兼顾。

保和丸（《丹溪心法》）

【组成】山楂 18g　半夏 9g　茯苓 9g　陈皮 9g　神曲 6g　连翘 6g　莱菔子 6g

【用法】上为末，制成丸剂，每服 6～9g，温开水送服；或水煎服。

【功效】消食和胃。

【主治】食积内停。胸脘痞满胀痛，嗳腐吞酸，厌食呕吐，或大便稀溏，苔黄厚腻，脉滑。

【方解】方中重用山楂，消一切食积，为君药。神曲消食健脾；莱菔子消食下气，善消谷面痰气之积，共为臣药。半夏、陈皮行气化滞，和胃止呕，消除食阻气机之证；食积内停，易生湿化热，故配茯苓健脾祛湿，和中止泻；连翘清热散结，共为佐药。

健脾丸（《证治准绳》）

【组成】白术 75g　木香 22g　黄连 22g　甘草 22g　白茯苓 60g　人参 45g

神曲 30g　陈皮 30g　砂仁 30g　麦芽 30g　山楂 30g　山药 30g　肉豆蔻 30g

【用法】糊丸或水泛为丸，每服 6～9g，温开水送下，每日 2 次。

【功效】健脾和胃，消食止泻。

【主治】脾虚食停证。食少难消，脘腹痞闷，大便溏薄，苔腻微黄，脉虚弱。

【方解】方中重用白术、茯苓，健脾渗湿以止泻，为君药。人参、甘草益气健脾；山药、肉豆蔻健脾止泻；山楂、神曲、麦芽消食化滞，以消食积，共为臣药。木香、砂仁、陈皮理气和胃，畅中消痞；稍用黄连清热燥湿以治湿热，共为佐药。

七、泻下剂

以泻下药为主组成，具有通导大便、荡涤实热、排除积滞、攻逐水饮等作用，可以治疗里实证的一类方剂，称为泻下剂。泻下剂属八法中的下法。据泻下剂的不同作用，可分为寒下剂、温下剂、润下剂、逐水剂，分别适用于热结便秘里实证、寒积便秘里实证、阴伤津亏血虚肠燥便秘证及水饮壅盛于里的里实证。泻下剂除润下剂外，药效均较峻烈，有的还有毒副作用，故年老体弱、孕妇、产后、久病体虚、津伤阴亏、血虚者均应慎用，必要时可根据病情及体质的不同，或先予攻下，后顾其虚，或攻补兼施，虚实兼顾。泻下剂易伤胃气，奏效即止，不可过服。

麻子仁丸（《伤寒论》）

【组成】麻子仁 15g　白芍 9g　枳实 9g　大黄 9g　厚朴 6g　杏仁 9g

【用法】上药为末，炼蜜为丸，每次 9g，每日 1～2 次，温开水送服；可水煎服，用量按原方比例酌定。

【功效】润肠通便。

【主治】肠胃燥热之便秘证。大便干结，小便频数，舌红津少，脉细数。

【方解】方中麻子仁润肠通便，为君药。杏仁降肺润肠；白芍养阴敛津，柔肝理脾，共为臣药。大黄苦寒泄热，攻积通便；枳实下气破结；厚朴行气除满，共用以加强降泄通便之力，同为佐药。本方以蜂蜜为丸，取其甘缓润肠，既助麻子仁润肠通便，又缓小承气汤攻下之力，兼为使药。

大承气汤（《伤寒论》）

【组成】大黄 12g　厚朴 24g　枳实 12g　芒硝 6g

【用法】用水适量，先煎厚朴、枳实，后下大黄，芒硝溶服。

【功效】峻下热结。

【主治】阳明腑实证。大便秘结不通，矢气频转，脘腹痞满而硬，疼痛拒按，日晡潮热，手足濈然汗出，谵语，舌苔焦黄起刺，或焦黑燥裂，脉沉实；或下利清水，色纯青而臭秽，脐腹疼痛，按之坚硬有块，口干舌燥，脉滑实；或热厥、痉病和狂证而见有里热实证者。

【方解】方中大黄泻热通便，荡涤肠胃积滞，为君药。配以芒硝，咸寒润降，软坚润燥，为臣药。燥屎内结，腑气不通，故用厚朴宽肠下气，化滞除胀；枳实行气消积，二药既可调畅气机而除痞满，以消无形之气滞，又可助硝、黄之荡涤之力，共为佐使药。

增液承气汤（《温病条辨》）

【组成】玄参30g　麦冬24g　生地24g　大黄9g　芒硝4.5g

【用法】水煎服。

【功效】滋阴增液，泻热通便。

【主治】热结阴亏证。燥屎不行，下之不通，脘腹胀满，口干唇燥，舌红苔黄，脉细数。

【方解】方中重用玄参为君，滋阴泄热通便。麦冬、生地为臣，滋阴生津，君臣相合，即增液汤，功能滋阴清热，增液通便。大黄、芒硝泄热通便、软坚润燥。

八、化痰止咳平喘剂

凡以祛痰平喘药为主组成，具有祛痰平喘作用，治疗咳嗽、哮喘的方剂，称为化痰止咳平喘剂。主要治疗外感邪气犯肺，肺气不宣，或肺气虚、肺阴虚，或脏腑功能失调，影响于肺所引起的咳嗽、气喘、咯痰稀白或黏稠，或干咳无痰，或痰饮等，还可治疗与痰有关的瘰疬痰核。根据作用不同，化痰止咳平喘剂可分为燥湿化痰剂、清热化痰剂、温化寒痰剂、润燥止咳剂。广泛用于治湿痰犯肺、痰停饮犯肺、热痰壅肺、燥痰犯肺等引起的各种气喘咳嗽。

二陈汤（《太平惠民和剂局方》）

【组成】半夏15g　橘红15g　茯苓9g　炙甘草4.5g

【用法】上药共为粗末，加生姜七片，乌梅一个，水煎温服。

【功效】燥湿化痰，理气和中。

【主治】湿痰证。咳嗽痰多易咯，胸膈满闷，恶心呕吐，肢体困倦，头眩心悸，舌苔白腻，脉沉滑。

【方解】方中半夏辛温性燥，燥湿化痰，降逆止呕，为君药。橘红理气化痰，芳香醒脾，使气顺痰消，为臣药。茯苓甘淡，健脾渗湿，使湿祛痰消，治其生痰之源，为佐药。甘草化痰和中，调和诸药，为使药。煎时加生姜降逆止呕，又制半夏之毒；乌梅收敛肺气，使散中有收。

清气化痰丸（《医方考》）

【组成】陈皮 6g　杏仁 6g　枳实 6g　黄芩 6g　瓜蒌仁 6g　茯苓 6g　胆南星 6g　半夏 9g

【用法】姜汁为丸，每服 6g。现多用水煎服。

【功效】清热化痰，理气止咳。

【主治】痰热咳嗽。咳嗽气喘，咯痰黄稠，胸膈痞闷，甚则气急呕恶，烦躁不宁，舌质红，苔黄腻，脉滑数。

【方解】方中胆南星苦凉，瓜蒌仁甘寒，均长于清热化痰，瓜蒌仁尚能导痰热从大便而下，二者共为君药。制半夏虽属辛温之品，但与苦寒之黄芩相配，一化痰散结，一清热降火，既相辅相成，又相制相成，共为臣药。佐以杏仁降利肺气以宣上，陈皮理气化痰以畅中，枳实破气化痰以宽胸；茯苓健脾渗湿，以杜生痰之源，亦为佐药。使以姜汁为丸，用为开痰之先导。

定喘汤（《摄生众妙方》）

【组成】白果 12g　炙麻黄 9g　款冬花 9g　苏子 9g　杏仁 9g　桑白皮 9g　黄芩 9g　半夏各 9g　甘草 3g

【用法】水煎服。

【功效】宣降肺气，清热化痰。

【主治】风寒外束，痰热内蕴证。咳喘痰多气急，质稠色黄，或微恶风寒，舌苔黄腻，脉滑数者。

【方解】方用麻黄宣肺散邪以平喘；白果敛肺定喘而祛痰，共为君药。苏子、杏仁、半夏、款冬花降气平喘，止咳祛痰，共为臣药。桑白皮、黄芩清泄肺热，止咳平喘，共为佐药。甘草调和诸药为使。

止嗽散（《医学心悟》）

【组成】紫菀 1 000g　百部 1 000g　白前 1 000g　桔梗 1 000g　荆芥 1 000g　甘草 370g　陈皮 500g

【用法】上药共为末，每服 9g，水调下，食后，临卧服；水煎服，用量按原方比例酌定。

【功效】止咳化痰，宣肺疏表。

【主治】风邪犯肺。咳嗽咽痒，咳痰不爽，或微有恶风发热，舌苔薄白。

【方解】方中紫菀、百部，均入肺经，其性温润，能润肺化痰止嗽，为君药。桔梗味苦辛，善于宣肺化痰；白前味辛甘，长于降气化痰，共为臣药。荆芥祛风解表，使外邪从表而解，则肺气得宣；陈皮理气化痰，均为佐药。甘草缓急和中，调和诸药，合桔梗、荆芥又有利咽止咳之功，是为佐使之用。

九、温里剂

凡以温热药为主组成，具有温里助阳、散寒通脉等作用，祛除脏腑经络间寒邪，治疗里寒证的方剂，统称温里剂。温里剂属八法中的温法，主要分为温中祛寒和回阳救逆两类，适用于脾胃虚寒和阳气衰微、阴寒内盛的急证。本类药物多辛热温燥，对阴虚、血虚、血热者均忌用。并应辨明寒热真假，如真热假寒，不可误用。

理中丸（《伤寒论》）

【组成】人参9g　干姜9g　白术9g　炙甘草3g

【用法】上药共研细末，炼蜜为丸，如鸡子黄大，每次1丸，温开水送服，每日2~3次。或作汤剂，水煎服，用量酌定。

【功效】温中祛寒，益气健脾。

【主治】脾胃虚寒证：脘腹疼痛，喜温喜按，呕吐下利，腹满食少，畏寒肢冷，口淡不渴，舌淡苔白，脉沉细或沉迟无力；阳虚失血证：便血、吐血、衄血或崩漏等，血色暗淡，质清稀；脾胃虚寒所致的胸痹，或小儿慢惊，或病后喜唾涎沫等。

【方解】方中以干姜为君，大辛大热，温中祛寒，扶阳抑阴，为振奋脾阳之要药。以人参之补，益气健脾，以复运化，为臣药。君臣相配，温养中焦脾胃阳气，以复运化、统摄、升降之能。以白术之燥，健脾燥湿，防脾虚生湿，为佐药。以炙甘草之和，益气和中，为使药。

四逆汤（《伤寒论》）

【组成】附子15g（先煎）　干姜9g　炙甘草6g

【用法】水煎服。

【功效】回阳救逆。

【主治】心肾阳衰寒厥证。四肢厥冷，恶寒蜷卧，神疲欲寐，下利清谷，呕吐腹痛，舌苔白滑，脉沉细；或太阳病误汗亡阳。

【方解】方中附子生用，大辛大热，回阳救逆，尤善温肾阳，为回阳祛寒要药，为君药。干姜辛热，温中祛寒，为臣药。炙甘草甘缓和中，既能缓和姜附燥烈峻猛之性，使其无伤阴之弊，且与干姜配伍，重在温补脾阳以补后天，为佐使。

阳和汤（《外科证治全生集》）

【组成】熟地黄30g　白芥子6g　鹿角胶（烊化）9g　肉桂3g　麻黄2g　姜炭2g　生甘草3g

【用法】水煎服。

【功效】温阳补血，散寒通滞。

【主治】阴疽。患处漫肿无头，皮色不变，酸痛无热，口不渴，舌淡苔白，脉沉细或沉迟；或脱疽、贴骨疽、流注、鹤膝风、痰核、瘰疬等属于阴证者。

【方解】方中重用熟地黄滋补阴血，填精益髓；配用鹿角胶，补肾助阳，强壮筋骨，两药合用，养血助阳，以治其本，共为君药。寒凝湿滞，非温通而不足以化，故用肉桂、姜炭温阳散寒通血脉，以治其标，共为臣药。用少量麻黄，开腠理，以宣散体表之寒凝；用白芥子祛痰除湿，宣通气血，可除皮里膜外之痰，两药合用，既宣通气血，又令熟地黄、鹿角胶补而不滞，共为佐药。生甘草解毒、调和诸药，为使药。

十、理气剂

凡以理气药为主组成，具有行气或降气作用，治疗气滞或气逆证的方剂，统称理气剂。理气剂属八法中的消法。理气剂可分为行气与降气两大类，适用于气机郁滞、肺胃之气上逆之证。理气剂大多辛香而燥，易伤津耗气，故气虚、阴虚火旺者及孕妇等，均当慎用。

越鞠丸（《丹溪心法》）

【组成】香附6g　川芎6g　苍术6g　神曲6g　栀子6g

【用法】共为细末，水泛为丸，每服6～9g，温开水送服；亦可作汤剂煎服。

【功效】行气解郁。

【主治】郁证。胸膈痞闷，胁腹胀痛或刺痛，吞酸嘈杂，嗳气呕恶，饮食不消等。

【方解】方中香附行气舒肝开郁，以治气郁，为君药。川芎为血中之气药，既助君药行气开郁，又可活血祛瘀，以治血郁；苍术燥湿健脾，以治湿郁；神曲消食和胃，以治食郁；栀子清热泻火，以治火郁，共为臣佐药。本方五药，理气为先，统治六郁证。

瓜蒌薤白白酒汤（《金匮要略》）

【组成】瓜蒌实 15g　薤白 12g　白酒 30g

【用法】水煎服。

【功效】通阳散结，行气祛痰。

【主治】胸痹证。胸部闷痛，甚或胸痛彻背，喘息咳唾，短气，舌苔白腻，脉沉弦或紧。

【方解】方以瓜蒌实为君，利气宽胸，祛痰散结。薤白为臣，温通胸阳，行气散结止痛。佐以白酒，上行升散，行气活血，以助薤白行气通阳之功。

柴胡疏肝散（《景岳全书》）

【组成】陈皮 6g　柴胡 6g　川芎 5g　香附 5g　枳壳 5g　白芍 5g　炙甘草 3g

【用法】水煎服。

【功效】疏肝解郁，行气止痛。

【主治】肝气郁滞证。胁肋疼痛，胸闷善太息，情志抑郁，易怒，脘腹胀满，脉弦。

【方解】方以柴胡为君，调肝气，散郁结。臣以香附专入肝经，既疏肝解郁，又理气止痛；川芎辛散，开郁行气，活血止痛，二药助柴胡疏肝理气止痛。佐以陈皮理气行滞和胃，醋炒以增入肝行气之功；枳壳理气宽中，行气消胀，与陈皮相伍以理气行滞调中；白芍、甘草养血柔肝，缓急止痛。炙甘草又调和诸药，兼作使药。

苏子降气汤（《太平惠民和剂局方》）

【组成】紫苏子 75g　半夏 75g　当归 45g　炙甘草 60g　前胡 30g　厚朴 30g　肉桂 45g　陈皮 45g

【用法】上述全部药物研成细末，每次取 6g，加生姜 2 片，大枣 1 个，苏叶 2g，水煎服用。

【功效】降气平喘，祛痰止咳。

【主治】上实下虚之痰喘证。咳喘短气，痰涎壅盛，痰质稀色白，胸膈满闷，或腰痛脚弱，肢体浮肿，舌苔白滑或白腻。

【方解】方用紫苏子降气平喘，化痰止咳，为君药。以半夏降逆祛痰；厚朴降气平喘，宽胸除满；前胡宣肺下气，祛痰止咳，三药合用，助苏子降气祛痰平喘之功，共为臣药。君臣相配，以治上实。下元不足，用辛温之肉桂温补下元，纳肾气以平喘；又以辛甘温之当归，既可治咳逆上气，又能养血润燥，同肉桂以温补下元；略加生姜、苏叶以宣肺散寒，共为佐药。大枣、甘草和中而调药，为使。

十一、理血剂

以理血药（活血祛瘀药或止血药）为主组成，具有调理血分的作用，治疗血分证的方剂，称为理血剂。理血剂主要分为活血祛瘀与止血两类，适用于瘀血阻滞和各种出血证。活血祛瘀剂性多破泄，月经过多及孕妇当慎用或禁用。止血剂属于治标，病情缓解后，当辨证论治。

血府逐瘀汤（《医林改错》）

【组成】桃仁 12g　红花 9g　当归 9g　生地黄 9g　川芎 6g　赤芍 6g　牛膝 9g　桔梗 6g　柴胡 3g　枳壳 6g　甘草 3g

【用法】水煎服。

【功效】活血祛瘀，行气止痛。

【主治】胸中血瘀证。胸痛，头痛日久不愈，痛如针刺而有定处，或呃逆日久不止，或内热烦闷，或心悸失眠，烦躁易怒，或入暮潮热，唇暗或两目暗黑，舌质暗红或有瘀斑，脉涩或弦紧。

【方解】方中桃仁破血行滞而润燥，红花活血化瘀以止痛，共为君药。赤芍、川芎助君药活血化瘀；牛膝长于祛瘀通脉，引瘀血下行，共为臣药。当归养血活血，祛瘀生新；生地黄凉血清热除瘀热，与当归养血润燥，使祛瘀不伤正；枳壳疏畅胸中气滞；桔梗宣肺利气，与枳壳配伍，一升一降，开胸行气，使气行血行；柴胡疏肝理气，为佐药。甘草调和诸药，为使药。

【使用注意】方中活血祛瘀药较多，故孕妇慎用。

补阳还五汤（《医林改错》）

【组成】黄芪 30～60g　当归尾 9g　赤芍 9g　地龙 9g　川芎 9g　桃仁 9g　红花 9g

【用法】水煎服。

【功效】补气，活血，通络。

【主治】气虚血瘀之中风证。半身不遂，口眼㖞斜，语言謇涩，口角流涎，小便频数，或遗尿不禁，苔白，脉缓。

【方解】方中重用黄芪大补元气，使气旺血行，为君药。当归尾长于活血养血，化瘀不伤血，为臣药。川芎、赤芍活血和营；桃仁、红花活血化瘀；地龙性善走窜，通经活络，行走全身，以行药力，共为佐药。

生化汤（《傅青主女科》）

【组成】全当归 15g　川芎 9g　桃仁 9g　炮姜 2g　炙甘草 2g

【用法】水煎服；或加黄酒同煎。

【功效】养血祛瘀，温经止痛。

【主治】产后瘀血腹痛。恶露不行，小腹冷痛。

【方解】方中全当归味辛甘而性温，一药三用：一取补血之功，以补产后血虚之不足；二取活血之用，以化瘀生新，寓生新于补血之中，生新不致留瘀，化瘀而不伤血；三取温经散寒之效，以治小腹冷痛，故重用为君药。川芎活血行气止痛；桃仁活血祛瘀，共为臣药，助君药活血祛瘀，以治恶露不行。配炮姜入血分，温经散寒以止痛；黄酒温经行血，助药力通血脉，共为佐药。炙甘草调和诸药，为使药。

小蓟饮子（《丹溪心法》）

【组成】生地黄 24g　小蓟 15g　滑石 12g　蒲黄 9g　藕节 9g　淡竹叶 6g　当归 6g　山栀子 9g　木通 6g　炙甘草 6g

【用法】水煎服。

【功效】凉血止血，利水通淋。

【主治】血淋、尿血。尿中带血，小便频数，赤涩热痛，舌红，脉数有力。

【方解】方中用小蓟既凉血止血，又利尿通淋，为君药。重用生地黄养阴清热，凉血止血，使利尿不伤阴；藕节、蒲黄凉血止血消瘀，使血止而不留瘀，共为臣药。滑石、木通、淡竹叶清热利水通淋；栀子通利三焦，导热下行；当归养血活血，并能引血归经，共为佐药。炙甘草缓急止痛，调和诸药，为使药。

十二、补益剂

凡以补益药物为主组成，具有补益人体气、血、阴、阳等作用，治疗各种虚证的方剂，称为补益剂。补益剂属八法中的补法，可分为补气剂、补血剂、补阴剂、补阳剂。补气、补血、补阴、补阳虽各有重点，但气血相依，阴阳互根，因此补气时可少配伍补血药，补血时可加补气药，补阴时可佐以补阳药，补阳时可佐以补阴药。真实假虚证及正气未虚而邪气亢盛者，均不宜使用补益剂。对虚不受补者，宜先调理脾胃，使之补而不滞。

四君子汤（《太平惠民和剂局方》）

【组成】人参　白术　茯苓　炙甘草各等份

【用法】水煎服。

【功效】益气健脾。

【主治】脾胃气虚证。面色萎白，语声低微，气短乏力，食少便溏，舌淡苔白，脉虚弱。

【方解】方中人参大补元气，健脾养胃，为君药。脾喜燥恶湿，脾虚不运，则易生湿，故用甘苦温的白术健脾燥湿以助运化，为臣药。茯苓渗湿健脾，为佐药。炙甘草补气和中，调和诸药，为使药。

补中益气汤（《脾胃论》）

【组成】黄芪 18g　人参 9g　当归 9g　陈皮 6g　升麻 6g　柴胡 3g　白术 9g　炙甘草 6g

【用法】水煎服；或作丸剂，每服 10 ~ 15g，日 2 ~ 3 次，温开水或姜汤下。

【功效】补中益气，升阳举陷。

【主治】脾胃气虚证：①少气懒言，体倦肢软，面色㿠白，饮食减少，大便稀溏，舌淡，脉大而虚软。②气虚发热证：身热，自汗，渴喜热饮，气短乏力，舌淡，脉虚。③气虚下陷证：脱肛，子宫脱垂，久泻，久痢，崩漏等。

【方解】方中重用黄芪补中益气，固表止汗，升阳举陷，为君药。人参、白术、炙甘草甘温益气健脾，共为臣药。血为气之母，故用当归养血和营；陈皮理气行滞，使补而不滞，行而不伤，共为佐药。少入柴胡、升麻升阳举陷，佐助君药以升提下陷之中气，又能透表退虚热，且引芪、参走外以固表，二药兼具佐使之用。炙甘草调和诸药，亦作使药。

参苓白术散（《太平惠民和剂局方》）

【组成】莲子肉 9g　薏苡仁 9g　砂仁 9g　桔梗 6g　白扁豆 12g　茯苓 15g　人参 15g　甘草 9g　白术 15g　山药 15g

【用法】上为细末，每次 6g，大枣汤调下；或水煎服，用量按原方比例酌减。

【功效】益气健脾，渗湿止泻。

【主治】脾虚湿盛证。饮食不化，胸脘痞闷，肠鸣泄泻，四肢乏力，形体消瘦，面色萎黄，舌淡苔白腻，脉虚缓。

【方解】方中人参、白术、茯苓益气健脾渗湿为君。配伍山药、莲子肉助君药以健脾益气，兼能止泻；并用白扁豆、薏苡仁助白术、茯苓以健脾渗湿，均为臣药。更用砂仁醒脾和胃，行气化滞，是为佐药；桔梗宣肺利气，通调水道，又能载药上行，培土生金，为佐药；炒甘草健脾和中，调和诸药，为使药。

归脾汤（《济生方》）

【组成】黄芪9g　白术9g　当归9g　茯神9g　龙眼肉9g　酸枣仁9g　木香6g　远志6g　人参6g　炙甘草3g

【用法】加生姜、大枣，水煎服。

【功效】益气补血，健脾养心。

【主治】①心脾气血两虚证，心悸怔忡，健忘失眠，盗汗虚热，神疲倦怠，面色萎黄，舌淡苔薄白，脉细弱。②脾不统血证，便血，皮下紫癜，妇女崩漏，月经提前，量多色淡，或淋漓不止，舌淡，脉细弱。

【方解】方中黄芪甘温，益气补脾，龙眼肉甘平，既补脾气，又养心血以安神，为君药。人参、白术补脾益气，助黄芪益气生血；当归补血养心，助龙眼肉养血安神，为臣药；茯神、酸枣仁、远志宁心安神；木香辛香而散，理气醒脾，与大量益气健脾药配伍，补而不滞，滋而不腻，为佐药。炙甘草补气调中，为佐使药。方中姜、枣调和脾胃，以资化源。

四物汤（《太平惠民和剂局方》）

【组成】熟地12g　当归9g　白芍9g　川芎6g

【用法】水煎服。

【功效】补血活血。

【主治】营血虚滞证。心悸失眠，头晕目眩，面色无华，妇人月经不调，经量少或闭经，舌淡，脉细弦或细涩。

【方解】方中当归补血养肝，和血调经为君；熟地黄滋阴补血为臣；白芍养血柔肝和营为佐；川芎活血行气，畅通气血为使。四味合用，补而不滞，滋而不腻，养血活血，可使宫血调和。

生脉散（《内外伤辨惑论》）

【组成】人参 9g　麦冬 9g　五味子 6g

【用法】水煎服。

【功效】益气生津，敛阴止汗。

【主治】①温热、暑热、耗气伤阴证。汗多神疲，体倦乏力，气短懒言，咽干口渴，舌干红苔少，脉虚数。②久咳伤肺，气阴两虚证。干咳少痰，短气自汗，口干舌燥，脉虚数。

【方解】方中人参甘温，益元气，补肺气，生津液，故为君药。麦冬甘寒，养阴清热，润肺生津，故为臣药。人参、麦冬合用，益气养阴。五味子酸温，敛肺止汗，生津止渴，为佐药。三药合用，一补一润一敛，益气养阴，生津止渴，敛阴止汗，使气复津生，汗止阴存，气充脉复，故名“生脉”。

炙甘草汤（《伤寒论》）

【组成】炙甘草 12g　生姜 9g　人参 6g　生地黄 30g　桂枝 9g　阿胶 6g　麦门冬 10g　麻仁 10g　大枣 10 枚

【用法】水煎服，阿胶烊化，冲服。

【功效】滋阴养血，益气复脉。

【主治】①阴血不足，阳气虚弱证。脉结代，心动悸，虚羸少气，舌光苔少，或质干而瘦小。②虚劳肺痿。咳嗽，或吐涎沫，形瘦短气，自汗盗汗，虚烦不眠，咽干舌燥，大便干结，脉虚数。

【方解】方中炙甘草甘温益气，通经脉，利血气，缓急养心为君；生地黄滋阴养心，养血充脉，二药重用，益气养血以复脉，共为君药。人参、大枣补益心脾，合炙甘草益心气，补脾气，以资气血化生之源；阿胶、麦门冬、麻仁滋阴养血补心，配生地黄滋心阴，养心血，以充血脉，共为臣药。桂枝、生姜温心阳而通血脉，共为佐药。桂枝与炙甘草合用，又能辛甘化阳，通心脉而和气血，以振心阳。诸药合用，滋而不腻，温而不燥，使气血充沛，阴阳调和，共奏益气养血、滋阴复脉之功。

六味地黄丸（《小儿药证直诀》）

【组成】熟地黄 24g　山茱萸 12g　牡丹皮 9g　山药 12g　茯苓 9g　泽泻 9g

【用法】共为细末，炼蜜为丸，每服 6g，日 2 次；或水煎服。

【功效】滋补肾阴。

【主治】肾阴虚证。头晕耳鸣，腰膝酸软，耳鸣耳聋，骨蒸潮热，盗汗遗精，消渴，手足心热，舌红苔少，脉沉细数。

【方解】方中重用熟地黄，滋阴补肾，为君药。山茱萸补养肝肾，并能涩精；山药补益脾阴，亦能固精，共为臣药。配伍泽泻利湿泄浊，并防熟地黄之滋腻恋邪；牡丹皮清泄相火，并制山茱萸之温涩；茯苓淡渗脾湿，并助山药之健运。六味合用，三补三泻，其中补药用量重于泻药，是以补为主。肝脾肾三阴并补，以补肾阴为主，这是本方的配伍特点。

百合固金汤（《慎斋遗书》）

【组成】百合 15g　熟地黄 12g　生地黄 12g　当归 12g　麦冬 12g　白芍 9g　贝母 9g　玄参 9g　桔梗 6g　甘草 6g

【用法】水煎服。

【功效】滋肾保肺，止咳化痰。

【主治】肺肾阴虚，虚火上炎证。咳嗽吐痰，或痰中带血，咽喉燥痛，潮热盗汗，舌红苔少，脉细数。

【方解】方中百合生津润肺；生地黄、熟地黄并用，滋肾壮水，以制虚火，其中生地黄兼能凉血止血；三药相伍润肺滋肾，金水并补，共为君药。麦冬、玄参养阴清热，同养肺阴，共为臣药。贝母、桔梗润肺化痰止咳；当归、白芍养血敛阴，同为佐药。甘草调和诸药，并配桔梗利咽喉，为使药。

肾气丸（《金匮要略》）

【组成】干地黄 24g　山药 12g　山茱萸各 12g　泽泻 9g　茯苓 9g　牡丹皮 9g　桂枝 3g　附子（炮）3g

【用法】上为细末，炼蜜为丸，每服 6g，日 2 次；或水煎服。

【功效】补肾助阳。

【主治】肾阳不足证。腰痛脚软，身半以下常有冷感，少腹拘急，小便不利，或小便反多，入夜尤甚，阳痿早泄，舌淡而胖，脉虚弱，尺脉沉细，以及痰饮、水肿、消渴、脚气等。

【方解】方用附子温壮元阳，桂枝温通阳气，二药相合，温肾助阳化气，共为君药。重用干地黄滋补肾阴，用山茱萸、山药补肝脾益精血，共为臣药。佐以泽泻通调水道；茯苓健脾渗湿；牡丹皮清泻肝火。诸药合用，阴阳并补，阴中求阳。

十三、固涩剂

凡以收敛固涩药物为主组成，具有收敛固涩作用，以治疗气、血、津液、精耗散滑脱之证的方剂，称为固涩剂。固涩剂可分为敛汗固表、涩精止遗、涩肠固脱、收敛止带四类，适用于治疗正气亏虚不能固表所致的自汗盗汗，肾虚失藏、精关不固所致的遗精滑泄、遗尿尿频，久泻久痢、内脏虚寒的滑脱证，以及妇女带脉不固所致的赤白带下等。凡实邪者，如热病多汗、实热积滞泄泻痢疾、湿热下注或虚火扰动遗精滑泄、湿热带下等均不宜用。若外邪未尽，过早使用此类药剂，有闭门留寇之弊。

牡蛎散（《太平惠民和剂局方》）

【组成】黄芪 30g　煅牡蛎 30g　麻黄根 9g　浮小麦 15g

【用法】水煎服。

【功效】敛阴止汗，益气固表。

【主治】自汗、盗汗证。自汗，夜卧尤甚，久而不止，心悸惊惕，短气烦倦，舌淡红，脉细弱。

【方解】方中煅牡蛎敛阴潜阳，固涩止汗，为君药。生黄芪益气固表止汗，为臣药。麻黄根甘平，功专收涩止汗，为佐药。浮小麦甘凉，专入心经，益心气，养心阴，退虚热而止汗，为使药。

金锁固精丸（《医方集解》）

【组成】沙苑蒺藜 60g　芡实 60g　莲须 60g　煅龙骨 30g　煅牡蛎 30g

【用法】共为细末，莲子粉糊为丸，每服 6g，每日 2 次，淡盐汤送服；或水煎服。

【功效】补肾涩精。

【主治】肾虚不固之遗精证。遗精滑泄，神疲乏力，四肢酸软，腰痛耳鸣，舌淡苔白，脉细弱。

【方解】方中沙苑蒺藜入肾经，既补肾，又固精止遗，为君药。芡实益肾固精；莲须固肾涩精；莲子粉补肾涩精，并能养心清心，合用以交通心肾，共为臣药。龙骨、牡蛎煅制而用，功专收敛固涩，兼以重镇安神，神安则益于固精，为佐药。

四神丸（《证治准绳》）

【组成】补骨脂 120g　肉豆蔻 60g　五味子 60g　吴茱萸 30g

【用法】共为细末，煎姜枣，水干后取枣肉，和丸如桐子大，每服 9g，每食前服；或水煎服。

【功效】温肾暖脾，固肠止泻。

【主治】脾肾阳虚泄泻证。五更泄泻，不思饮食，食不消化，或腹痛肢冷，神疲乏力，舌淡苔薄白，脉沉迟无力。

【方解】方中补骨脂补命火，散寒邪，为君药。吴茱萸温中散寒，肉豆蔻温暖脾胃，涩肠止泻，均为臣药。五味子收敛固涩，是为佐药。生姜暖胃散寒，大枣补益脾胃，同为使药。共成温肾暖脾，涩肠止泻之功。

固冲汤（《医学衷中参西录》）

【组成】白术 30g　生黄芪 18g　煅龙骨 24g　煅牡蛎 24g　山萸肉 24g　白芍 12g　海螵蛸 12g　茜草 9g　棕榈炭 6g　五倍子 2g

【用法】水煎服。

【功效】益气健脾，固冲摄血。

【主治】脾气虚弱，冲脉不固之崩漏证。崩漏或月经过多，色淡质稀，心悸气短，头晕肢冷，四肢乏力，舌淡，脉微弱。

【方解】方中重用白术、生黄芪补气健脾，使脾健统摄有权，以固冲摄血，为君药。山萸肉、白芍甘酸敛阴，既补益肝肾，又敛阴摄血，共为臣药。煅龙骨、煅牡蛎、棕榈炭、海螵蛸、五倍子收敛固涩以止血；茜草祛瘀止血，使血止而不留瘀，共为佐药。

十四、安神剂

凡以安神药物为主组成，具有安神作用，治疗神志不安的方剂，称为安神剂。安神剂可分为滋养安神剂、重镇安神剂，适用于因气血不足、痰热内扰等引起的心神不安，虚烦失眠，或惊狂癫痫，躁扰不宁等。重镇安神剂中多为金石类药物，质重碍胃，故脾胃虚弱者宜慎用，而且有的药物具有一定的毒性，只宜暂服，不可久用。

酸枣仁汤（《金匮要略》）

【组成】酸枣仁 5g　知母 9g　茯苓 9g　川芎 6g　炙甘草 6g

【用法】水煎服。

【功效】养血安神，清热除烦。

【主治】肝血不足，虚热内扰证。虚烦失眠，心悸不安，头目眩晕，咽干口燥，舌红，脉弦细。

【方解】方中重用酸枣仁为君，养血补肝，宁心安神。茯苓宁心安神；知母苦寒质润，滋阴润燥，清热除烦，共为臣药。佐以川芎之辛散，调肝血而疏肝气，与大量酸枣仁相伍，辛散与酸收并用，补血与行血结合，具有养血调肝之妙。炙甘草和中缓急，调和诸药为使。

天王补心丹（《摄生秘剖》）

【组成】生地黄 12g　酸枣仁 12g　当归 12g　麦门冬 12g　天门冬 12g　柏子仁 12g　人参 9g　丹参 9g　玄参 9g　白茯苓 9g　远志 9g　桔梗 9g　五味子 9g

【用法】上药为末，炼蜜为小丸，朱砂为衣，每服 9g，温开水送下。

【功效】滋阴养血，补心安神。

【主治】阴虚血少，心神不宁证。心悸怔忡，虚烦失眠，梦遗健忘，不耐思虑，大便干燥，舌红苔少，脉细数。

【方解】方中重用生地黄入心肾经，壮水以制虚火，为君药。天门冬、麦门冬滋阴清热；酸枣仁、柏子仁养心安神；当归补血润燥，兼以通便，共为臣药。人参补益心气，使气旺血生，且又宁心益智；五味子益气敛阴且安心神；白茯苓、远志养心安神，交通心肾；玄参滋阴降火；丹参清热除烦；朱砂入心经，镇心安神，共为佐药。桔梗为使，载药上行入心经。

朱砂安神丸（《医学发明》）

【组成】朱砂 15g　黄连 18g　炙甘草 16.5g　生地黄 4.5g　当归 7.5g

【用法】上药研末，炼蜜为丸，朱砂另研，水飞为衣。每次服 6g，临睡前温开水送服。亦可水煎服，用量按原方比例酌减。朱砂研细末水飞，以汤药送服。

【功效】镇心安神，清热养阴。

【主治】心火亢盛，阴血不足证。心神烦乱，惊悸不安，失眠多梦，胸中烦热，舌红，脉细数。

【方解】方中朱砂镇心安神，又清心火，为君药。黄连为臣，善清心泻火除烦。当归补血养心；生地黄入肾滋阴凉血，共为佐药；炙甘草为使，调和诸药，防朱砂、黄连质重苦寒之品碍胃。

十五、开窍剂

凡以芳香开窍药为主组成，具有开窍醒神作用，治疗窍闭神昏证的方剂，称为开窍剂。开窍剂分为凉开剂、温开剂，适用于热闭神昏及寒闭神昏之证。开窍剂多芳香辛散，久服则耗气伤津，故应中病即止，不可久服，临床上多用于急救，孕妇慎用。

安宫牛黄丸（《温病条辨》）

【组成】牛黄 30g　郁金 30g　水牛角粉 30g　黄连 30g　黄芩 30g　山栀 30g　朱砂 30g　雄黄 30g　冰片 7.5g　麝香 7.5g　珍珠 15g

【用法】上为极细粉，炼老蜜为丸，每丸 3g，金箔为衣，蜡护。每服一丸，每日 1 次。

【功效】清热开窍，豁痰解毒。

【主治】热邪内陷心包证。高热烦躁，神昏谵语，口渴唇燥，舌红或绛，脉数，以及中风昏迷、小儿惊厥属痰热内闭者。

【方解】方中牛黄清心解毒，豁痰开窍；麝香开窍醒神，共为君药。水牛角粉清心凉血解毒而定惊；黄连、黄芩、山栀助牛黄清热泻火解毒；冰片、郁金芳香辟秽，通窍开闭，同为臣药。朱砂镇心安神；珍珠清心安神；雄黄豁痰解毒，共为佐药。蜂蜜和胃调中，为使药。金箔为衣，取其重镇安神之效。

苏合香丸（《温病条辨》）

【组成】苏合香 30g　冰片 30g　乳香 30g　麝香 60g　安息香 60g　青木香 60g　白术 60g　香附 60g　白檀香 60g　丁香 60g　沉香 60g　荜茇 60g　诃子 60g　朱砂 60g　水牛角粉 60g

【用法】共为细末，入研药匀，用安息香膏并炼白蜜和剂，每丸重 3g。每服 1 丸，研碎开水调服。昏迷不能口服者，可鼻饲给药。

【功效】芳香开窍，行气止痛。

【主治】寒闭证。突然昏倒，牙关紧闭，不省人事，面白肢冷，苔白脉迟；或心腹猝痛，甚则昏厥；亦治中风、中气及感受时行瘴疠之气属于寒闭者。

【方解】方中苏合香、安息香善透窍逐秽化浊，开闭醒神；麝香、冰片开窍通闭，辟秽化浊，共为君药。香附、丁香、青木香、沉香、白檀香辛香行气，调畅气血；乳香行气活血，使气血运行通畅，共为臣药。配以水牛角粉清心解毒，朱砂镇心安神；白术健脾和中，燥湿化浊；诃子温涩敛气，以防辛香走窜耗散太过，共为佐药。

十六、驱虫剂

凡以驱虫药物为主组成，具有驱杀人体内寄生虫的作用，用于治人体寄生虫病的方剂，称为驱虫剂。本类方剂主要用于蛔虫、蛲虫、绦虫、钩虫等消化道寄生虫病。有些驱虫药含有毒性，易伤正气或中毒；驱虫药具有攻伐作用，对年老体弱、孕妇等，使用宜慎重，或禁用。

乌梅丸（《伤寒论》）

【组成】乌梅 4g　细辛 3g　干姜 6g　当归 6g　附子 6g　蜀椒 4.5g　桂枝 6g　黄柏 6g　黄连 6g　人参 6g

【用法】为末，加蜜为丸，每服 6g，日 2 次，空腹服；亦可作汤剂煎服。

【功效】温脏安蛔。

【主治】蛔厥证。脘腹阵痛，烦闷呕吐，时发时止，得食则吐，甚至吐蛔，手足厥冷，或久痢不止，反胃呕吐，脉沉细或弦紧。

【方解】方中乌梅味酸，安蛔止痛，为君药。蛔动因于脏寒，故以干姜、附子、细辛、蜀椒、桂枝温肾暖脾，以除脏寒；且五药皆辛，辛可制蛔，其中细辛、蜀椒更具杀虫之用，故又可助乌梅安蛔止痛；素病蛔疾，必损气血，故又以人参益气，当归养血，合而扶正补虚；俱为臣药。佐以黄连、黄柏苦寒清热，兼制辛热诸药，以杜绝伤阴动火之弊，且味苦兼能下蛔。诸药合用，共奏温脏安蛔之功。

十七、外用剂

凡以外用药为主，通过人体体表发挥治疗作用的方剂，称为外用剂。此类方剂具有收敛止血、化腐生肌、消肿止痛等作用，适用于皮肤疾患、疮疡肿毒，以及烫伤、跌打损伤等。

黄金散（《外科正宗》）

【组成】大黄 2 500g　黄柏 2 500g　姜黄 2 500g　白芷 2 500g　南星 1 000g　陈皮 1 000g　苍术 1 000g　厚朴 1 000g　甘草 1 000g　天花粉 5 000g

【用法】为末，用醋、酒、蜂蜜或植物油调敷患处。

【功效】清热解毒，消肿止痛。

【主治】阳证疮疡初起。局部红肿，灼热疼痛，脓未形成，舌红苔黄，脉滑数。

【方解】方以大黄、黄柏、天花粉清热解毒，散瘀消肿，为君药。苍术、白芷、厚朴、陈皮、南星理气化湿，消肿止痛，为臣药。姜黄活血为佐药。甘草调和药性为使药。

复习思考题

1. 简述方剂的组成原则。
2. 简述补虚剂的分类与代表方。

第十章　针灸学基础

第一节　经络

一、经络学说概论

（一）经络的含义

经络是运行气血、联系脏腑和体表及全身各部的通道。经，又称经脉，有路径之意，经脉贯通上下，沟通内外，是经络系统中纵行的主干，故曰：“经者，径也。”经脉大多循行于人体的深部，且有一定的循行部位。络，又称络脉，有网络之意，络脉是经脉别出的分支，较经脉细小，故曰：“支而横出者为络。”经络相贯，遍布全身，形成一个纵横交错的联络网，把人体五脏六腑、肢体官窍及皮肉筋骨等组织紧密地联结成统一的有机整体，从而保证了人体生命活动的正常进行。

经络学说是研究人体经络系统的组成、循行分布、生理功能、病理变化，以及与脏腑、气血等相互关系的中医学理论，是中医学理论体系的重要组成部分，也是针灸及推拿学的理论核心。

（二）经络的组成

经络系统由经脉和络脉组成，在内连属于脏腑，在外连属于筋肉、肢节和皮肤。经脉分为正经和奇经两类。正经有十二条，即手三阴经、足三阴经、手三阳经、足三阳经，共四组，每组三条经脉，合称十二正经。十二正经是气血运行的主要通道。奇经有八条，即督脉、任脉、冲脉、带脉、阴跷脉、阳跷脉、阴维脉、阳维脉，合称奇经八脉。奇经八脉有统率、联络和调节全身气血盛衰的作用。

十二经别是十二经脉别出的经脉，可加强十二经脉中相为表里的两经之间在体内的联系，并通达某些正经未循行到的器官和形体部位，以补充正经之不足。十二经筋是十二经脉之气“结、聚、散、络”于筋肉、关节的体系，是十二经脉的附属部分，具有主司关节运动的作用。十二皮部是十二经脉在体表一定部位上的反应区。

络脉有别络、孙络、浮络之分。别络是较大的和主要的络脉，共有十五支，包括十二正经在四肢各分出的络，躯干部的任脉络、督脉络及脾之大络。孙络是络脉中最细小的分支。浮络是浮行于浅表部位而常浮现的络脉。

（三）经络的命名和脏腑属络关系

1. 十二正经的命名

十二正经的名称是古人根据阴阳消长所衍化的三阴三阳，结合其循行于上肢或下肢的特点，及其与脏腑相属络的关系而确定的。内为阴，外为阳，即分布于肢体内侧面的经脉为阴经，分布于肢体外侧面的经脉为阳经。肢体内侧面的前、中、后，分别称为太阴、厥阴、少阴；肢体外侧面的前、中、后分别称为阳明、少阳、太阳。脏为阴，腑为阳，每一阴经分别隶属于一脏，每一阳经分别隶属于一腑，各经都以脏腑命名。

2. 十二正经的名称

手太阴肺经、手厥阴心包经、手少阴心经、手阳明大肠经、手少阳三焦经、手太阳小肠经、足太阴脾经、足厥阴肝经、足少阴肾经、足阳明胃经、足少阳胆经、足太阳膀胱经。循行分布于上肢的称手经，循行分布于下肢的称足经。分布于四肢内侧的（上肢是指屈侧）称为阴经，属脏；分布于四肢外侧（上肢是指伸侧）的称阳经，属腑。

3. 脏腑属络关系

十二正经在体内与脏腑相连属，其中阴经属脏络腑，阳经属腑络脏，一脏配一腑，一阴配一阳，形成了脏腑阴阳表里属络关系。即手太阴肺经与手阳明大肠经相表里，手厥阴心包经与手少阳三焦经相表里，手少阴心经与手太阳小肠经相表里，足太阴脾经与足阳明胃经相表里，足厥阴肝经与足少阳胆经相表里，足少阴肾经与足太阳膀胱经相表里。互为表里的经脉在生理上密切联系，在病理上相互影响，在治疗时相互为用，如心火可下移小肠，在治疗上，互为表里属络的两条经脉的腧穴可交叉使用，如肝经的穴位可以用于治疗胆或胆经的疾病。

二、经络的分布及作用

（一）十二正经的分布

1. 十二正经在体表的分布规律

十二正经在体表左右对称地分布于头面、躯干和四肢，纵贯全身。六阴经分布于四肢内侧和胸腹，六阳经分布于四肢外侧和头面、躯干。十二正经在四肢的分布规律是：三阴经上肢分别为太阴在前、厥阴在中、少阴在后，下肢分别为太阴在前、厥阴在中、少阴在后；三阳经上肢分别为阳明在前、少阳在中、太阳在后，下肢分别为阳明在前、少阳在中、太阳在后。十二正经在躯干部的分布是：手三阳经行于肩胛部，足三阳经则阳明行于胸腹部，太阳经行于背腰部，少阳经行于侧面；手三阴经均从腋下出走，足三阴经均行于腹部。循行于腹部的经脉，自内向外的顺序是足少阴、足阳明、足太阴、足厥阴。

表 10－1　十二正经在体表的分布规律

四肢部位	阴经（属脏）	阳经（属腑）	循行部位 （阴经行于内侧，阳经行于外侧）	
手	太阴肺经 厥阴心包经 少阴心经	阳明大肠经 少阳三焦经 太阳小肠经	上肢	前线 中线 后线
足	太阴脾经 厥阴肝经 少阴肾经	阳明胃经 少阳胆经 太阳膀胱经	下肢	前线 中线 后线

2. 十二正经的走向和交接规律

手三阴经的循行是从胸部始走向手指端；手三阳经从手指端上行于头面部；足三阳经从头面部下行，经躯干和下肢而止于足趾间；足三阴经脉从足趾间上行而止于胸腹部。即《黄帝内经·灵枢·逆顺肥瘦》说：“手之三阴，从胸走手；手之三阳，从手走头；足之三阳，从头走足；足之三阴，从足走腹。”这样就构成一个“阴阳相贯，如环无端”的循环路径。

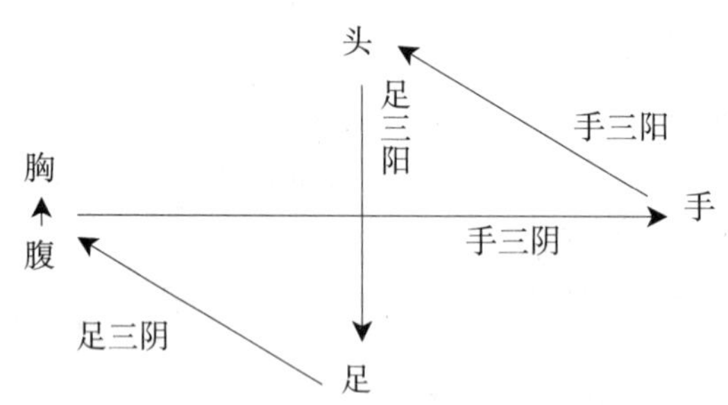

图 10－1　十二正经走向交接示意图

3. 十二正经的流注次序

流注，是人身气血流动不息，向各处灌注的意思。十二正经分布于全身内外上下，经脉中的气血运行是循环贯注的，从手太阴肺经开始，依次流至足厥阴肝经，再流至手太阴肺经，首尾相贯，如环无端。

（二）奇经八脉的分布

奇经八脉是督脉、任脉、冲脉、带脉、阳维脉、阴维脉、阴跷脉、阳跷脉的总称。奇经八脉与十二正经不同，既不直属脏腑，又无表里配合关系，“别道奇行”，故称“奇经”。奇经八脉交错地循行分布于十二正经之间，具有加强十二正经之间的联系，并对十二正经气血有蓄积和渗灌的调节作用。十二正经中气血满溢时，则流注于奇经八脉，蓄以备用；不足时，也可由奇经给予补充。奇经与肝、肾等脏及女子胞、脑、髓等奇恒之腑的关系较为密切，相互之间在生理、病理上均有一定的联系。

八脉之中，督、任、冲三脉皆起于胞宫，同出于会阴，称为“一源三岐”。其中督脉行于背部正中，其脉多次与手足三阳经及阳维脉交会，能总督一身之阳经，故称为“阳脉之海”，并与脑、脊髓、肾又有密切联系。任脉，行于腹面正中线，其脉多次与手足三阴及阴维脉交会，能总任一身之阴经，故称为“阴脉之海”，任脉起于胞中，与女子妊娠有关，故有“任主胞胎”之说。冲脉，上至于头，下至于足，贯穿全身，成为气血的要冲，能调节十二正经气血，故称为“十二经脉之海”，因其同妇女的月经有密切关系，故又称“血海”。督、任二脉各有其循行的部位和所属腧穴，故与十二正经相提并论，合称为“十四经”。

带脉，起于季胁，斜向下行到带脉穴，绕身一周，如腰带，能约束纵行的诸脉。阳跷脉左右成对，起于足跟外侧，伴足太阳等经上行，至目内眦，与阴跷脉会合，再沿足太阳经上额，与足少阳经合于项后风池穴。阴跷脉左右成对，起于足跟内侧，随足少阴等经上行，到目内眦，与足太阳经和阳跷脉相会合。阴、阳跷脉分主一身左右之阴阳，具有濡养眼目、司眼睑开合和下肢运动的功能。阳维脉左右成对，起于小腿外侧外踝的下方，沿足少阳经上行，上经躯干的外侧，上腋、颈、面部至前额，再到项后，合于督脉。阴维脉左右成对，起于小腿内侧足三阴经交会之处，沿大腿内侧上行，经腹、胁，与足太阴经相合，过胸部，与任脉会于颈部。阳维脉的功能是“维络诸阳”；阴维脉的功能是“维络诸阴”。

（三）经别、别络、经筋、皮部的分布

经别，就是从十二正经别行分出，循行于胸、腹及头部的重要支脉。别络，也是从经脉分出的支脉，大多分布于体表。别络有十五条，即十二正经各有一条，加上任脉、督脉的络脉和脾之大络。经筋，十二经筋是十二正经之气结、聚、散、络于筋肉、关节的体系，有约束骨骼、利于关节的屈伸运动的作用，正如《黄帝内经·素问·痿论》所说："宗筋主束骨而利机关也。"皮部，是指体表的皮肤按经络的分布部位分区。十二正经及其所属络脉，在体表有一定的分布范围，与之相应，全身的皮肤也就划分为十二个部分，称十二皮部。

（四）经络的作用

1. 经络的生理功能

（1）沟通表里上下，联系脏腑器官：人体由五脏六腑、四肢百骸、五官九窍、皮肉筋骨等组成，它们各有其独特的生理功能。只有通过经络的联系作用，这些功能才能达到相互配合、相互协调，从而使人体形成一个有机的整体。

（2）通行气血，濡养脏腑组织：气血是人体生命活动的物质基础，必须通过经络才能输布周身，以温养濡润各脏腑、组织和器官，维持机体的正常生理功能。

（3）感应传导：经络有感应刺激、传导信息的作用。当人体的某一部位受到刺激时，这个刺激就可沿着经脉传入人体内有关脏腑，使其发生相应的生理或病理变化。而这些变化，又可通过经络反应于体表。针刺中的"得气"就是经络感应、传导功能的具体体现。

（4）调节脏腑器官的机能活动：经络能调节人体的机能活动，使之保持协调平衡。当人体的某一脏器功能异常时，可运用针刺等治疗方法来进一步激发经络的调节功能，从而使功能异常的脏器恢复正常。

2. 经络的临床应用

（1）解释病理变化：经络与疾病的发生、传变有密切的关系。某一经络功能异常，就易遭受外邪的侵袭，既病之后，外邪又可沿着经络进一步内传脏腑。经络不仅是外邪由表入里的传变途径，而且也是内脏之间、内脏与体表组织间病变相互影响的途径。

（2）协助疾病诊断：经络有一定的循行部位和脏腑络属，故可以反映所属脏腑的病证。因而在临床上，就可以根据疾病所出现的症状，结合经络循行的部位及所联系的脏腑，作为临床诊断的依据。如胁痛，多病在肝胆，胁部是肝经和胆经的循行之处。

（3）指导临床治疗：经络学说早已被广泛用于指导临床各科的治疗，特别是针灸、按摩和中药处方。如针灸中的"循经取穴法"，就是经络学说的具体应用。如胃病常循经远取足三里穴，胁痛则取太冲穴等。中药治疗亦是通过经络这一渠道，使药达病所，以发挥其治疗作用。如麻黄入肺、膀胱经，故能发汗、平喘和利尿。

第二节 腧穴

一、腧穴的基本概念

腧穴是人体脏腑经络之气输注于体表的特殊部位。《黄帝内经》中又将腧穴称作“节”“会”“空”“气穴”等。“腧”原写作“输”，有“内外相输应”的意思，说明它通过经络而与脏腑和其他部位相连通；“穴”是空隙凹陷的意思，说明它多位于肌肉纹理和骨节空隙凹陷处。腧穴又俗称孔穴、穴道、穴位，是针灸、推拿和拔罐治疗之处。

二、腧穴的分类

腧穴可分为十四经穴、奇穴、阿是穴三类。

1. 十四经穴

十四经穴为位于十二正经和任督二脉上的腧穴，简称“经穴”。它们是腧穴的主要部分，共361个穴名。经穴因其分布在十四经脉的循行线上，所以与经脉关系密切，不仅可以反映本经经脉及其所属脏腑的病证，也可以反映本经脉所联系的其他经脉、脏腑之病证，同时又是针灸施治的部位。

2. 奇穴

奇穴是指未能归属于十四经脉的腧穴，它既有固定的穴名，又有明确的位置，故称“经外奇穴”。这些腧穴对某些病证具有特殊的治疗作用。如四神聪穴、四缝穴等。

3. 阿是穴

阿是穴又称压痛点、天应穴、不定穴等。这一类腧穴既无具体名称，又无固定位置，而是以压痛点或其他反应点作为针灸部位。

三、腧穴的主治规律

每一个腧穴均有其主治特点，但从总体上分析，腧穴的治疗作用具有一些共同的特点和一定的规律性。腧穴的主治特点主要表现在三个方面，即近治作用、远治作用和特殊作用。

1. 近治作用

近治作用指腧穴均具有治疗其所在部位局部及邻近组织、器官病证的作用。这是一切腧穴主治作用所具有的共同的和最基本的特点，是“腧穴所在，主治所在”规律的体现。如眼区周围的睛明穴、承泣穴、攒竹穴、瞳子髎穴等经穴均能治疗眼疾；胃脘部周围的中脘穴、建里穴、梁门穴等经穴均能治疗胃痛等。

2. 远治作用

远治作用指腧穴具有治疗其远隔部位的脏腑、组织器官病证的作用。腧穴不仅能治疗局部病证，而且还有远治作用。十四经穴，尤其是十二正经中位于四肢肘膝关节以下的经穴，远治作用尤为突出，如合谷穴不仅能治疗手部的局部病证，还能治疗本经所过处的颈部和头面部病证。

3. 特殊作用

特殊作用指某些腧穴具有双向的良性调整作用和相对的特异治疗作用。所谓双向良性调整作用，是指同一腧穴对机体不同的病理状态，可以起到两种相反而有效的治疗作用。如腹泻时针天枢穴可止泻，便秘时针天枢穴可以通便；内关穴可治心动过缓，又可治疗心动过速。

四、特定穴

特定穴是十四经穴中具有特殊治疗作用，并以特定称号概括的腧穴。根据其不同的分布特点、含义和治疗作用，可分成五输穴、原穴、络穴、郄穴、俞穴、募穴、八会穴、八脉交会穴、下合穴和交会穴。特定穴除具有经穴的共同功效和主治特点外，还有其特殊的性能和治疗作用，因此，临床上较多使用特定穴，以提高针灸治疗效果。

五、腧穴的定位法

在针灸治疗过程中，治疗效果的好坏与选穴是否准确有直接关系。因此，我们必须掌握好正确的定位方法，准确地选取腧穴。临床上常用的定位方法有三种：

1. 骨度分寸法

骨度分寸法是以骨节为主要标志测量周身各部的大小、长短，并依其比例折算（按比例折算成等份，每一等分为一寸）尺寸作为定穴标准的方法，又称骨度折量定位法，是目前临床上腧穴定位的基本方法，也是最常用的取穴方法。骨度分寸法不分男女老幼，体形的高矮胖瘦，均按比例折算成同等长度和宽度，作为量取腧穴的依据。

表 10－2　常用骨度分寸表

部位	起止点	折量寸	度量法
头部	前发际正中至后发际正中	12	直寸
	眉间（印堂）至前发际正中	3	直寸
	第 7 颈椎棘突下（大椎）至后发际正中	3	直寸
	眉间（印堂）至后发际正中第 7 颈椎棘突下（大椎）	18	直寸
	前额两发角（头维）之间	9	横寸
	耳后两乳突（完骨）之间	9	横寸
胸腹胁部	胸骨上窝（天突）至胸剑联合中点（歧骨）	9	直寸
	胸剑联合中点（歧骨）至脐中	8	直寸
	脐中至耻骨联合上缘（曲骨）	5	直寸
	两乳头之间	8	横寸
	腋窝顶点至第 11 肋游离端（章门）	12	直寸
背腰部	肩峰缘至后正中线	8	横寸
	肩胛骨内缘（近脊柱侧点）至后正中线	3	横寸
上肢部	腋前、后纹头至肘横纹（平肘尖）	9	直寸
	肘横纹（平肘尖）至腕掌（背）侧横纹	12	直寸
下肢部	耻骨联合上缘至股骨内上髁上缘	18	直寸
	胫骨内侧髁下方至内踝尖	13	直寸
	股骨大转子至腘横纹	19	直寸
	腘横纹至外踝尖	16	直寸

2. 自然标志取穴法

以人体表面的特征部位作为标志进行定取穴位的方法，称为自然标志取穴法，又称体表解剖标志（包括骨性、肌性标志）定位法。人体自然标志有两种：

（1）固定标志法：以人体表面固定不移，又有明显特征的部位作为取穴标志的方法。如人的五官、爪甲、乳头、肚脐等作为取穴的标志。

（2）活动标志法：依据人体某局部活动后出现的隆起、凹陷、孔隙、皱纹等作为取穴标志的方法。如曲池屈肘取之。

3. 手指同身寸取穴法

以患者本人手指为标准来定取穴位的方法称为手指同身寸取穴法。由于生长相关律的缘故，人类机体的各个局部间是相互关联的。由于选取的手指不同，节段亦不同，可分为以下几种：

（1）中指同身寸法：将拇指与中指屈曲，以中指指尖抵在拇指指腹，显示出中指桡侧面，食指伸直，以其中指中节桡侧两横纹之间的长度为一寸，即为中指同身寸。主要适用于四肢及脊背部作横寸的折量。

（2）拇指同身寸法：是以患者拇指指关节的横度作为一寸，亦适用于四肢部的直寸取穴。

（3）横指同身寸法：又名“一夫法”，是令患者将食指、中指、无名指和小指并拢，以中指中节横纹处为准，四指横量作为3寸。常用于下肢、腹部及背部横寸的折量。（图10－2）

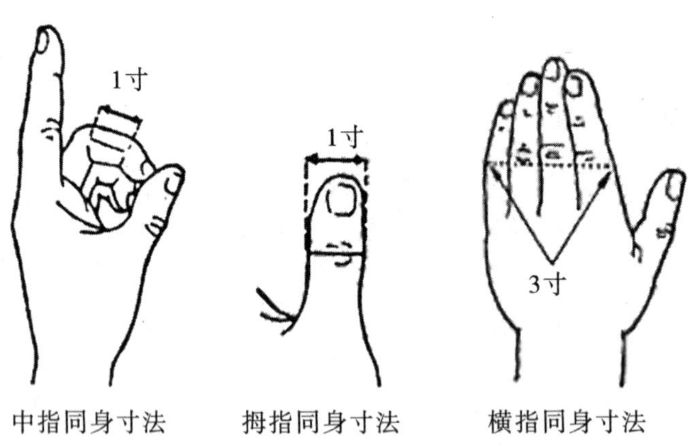

图10－2　手指同身寸取穴法示意图

4. 简便取穴法

此法是临床上一种简便易行的方法。如耳尖直上与正中线的交点是百会穴；两手垂直中指尖到达处为风市穴；两手虎口自然平直交叉，在食指端到达处取列缺穴等。

第三节　十四经脉

十四经脉是十二正经与督任脉的总称。掌握了每一条经脉的循行线路，才能够较好地了解其主治范围，为针灸的临床奠定基础。

一、手太阴肺经

（一）经脉循行

起于中焦，下络大肠，还循胃口（下口幽门，上口贲门），通过膈肌，属肺，至喉部，横行至胸部外上方（中府穴），出腋下，沿上肢内侧前缘下行，过肘窝入寸口上鱼际，直出拇指之端（少商穴）。（图 10－3）

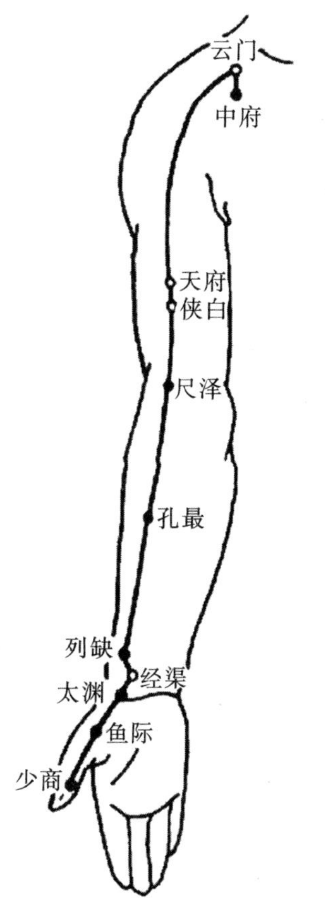

图 10－3　手太阴肺经经穴图

（二）主治概要

主治喉、胸、肺病。如咳嗽、气喘、少气不足以息、咯血、伤风、胸部胀满、咽喉肿痛、肩背等，以及本经循行部位的疼痛。

（三）本经主要腧穴

中府（手太阴肺经的募穴）

［定位］在胸前壁外上方，前正中线旁开 6 寸，平第 1 肋间隙处。

［主治］咳嗽、气喘、胸痛等肺部病证；肩背痛。

［操作］外侧斜刺 0.5～0.8 寸。不可向内部深刺，以免伤及肺脏。

尺泽（手太阴肺经的合穴）

［定位］在肘横纹中，肱二头肌腱桡侧凹陷处。

［主治］咳嗽、气喘、咯血、咽喉肿痛等肺系实热性病证，肘臂挛痛，急性吐泻，中暑、小儿惊风等急证。

［操作］直刺 0.5～1 寸，泄热可用三棱针点刺出血。

列缺（八脉交会穴之一，通于任脉；手太阴肺经的络穴）

［定位］桡骨茎突上方，腕横纹上 1.5 寸，当肱桡肌与拇长展肌腱之间。简便取穴法：两手虎口自然平直交叉，一手食指按在另一手桡骨茎突上，食指尖下凹陷中是穴。

［主治］咳嗽、气喘、咽喉肿痛等肺系病证；头痛、牙痛、项部强痛、口眼㖞斜等头项部疾患。

［操作］向肘斜刺 0.5～1 寸，可灸。

太渊（八会穴之一，脉会太渊；手太阴肺经的俞穴、原穴）

［定位］在腕掌侧横纹桡侧，桡动脉的桡侧凹陷中。

［主治］咳嗽、气喘等肺系疾患，腕臂痛。

［操作］避开桡动脉直刺0.1～0.3寸，可灸。

二、手阳明大肠经

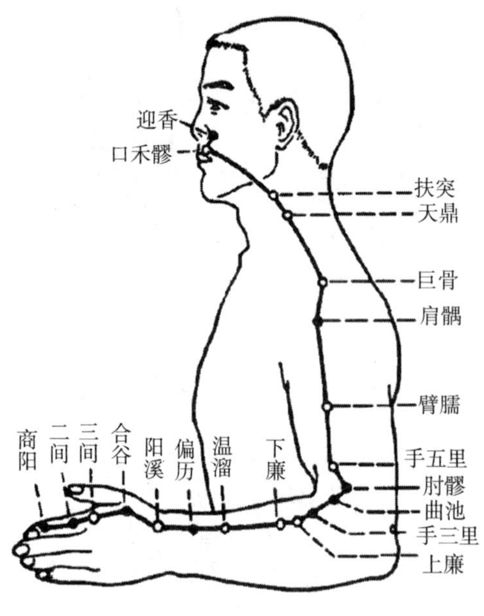

图10－4　手阳明大肠经经穴图

（一）经脉循行

起于食指桡侧端（商阳穴）经过手背行于上肢伸侧前缘，上肩，至肩关节前缘，向后到第七颈椎棘突下（大椎穴），再向前下行入锁骨上窝（缺盆），进入胸腔络肺，向下通过膈肌下行，属大肠。（图10－4）

（二）主治概要

主治头面、五官疾患、咽喉病。如腹痛、腹鸣腹泻、便秘、痢疾、咽喉痛、齿痛、鼻塞或鼻衄等，以及本经循行部位的疼痛。

（三）本经主要腧穴

商阳（手阳明大肠经的井穴）

［定位］在手食指末节桡侧，距指甲角0.1寸。

［主治］咽喉肿痛，齿痛，耳聋，热病，昏迷，手指麻木。

［操作］浅刺0.1～0.2寸，或点刺出血。

合谷（手阳明大肠经的原穴）

［定位］在手背，第一、二掌骨间，当第二掌骨桡侧的中点处。

［主治］头痛，齿痛，目赤肿痛，咽喉肿痛，鼻衄，耳聋，痄腮，牙关紧闭，口㖞，热病，无汗，多汗，滞产，经闭，腹痛，便秘，上肢疼痛、不遂。

［操作］直刺0.5～1寸。

曲池（手阳明大肠经的合穴）

［定位］在肘横纹外侧端，屈肘，当尺泽与肱骨外上髁连线中点。

［主治］热病，咽喉肿痛，齿痛，目赤痛，头痛，眩晕，癫狂，上肢不遂，手臂肿痛，瘰疬，瘾疹，腹痛，吐泻，月经不调。

［操作］直刺1.0～1.5寸。

迎香

［定位］在鼻翼外缘中点旁，当鼻唇沟中。

［主治］鼻鼽，鼻衄，口㖞，面痒，胆道蛔虫症。

［操作］斜刺或平刺，0.3～0.5寸。

三、足阳明胃经

（一）经脉循行

起于鼻翼旁（迎香穴），挟鼻上行，左右侧交会于鼻根部，旁行入目内眦，与足太阳经相交，向下沿鼻柱外侧，入上齿中，还出，挟口两旁，环绕嘴唇，在颏唇沟承浆穴处左右相交，退回沿下颌骨后下缘到大迎穴处，沿下颌角上行过耳前，经过上关穴（客主人），沿发际，到额前。（图10－5）

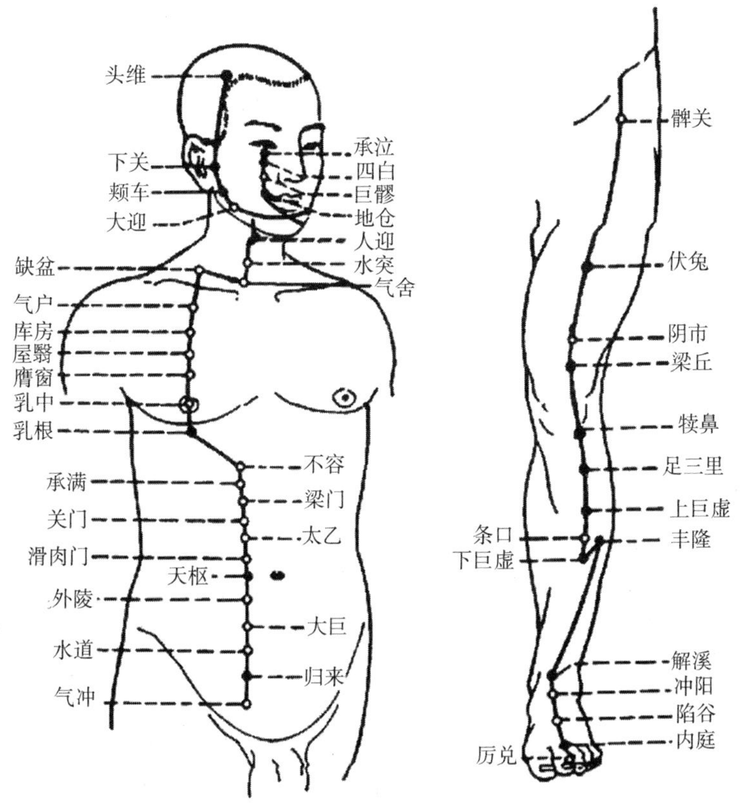

图10－5　足阳明胃经经穴图

（二）主治概要

主治胃肠病、头面、目、鼻、口、齿痛、神志病。如肠鸣腹胀、水肿、胃痛、呕吐或消谷善饥、口渴、咽喉肿痛、鼻衄、热病、发狂等，以及胸部和膝膑等本经循行部位疼痛。

（三）本经主要腧穴

地仓

［定位］在面部，口角外侧，上直对瞳孔。

［主治］口歪，流涎，眼睑瞤动。

［操作］斜刺或平刺0.5～0.8寸，可灸。

颊车

［定位］在面颊部，下颌角前上方约1横指，当咀嚼时咬肌隆起，按之凹陷处。

［主治］口歪，齿痛，颊肿，口噤不语。

［操作］直刺0.3～0.5寸，平刺0.5～1寸，可灸。

下关

［定位］在面部耳前方，当颧弓与下颌切迹所形成的凹陷中。

［主治］耳聋，耳鸣，聤耳，齿痛，口噤，口眼㖞斜。

［操作］直刺0.5～1寸，可灸。

足三里（足阳明胃经的下合穴）

［定位］在小腿前外侧，当犊鼻下3寸，距胫骨前缘一横指。

［主治］胃痛，呕吐，噎膈，腹胀，泄泻，痢疾，便秘，乳痈，肠痈，下肢痹痛，水肿，癫狂，脚气，虚劳羸瘦。

［操作］直刺1～2寸，可灸。

四、足太阴脾经

（一）经脉循行

起于足大趾内侧端（隐白穴），沿内侧赤白肉际，上行过内踝的前缘，沿小腿内侧正中线上行，在内踝上八寸处，交出足厥阴肝经之前，上行沿大腿内侧前缘，进入腹部，属脾，络胃。向上穿过膈肌，沿食道两旁，连舌本，散舌下。（图10－6）

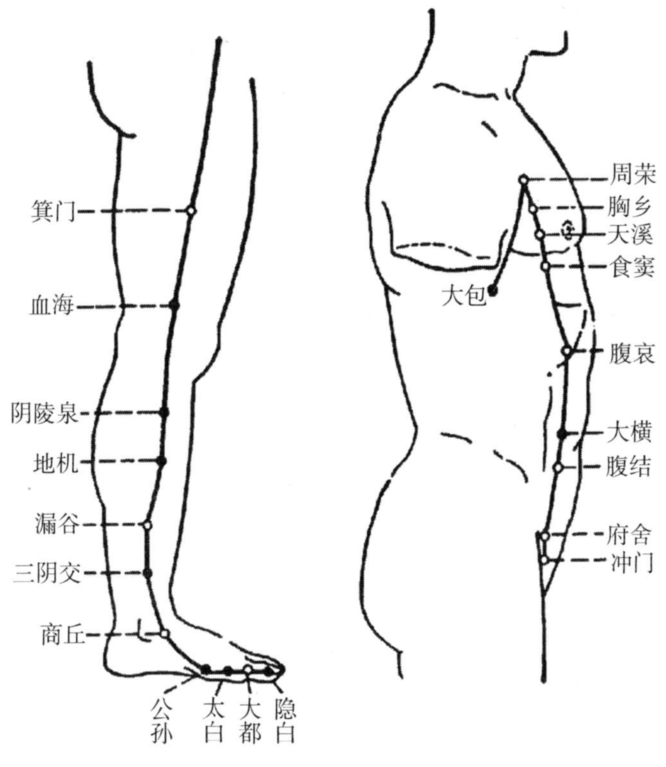

图 10－6　足太阴脾经经穴图

（二）主治概要

主治脏腑病。如胃脘痛、食则呕、嗳气、腹胀便溏、黄疸、身重无力、舌根强痛、下肢内侧肿胀、厥冷等。兼治妇科病及前阴病。

（三）本经主要腧穴

三阴交（足太阴、厥阴、少阴经的交会穴）

［定位］内踝尖上 3 寸，胫骨内侧缘。

［主治］肠鸣，腹泻，月经不调，崩漏，经闭，带下，不孕，滞产，遗精，阳痿，疝气，遗尿，心悸，失眠，水肿，下肢痿痹。

［操作］直刺 1～1.5 寸，可灸。孕妇禁针。

阴陵泉

［定位］胫骨内侧髁下方凹陷处。

［主治］腹胀，腹泻，水肿，黄疸，小便不利或失禁，痛经，遗精，膝痛。

［操作］直刺 1～2 寸，可灸。

血海（治疗血证的要穴）

［定位］屈膝，在髌骨内上缘上 2 寸，当股四头肌内侧头的隆起处；患者屈膝，医者以左手掌心按于患者右膝髌骨上缘，二至五指向上伸直，拇指约呈 45°斜置，拇指尖下是穴。对侧取法仿此。

［主治］月经不调，痛经，经闭，崩漏，瘾疹，皮肤湿疹，丹毒。

［操作］直刺 1～1.5 寸，可灸。

五、手少阴心经

（一）经脉循行

起于心中，走出后属心系，向下穿过膈肌，络小肠。（图 10－7）

（二）主治概要

主治心、胸、神志病。如心痛、心动过速或过缓、失眠、癫痫、昏迷、上臂内侧疼痛等。

（三）本经主要腧穴

少海（手少阴心经的合穴）

［定位］屈肘举臂，在肘横纹内侧端与肱骨内上髁连线的中点处。

［主治］心痛，腋胁痛，肘臂挛痛麻木，瘰疬。

［操作］直刺 0.5～1 寸，可灸。

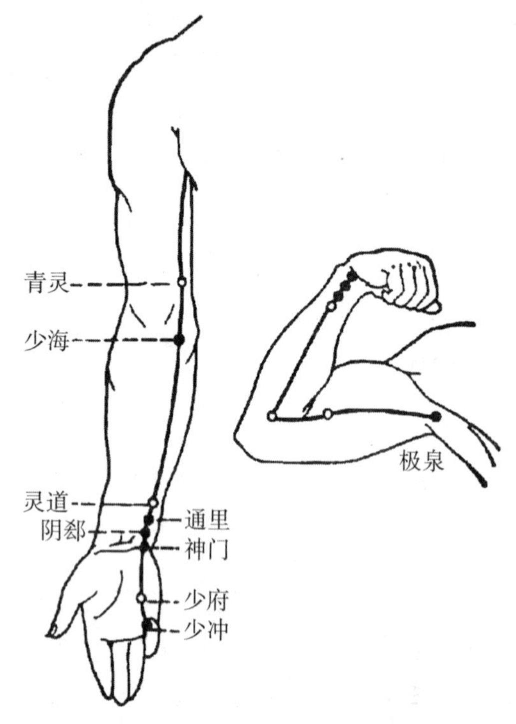

图 10－7　手少阴心经经穴图

神门（手少阴心经的俞穴、原穴）

［定位］在腕部，腕掌侧横纹尺侧端，尺侧腕屈肌腱的桡侧凹陷处。

［主治］失眠，健忘，呆痴，癫狂痫，心痛，心烦，惊悸。

［操作］避开尺动、静脉，直刺 0.3～0.5 寸，可灸。

少冲（手少阴心经的井穴）

［定位］在手小指末节桡侧，距指甲角 0.1 寸。

［主治］心悸，心痛，癫狂，热病，昏迷，胸胁痛。

［操作］浅刺 0.1～0.2 寸；或点刺出血。

六、手太阳小肠经

（一）经脉循行

起于小指外侧端（少泽穴），沿手背、上肢外侧后缘，过肘部，到肩关节后面，绕肩胛部，交肩上（大椎穴），前行入缺盆，深入体腔，络心，沿食道，穿过膈肌，到达胃部，下行，属小肠。（图10－8）

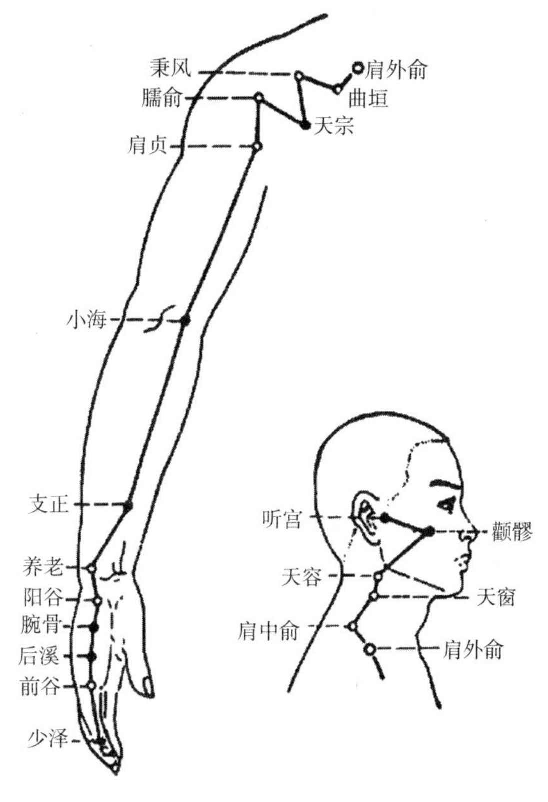

图10－8 手太阳小肠经经穴图

（二）主治概要

主治头、项、耳、目、咽喉病，热病。如少腹痛、耳鸣、耳聋、目黄、颊肿、咽喉肿痛、肩臂外侧后缘痛等。

（三）本经主要腧穴

少泽（手太阳小肠经的井穴）

［定位］在手小指末节尺侧，距指甲角0.1寸。

［主治］头痛，目翳，咽喉肿痛，耳聋，耳鸣，乳痈，乳汁少，昏迷，热病。

［操作］浅刺0.1～0.2寸，或点刺出血。

后溪（八脉交会穴之一，通于督脉；手太阳小肠经的俞穴）

［定位］在手掌尺侧，微握拳，当小指本节（第五掌指关节）后的远侧掌横纹头赤白肉际。

［主治］头项强痛，腰背痛，目赤，耳聋，咽喉肿痛，癫狂痫，盗汗，疟疾，手指及肘臂挛急。

［操作］直刺0.5～0.8寸，或向合谷方向透刺。

听宫

［定位］在面部，耳屏前，下颌骨髁状突的后方，张口时呈凹陷处。

［主治］耳鸣，耳聋，齿痛，癫狂痫。

［操作］张口，直刺0.5～1寸，可灸。

七、足太阳膀胱经

（一）经脉循行

起于目内眦（睛明穴），向上到达额部，左右交会于头顶部（百会穴）。（图 10－9）

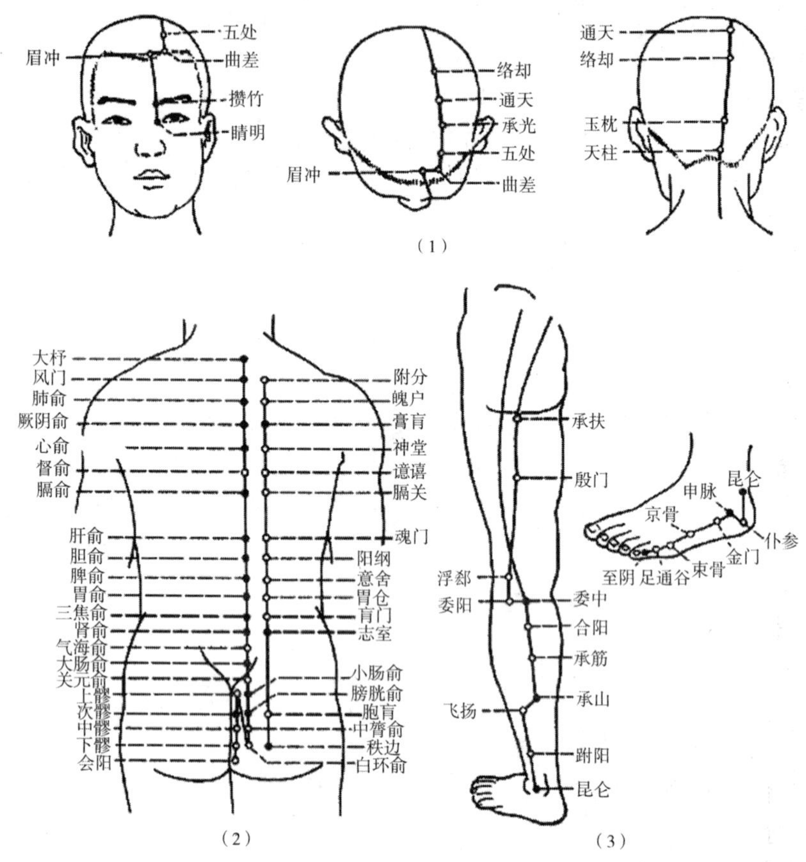

图 10－9　足太阳膀胱经经穴图

（二）主治概要

主治头、项、目、背、腰、下肢部病证及神志病，背部第一侧线的背俞穴及第二侧线相平的腧穴，主治与其相关的脏腑病证和有关的组织器官病证。如小便不通、遗尿、癫狂、疟疾、目痛、迎风流泪、鼻塞多涕、鼻衄、头痛等，以及项、背、腰、臀部和下肢后侧本经循行部位的疼痛。

（三）本经主要腧穴

睛明

［定位］目内眦角稍内上方凹陷处。

［主治］目赤肿痛，目眩，近视，色盲，急性腰扭伤，坐骨神经痛，心动过速。

［操作］嘱患者闭目，医者轻推眼球向下侧固定，右手持针，紧靠眼缘，换换进针，直刺 0.5 ~1 寸。不作大幅度捻转、提插，出针后按揉针孔片刻，以防出血。本穴禁灸。

攒竹

［定位］眉头凹陷中，约在目内眦直上。

［主治］头痛，眉棱骨痛，眼睑下垂，口眼㖞斜，目视不明，迎风流泪，目赤肿痛，呃逆。

［操作］横刺 0.5 ~0.8 寸，后三棱针点刺出血，禁灸。

大杼

［定位］第 1 胸椎棘突下，旁开 1.5 寸。

［主治］咳嗽，发热，项强，肩背痛。

［操作］斜刺 0.5 ~0.8 寸，可灸，不宜深刺。

肺俞

［定位］第 3 胸椎棘突下，旁开 1.5 寸。

［主治］咳嗽，气喘，咯血，盗汗，骨蒸潮热。

［操作］斜刺 0.5 ~0.8 寸，可灸。

肝俞

［定位］第 9 胸椎棘突下，旁开 1.5 寸。

［主治］胁痛，黄疸，目赤，目视不明，夜盲，迎风流泪，癫狂痫，脊背痛。

［操作］斜刺 0.5 ~0.8 寸，可灸。

脾俞

［定位］第 11 胸椎棘突下，旁开 1.5 寸。

［主治］腹胀，纳呆，呕吐，泄泻，痢疾，便血，水肿，背痛。

［操作］斜刺 0.5 ~0.8 寸，可灸。

肾俞

［定位］第 2 腰椎棘突下，旁开 1.5 寸。

［主治］头晕，耳鸣，耳聋，腰痛，遗尿，遗精，阳痿，早泄，不育，月经不调，带下，不孕。

［操作］直刺 0.5 ~0.8 寸，可灸。

委中（足太阳膀胱经的合穴、下合穴）

［定位］腘横纹中点，当股二头肌腱与半腱肌肌腱的中间。

［主治］腰背痛，下肢痿痹，腹痛，急性吐泻，小便不利，遗尿，丹毒。

［操作］直刺 1～1.5 寸，或用三棱针点刺腘静脉出血。针刺不宜过快、过强、过深，以免伤及血管和神经。

承山

［定位］腓肠肌两肌腹之间凹陷的顶端处，约在委中穴与昆仑穴之间中点。

［主治］腰痛，腿痛拘急，痔疾，便秘。

［操作］直刺 1～2 寸，可灸。

至阴（足太阳膀胱经的井穴）

［定位］足小趾外侧趾甲根角旁 0.1 寸。

［主治］头痛，目痛，鼻塞，鼻衄，胎位不正，滞产。

［操作］浅刺 0.1 寸，胎位不正用灸法。

八、足少阴肾经

（一）经脉循行

起于足小趾下，斜行于足心（涌泉穴），出行于舟骨粗隆之下，沿内踝后，分出进入足跟，向上沿小腿内侧后缘，至腘内侧，上股内侧后缘入脊内（长强穴），穿过脊柱，属肾，络膀胱。（图 10－10）

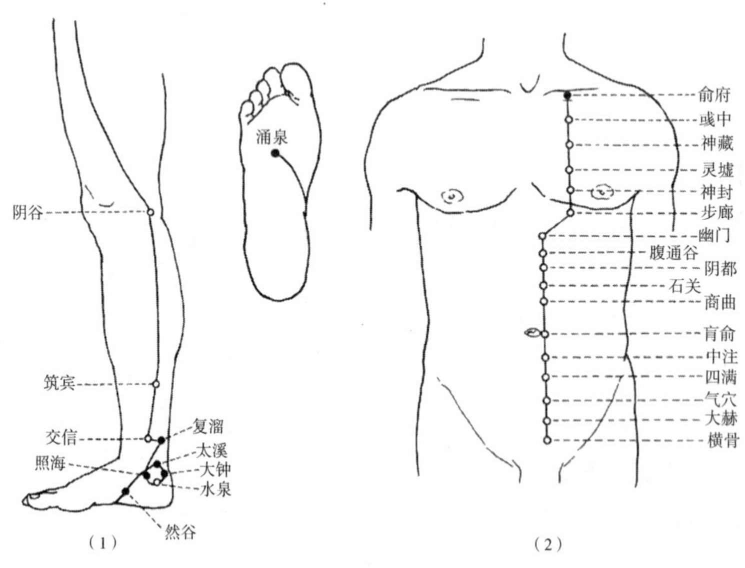

图 10－10　足少阴肾经经穴图

（二）主治概要

主治妇科，前阴病，肾、肺、咽喉病，以及本经循行部位的其他病证。如遗精、阳痿、早泄、咳嗽、气喘、水肿、便秘、泄泻、腰痛、脊股内后侧痛、痿弱无力、足心热等。

（三）本经主要腧穴

涌泉

［定位］在足底部，卷足时足前部凹陷处，约当第 2、3 趾趾缝纹头端与足跟连线的前 1/3 与后 2/3 交点上。

［主治］头痛，头晕，目眩，耳鸣，耳聋，咽喉痛，小便不利，小儿惊风，癫疾，昏厥。

［操作］直刺 0.5 ~ 0.8 寸，可灸。

太溪

［定位］在足内侧，内踝后方，当内踝尖与跟腱之间的凹陷处。

［主治］头痛目眩，咽喉肿痛，齿痛，耳聋，耳鸣，咳嗽，气喘，胸痛咯血，消渴，月经不调，失眠，健忘，遗精，阳痿，小便频数，腰脊痛，下肢厥冷，内踝肿痛。

［操作］直刺 0.5 ~ 0.8 寸，可灸。

照海（八脉交会穴之一，通于阴跷脉）

［定位］在足内侧，内踝尖下方凹陷处。

［主治］月经不调，痛经，赤白带下，阴挺，阴痒，疝气，小便频数，咽干，失眠。

［操作］直刺 0.5 ~ 0.8 寸，可灸。

九、手厥阴心包经

（一）经脉循行

起于胸中，出属心包络，向下穿过膈肌，依次络于上、中、下三焦。（图 10 – 11）

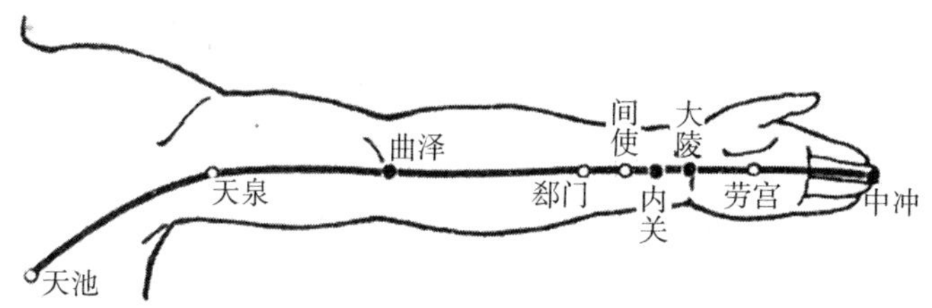

图 10 – 11　手厥阴心包经经穴图

（二）主治概要

主治心、胸、胃、神志病，以及本经循行部位的其他病证。如心痛、胸闷、心悸、心烦、癫狂、腋肿、肘臂挛急等证。

（三）本经主要腧穴

曲泽

［定位］在肘横纹中，当肱二头肌腱的尺侧缘。

［主治］心痛，心悸，热病，中暑，胃痛，呕吐，泄泻，肘臂疼痛。

［操作］直刺1~1.5寸，或用三棱针点刺出血。

内关

［定位］在前臂掌侧，当曲泽与大陵的连线上，腕横纹上2寸，掌长肌腱与桡侧腕屈肌腱之间。

［主治］心痛，心悸，胸闷，眩晕，癫痫，失眠，偏头痛，胃痛，呕吐，呃逆，肘臂挛痛。

［操作］直刺0.5~1寸，可灸。

中冲

［定位］在手中指末节尖端中央。

［主治］中风昏迷，中暑，小儿惊风，热病，心烦，心痛，舌强肿痛。

［操作］浅刺0.1寸，或用三棱针点刺出血。

十、手少阳三焦经

（一）经脉循行

起于无名指尺侧端（关冲穴），向上沿无名指尺侧至手腕背面，上行尺骨、桡骨之间，通过肘尖，沿上臂外侧向上至肩部，向前行入缺盆，布于膻中，散络心包，穿过膈肌，依次属上、中、下三焦。（图10－12）

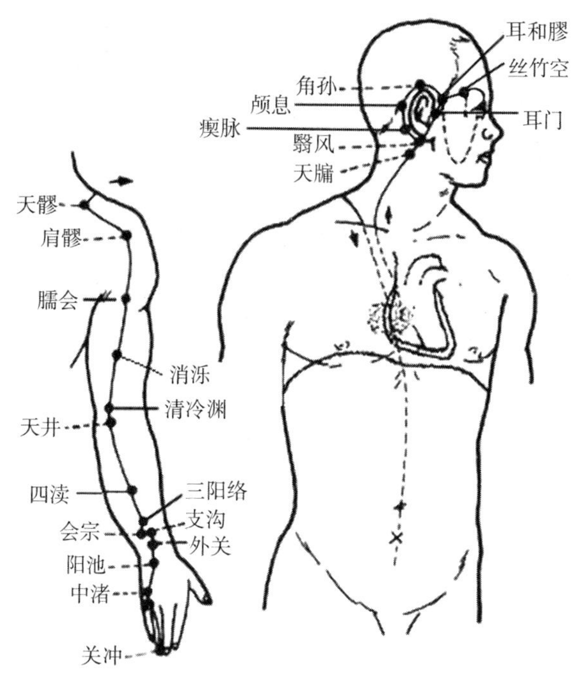

图 10－12　手少阳三焦经经穴图

（二）主治概要

主治侧头、耳、目、胸胁、咽喉病，热病，以及本经循行部位的其他病证。如腹胀、水肿、遗尿、小便不利、耳鸣、耳聋、咽喉肿痛、目赤肿痛、颊肿，以及耳后、肩臂肘部外侧疼痛等。

（三）本经主要腧穴

中渚（手少阳三焦经的俞穴）

［定位］在手背部，掌指关节的后方，第四、五掌骨间凹陷处。

［主治］头痛，耳鸣，耳聋，目赤，咽喉肿痛，手指屈伸不利，肘臂肩背疼痛。

［操作］直刺 0.5～1 寸，可灸。

外关（手少阳三焦经的络穴；八脉交会穴之一，通于阳维脉）

［定位］在前臂背侧，当阳池与肘尖的连线上，腕背横纹上 2 寸，尺骨与桡骨之间。

［主治］热病，头痛，目赤肿痛，耳鸣，耳聋，胸胁痛，上肢痿痹。

［操作］直刺 0.5～1 寸，可灸。

丝竹空

［定位］在面部，当眉梢凹陷处。

［主治］目赤肿痛，眼睑瞤动，目眩，头痛，癫狂痫。

［操作］平刺0.5～1寸，不可灸。

十一、足少阳胆经

（一）经脉循行

起于目外眦（瞳子髎穴），上至头角（颔厌穴），再向下到耳后（完骨穴），再折向上行，经额部至眉上（阳白穴），又向后折至风池穴，沿颈下行至肩上，左右交会于大椎穴，前行入缺盆。（图10－13）

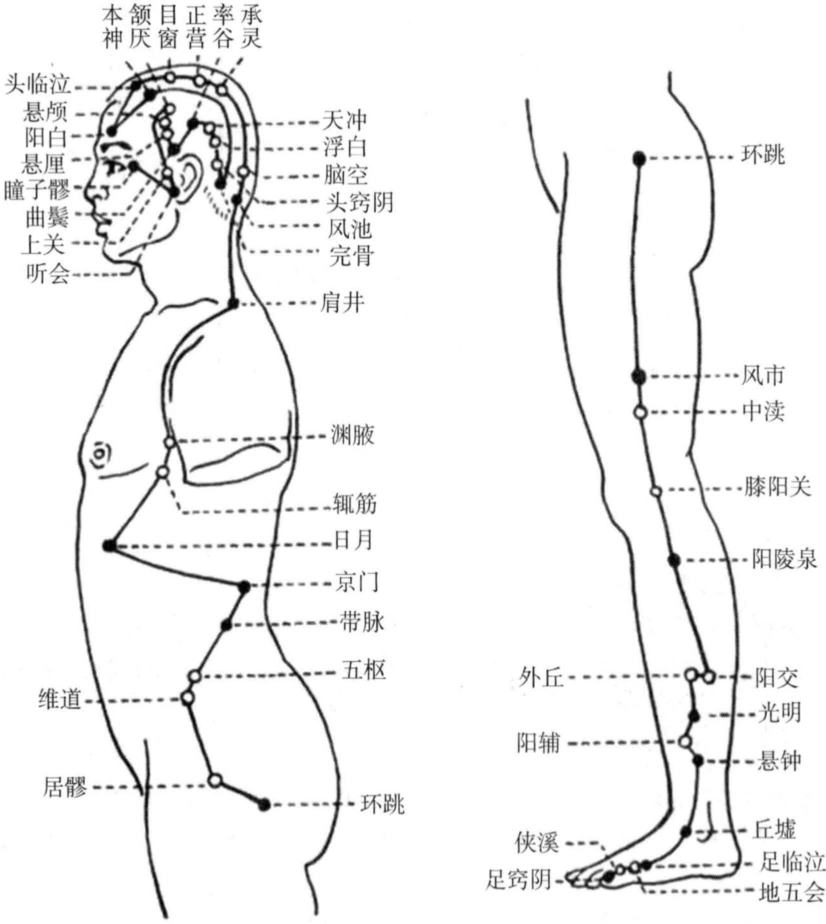

图10－13　足少阳胆经经穴图

（二）主治概要

主治头、目、耳、咽喉病，神志病，热病，以及本经循行部位的其他病证。如口苦、目眩、寒热交作、头痛、颔痛、目外眦痛，以及胸、胁、股、下肢外侧和足外侧疼痛等。

（三）本经主要腧穴

风池

［定位］胸锁乳突肌与斜方肌上端之间的凹陷处。

［主治］头痛，眩晕，颈项强痛，目赤痛，鼻渊，鼻衄，耳聋，热病，感冒，瘿气。

［操作］针尖微下，向鼻尖方向斜刺 0.5～0.8 寸，或平刺透风府穴，可灸。其深部中间为延髓，必须严格掌握针刺的角度和深度。

环跳

［定位］股骨大转子最凸点与骶管裂孔连线的外三分之一与中三分之一交点处。

［主治］腰胯疼痛，半身不遂，下肢痿痹，风疹，挫闪腰疼，膝踝肿痛不能转侧。

［操作］直刺 2～2.5 寸，可灸。

阳陵泉

［定位］腓骨小头前下方凹陷处。

［主治］半身不遂，下肢痿痹、麻木，膝肿痛，胁肋痛，口苦，呕吐，黄疸，小儿惊风。

［操作］直刺或斜向下刺 1～1.5 寸，可灸。

十二、足厥阴肝经

（一）经脉循行

起于足大趾爪甲后丛毛处，向上沿足背至内踝前一寸处（中封穴），向上沿胫骨内缘；在内踝上八寸处交出足太阴脾经之后，上行过膝内侧，沿大腿内侧中线进入阴毛中，绕阴器，至小腹，挟胃两旁，属肝，络胆，向上穿过膈肌，分布于胁肋部，沿喉咙的后边，向上进入鼻咽部，上行连接目系，出于额，上行与督脉会于头顶部。（图 10－14）

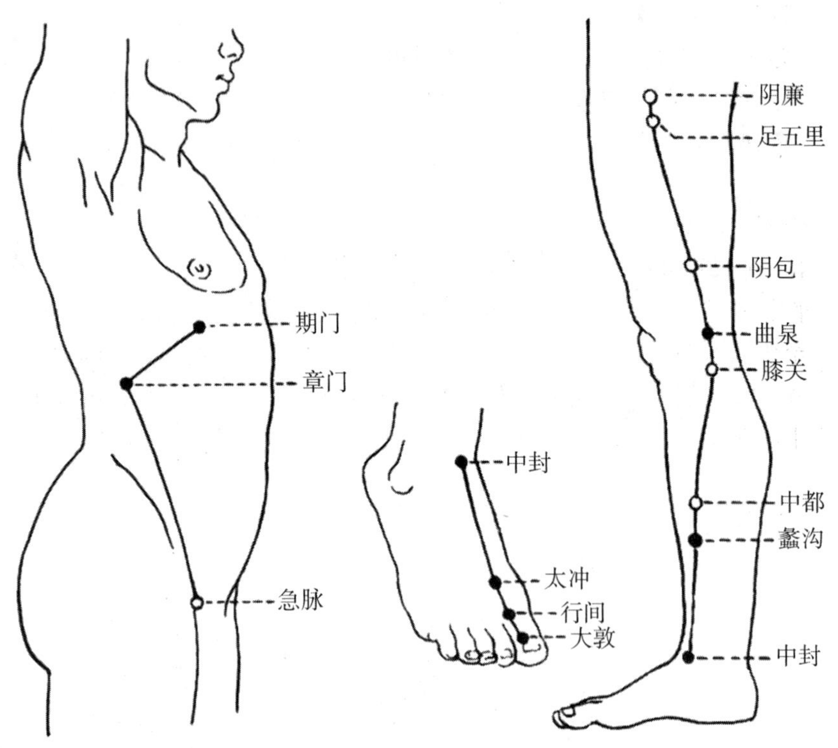

图 10－14　足厥阴肝经经穴图

（二）主治概要

主治肝病，妇科、前阴病。如头痛、胁痛、呃逆、遗尿、小便不利、月经不调、疝气、少腹肿等。

（三）本经主要腧穴

大敦

［定位］在足拇趾末节外侧，距趾甲角 0.1 寸。

［主治］疝气，遗尿，崩漏，阴挺，经闭，癫痫。

［操作］浅刺 0.1～0.2 寸，或点刺出血，可灸。

太冲

［定位］足背，当第一、二跖骨结合部前方凹陷处

［主治］头痛，眩晕，目赤肿痛，口眼㖞斜，胁痛，腹胀，呃逆，下肢痿痹，月经不调，崩漏，疝气，遗尿，癫痫，小儿惊风。

［操作］直刺 0.5～0.8 寸，可灸。

章门

［定位］侧腹部，第十一肋游离端的下方。

［主治］腹胀，泄泻，胁痛，痞块。

［操作］直刺0.8～1寸，可灸。

十三、督脉

（一）经脉循行

督脉起于小腹内胞宫，下出会阴部（也有说起于长强穴），向后行于腰背正中至尾骶部的长强穴，沿脊柱上行，经项后部至风府穴，进入脑内，沿头部正中线，上行至巅顶百会穴，经前额下行鼻柱至鼻尖的素髎穴，过人中，至上齿正中的龈交穴。（图10－15）

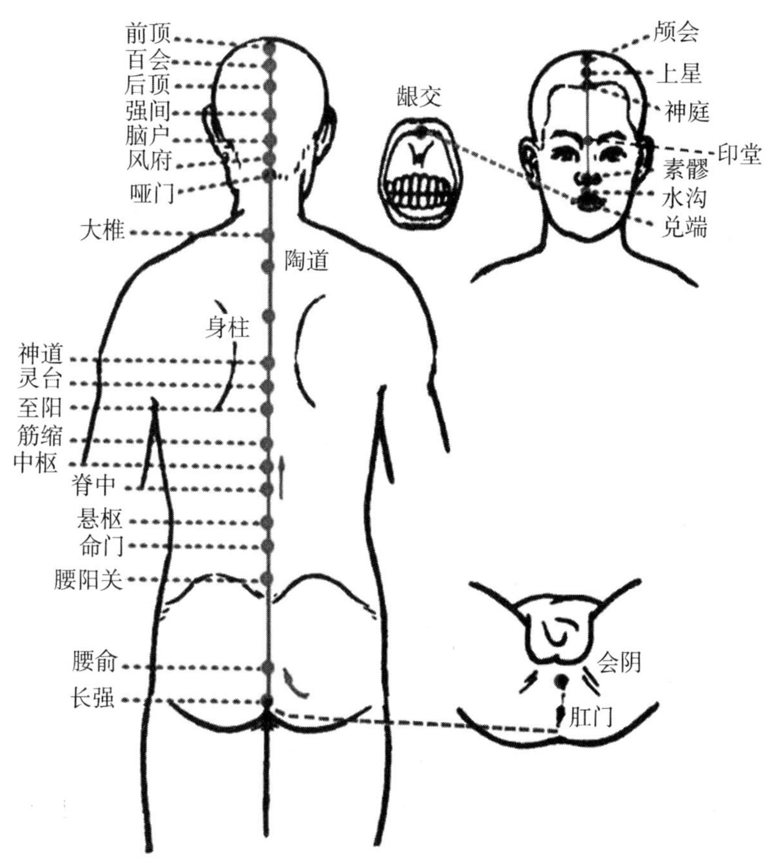

图10－15　督脉经穴图

(二) 主治概要

主治神志病，热病，腰骶、背、头项局部病证，以及相应的内脏疾病。

(三) 本经主要腧穴

长强（督脉之络穴）

[定位] 尾骨端与肛门连线的中点处。

[主治] 泄泻，便血，便秘，痔疾，脱肛，癫狂痫。

[操作] 紧靠尾骨前面斜刺0.8~1寸。不宜直刺，以免伤及直肠，可灸。

命门

[定位] 第2腰椎棘突下凹陷中。

[主治] 遗精，阳痿，月经不调，带下，泄泻，腰脊强痛。

[操作] 直刺0.5~1寸，可灸。

大椎

[定位] 第7颈椎棘突下凹陷中。

[主治] 热病，疟疾，骨蒸盗汗，周身畏寒，感冒，目赤肿痛，头项强痛，癫痫，咳喘。

[操作] 向上斜刺0.5~1寸，可灸。

百会

[定位] 前发际正中直上5寸，约当两侧耳尖连线的中点处。

[主治] 眩晕，头痛，昏厥，中风偏瘫，失语，脱肛，阴挺，癫狂不寐。

[操作] 横刺0.5~0.8寸，可灸。

神庭

[定位] 前发际正中直上0.5寸。

[主治] 失眠，惊悸，痫症，头痛，眩晕，鼻渊。

[操作] 平刺0.5~0.8寸。

十四、任脉

(一) 经脉循行

任脉起于小腹内胞宫，下出会阴毛部，经阴阜，沿腹部正中线向上经过关元等穴，到达咽喉部（天突穴），再上行到达下唇内，环绕口唇，交会于督脉之龈交穴，再分别通过鼻翼两旁，上至眼眶下（承泣穴），交于足阳明经。（图10-16）

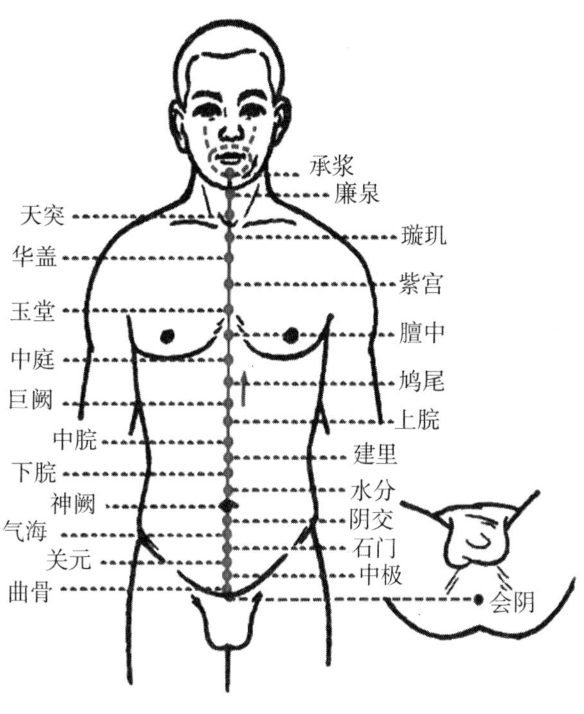

图 10－16　任脉经穴图

（二）主治概要

主治胸、腹、头面的局部病证和相应的内脏病证，部分腧穴有强身健体的作用。

（三）本经主要腧穴

关元（手太阳小肠经的募穴；任脉与足三阴经的交会穴；保健要穴）

［定位］脐下 3 寸，腹正中线上。

［主治］遗尿，小便频数，尿闭，泄泻，腹痛，遗精，阳痿，月经不调，带下，不孕，中风脱证。此穴有强壮作用，为保健要穴。

［操作］直刺 1～2 寸，可灸。孕妇慎用。需在排尿后进行针刺。

气海（保健要穴）

［定位］脐下 1.5 寸，腹正中线上。

［主治］腹痛，泄泻，便秘，遗尿，疝气，遗精，阳痿，月经不调，经闭，崩漏。

［操作］直刺 1～2 寸，可灸。孕妇慎用。

神阙

[定位] 在腹中部，脐中央。

[主治] 腹痛，泄泻，脱肛，水肿，中风脱证。

[操作] 一般不用针，多用艾条灸或艾炷隔盐灸。

膻中

[定位] 前正中线上，平第4肋间，两乳头连线的中点。

[主治] 咳嗽，气喘，咯吐脓血，胸痹心痛，心悸，心烦，产妇少乳，噎嗝。

[操作] 平刺0.3~0.5寸，可灸。

第四节　针灸法

针法和灸法是两种不同的治疗方法，在临床上常结合使用，故称为针灸法，本节对常用的针法和灸法进行介绍。

一、针法

针法是利用金属制成的针具，通过一定的手法，刺激人体腧穴，以治疗人体多种疾病的方法。临床上常用的针具有毫针、皮肤针、三棱针、皮内针等。其中以毫针最为常用。

（一）毫针

1. 毫针的构造

毫针的结构可分为5个部分，即针尖、针身、针根、针柄、针尾。针尖是针身的尖端锋锐部分，亦称针芒；针身是针尖与针柄之间的主体部分，亦称针体；针根是针身与针柄连接的部分；针柄是针体与针根之后执针着力的部分；针尾是针柄的末梢部分。针柄与针尾多用铜丝或银丝缠绕，呈螺旋状或圆筒状。针柄的作用主要是便于着力，有利于进针操作。

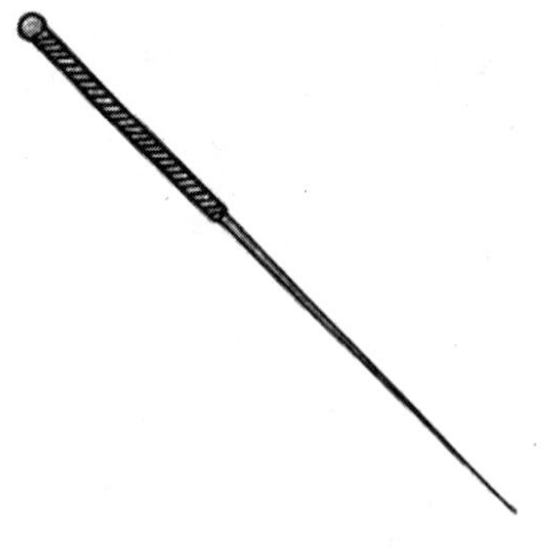

图10-17　毫针

2. 毫针的规格

毫针的规格主要以针身的直径和长度区分。一般以粗细为28~30号（0.32~0.38mm）和长短为1~2寸（25~50mm）者最为常用。短针多用于耳针及浅刺，长针多用于肌肉丰厚部穴位的深刺和某些穴位的横向透刺。

3. 毫针的检查

检查毫针时要注意：针尖要端正不偏，圆而不钝，无毛钩，光洁度高，尖中带圆，形如“松针”，如此则进针阻力小而不易钝涩；针身要光滑挺直，圆正均匀，坚韧而富有弹性；针根要牢固，无剥蚀、伤痕。针柄的金属丝要缠绕均匀，牢固而不松脱或断丝，针柄的长短、粗细要适中，便于持针。

（二）针刺操作

1. 针刺前的准备

（1）选择针具：应根据患者的性别、年龄、肥瘦、体质、病情、病位及所取腧穴，选取长短、粗细适宜的针具。《黄帝内经·灵枢·官针》说：“九针之宜，各有所为，长短大小，各有所施也。”如男性、体壮、形肥且病位较深者，可选取稍粗稍长的毫针；反之若为女性、体弱、形瘦而病位较浅者，则应选用较短、较细的针具。临床上选针常以将针刺入腧穴应至之深度，而针身还应露在皮肤外少许为宜。

（2）选择体位：为了使患者在治疗中有较为舒适而又能耐久的体位，既便于取穴、操作，又能适当留针，因此在针刺时必须选择好体位。临床常用的有仰靠坐位、俯伏坐位、仰卧位、侧卧位等。对于初诊、精神紧张或年老、体弱、病重的患者，有条件时应取卧位，以避免发生晕针等意外事故。

（3）消毒：包括针具消毒、腧穴部位的消毒和医者手指的消毒。针具可用高压蒸气消毒或75%酒精浸泡30分钟消毒。同时应注意尽可能做到一穴一针。腧穴部位可用75%酒精棉球擦拭消毒，或先用2.5%碘酒棉球擦拭后再用酒精棉球擦拭消毒。至于医者手指，应先用肥皂水洗净，再用75%酒精棉球擦拭即可。

2. 毫针针法

（1）进针方法：在针刺时，一般用右手持针操作，称其“刺手”，左手爪切按压所刺部位或辅助针身，称其“押手”。具体方法有以下几种：①指切进针法。又称爪切进针法，用左手拇指或食指端切按在腧穴位置旁，右手持针，紧靠左手指甲面将针刺入。此法适宜于短针的进针。②夹持进针法。用左手拇、食二指持捏消毒干棉球，夹住针身下端，将针尖固定在腧穴表面，右手捻动针柄，将针刺入腧穴，此法适用于长针的进针。③舒张进针法。用左手食、拇指将所刺腧穴部位的皮肤向两侧撑开，使皮肤绷紧，右手持针，使针从左手拇、食二指的中间刺入。此法主要用于皮肤松弛部位腧穴的进针。④提捏进针法。用左手拇、食二指将针刺部位的皮肤捏起，右手持针，从捏起的上端将针刺入。此法主要用于皮薄肉少部位的进针，如印堂穴等。

（2）针刺的角度和深度：在针刺过程中，掌握正确的针刺角度、方向和深度，是增强针感、提高疗效、防止意外事故发生的重要环节。同一腧穴，由于针刺角度、方向、深度的不同，所产生的针感强弱、方向和疗效常有明显差异。

角度：指进针时的针身与皮肤表面所形成的夹角。它是根据腧穴所在位置和医者针刺时所要达到的目的结合而定的，一般有直刺、斜刺和平刺。直刺是指针身与皮肤表面呈90°角左右垂直刺入，此法适用于大部分腧穴；斜刺是指针身与皮肤表面呈45°角左右倾斜刺入，此法适用于肌肉较浅薄处或内在重要脏器或不宜于直刺、深刺的穴位；平刺，即横刺、沿皮刺，是针身与皮肤表面呈15°角左右沿皮刺入，此法适于皮薄肉少的部位，如头部的腧穴等。

深度：指针身刺入人体内的深浅程度。一般以既有针感又不伤及重要脏器为原则。身体瘦弱者浅刺，身强体肥者深刺；年老体弱及小儿娇嫩之体宜浅刺，中青年身强体壮者宜深刺；阳证、新病宜浅刺，阴证、久病宜深刺；头面和胸背及皮薄肉少处宜浅刺，四肢、臀、腹及肌肉丰满处宜深刺。

针刺的角度和深度关系极为密切，一般来说，深刺多用直刺，浅刺多用斜刺或平刺。对天突穴、哑门穴、风府穴等穴及眼区，胸背和重要脏器如心、肝、肺等部位的腧穴，尤其要注意掌握好针刺的角度和深度。

（3）行针与得气：行针也叫运针，是指将针刺入腧穴后，为了使之得气而施行的各种手法。得气也称针感，是指将针刺入腧穴后所产生的经气感应。当产生得气时，医者会感到针下有徐和或沉紧的感觉，同时患者也会感到针下有相应的酸、麻、胀、重感，甚或沿着一定部位，向一定方向扩散传导的感觉。若没有得气，则医者感到针下空虚无物，患者亦无酸、胀、麻、重等感觉。

得气与否及气至的迟速，不仅直接关系到疗效，而且可以供以窥测疾病的预后。《黄帝内经·灵枢·九针十二原》载“刺之而气不至，无问其数；刺之而气至，乃去之……刺之要，气至而有效”，这充分说明了得气的重要意义。临床上一般是得气迅速时，疗效较好；得气较慢时效果就差；若不得气，则可能无效。因此，临床上若刺之而不得气时，就要分析原因，或因取穴不准，手法运用不当，或为针刺角度有误，或深浅失度，此时就要重新调整针刺部位、角度、深度，运用必要的手法，再次行针，一般即可得气；如患者病久体虚，以致经气不足，或由其他病理因素致局部感觉迟钝而不易得气时，可采用行针推气，或留针候气，或用温针，或加艾灸，以助经气的来复，而促使得气。

常用的行针手法有以下几种：①提插法。将针刺入腧穴一定深度后，对针进行穴内上、下进退的操作。由深层向上退到浅层为提；把针从浅层向下刺入深层为插。②捻转法。将针刺入腧穴一定深度后，以右手拇指和中、食二指持住针柄，进行一前一后的来回旋转捻动的操作。③循法。以左手或右手于所刺腧穴的四周或沿经脉的循行部位，进行徐和的循按或循摄。此法在未得气时用之可通气活血，有行气、催气之功；若针下过于沉紧时，用之可宣散气血，使针下徐和。④刮针法。将针刺入腧穴一定深度后，用拇指或食指的指腹抵住针尾，用食指、中指或拇指爪甲，由下而上频频刮动针柄。此法在不得气时，用之可激发经气，促使得气。⑤震颤法。针刺入腧穴后，手持针柄，用小幅度、快频度的提插捻转动作使针身产生轻微的震颤，以促使得气或增强祛邪、扶正的作用。提插法和捻转法是诱发针感的主要手法，可以单独使用，也可以联合使用；刮针法和震颤法，通常是在已有针感的基础上使用的一种辅助手法，目的在于使针感持续或加强。

（4）针刺的补泻手法：针刺补泻是根据《黄帝内经·灵枢·经脉》“盛则泻之，虚则补之，热则疾之，寒则留之，陷下则灸之”的理论原则而确立的两种不同的治疗方法，是针刺治病的一个重要环节，也是毫针刺法的核心内容。补法泛指能鼓舞人体正气，使低下的功能恢复旺盛的方法。泻法泛指能疏泄病邪，使亢进的功能恢复正常的方法。针刺补泻是通过针刺腧穴，采用适当的手法激发经气以补益正气、疏泄病邪，调节人体脏腑经络功能，从而促使阴阳平衡而恢复健康。

针刺常用的补泻手法有：①捻转补泻。针下得气后，捻转角度小，用力轻，频率慢，操作时间短者为补法；捻转角度大，用力重，频率快，操作时间长者为泻法。也有以左转时角度大，用力重者为补；右转时角度大，用力重者为泻。②提插补泻。针下得气后，先浅后深，重插轻提，提插幅度小、频率慢，操作时间短者为补法；先深后浅，轻插重提，提插幅度大、频率快，操作时间长者为泻法。③疾徐补泻。进针时徐徐刺入，少捻转，疾速出针者为补法；进针时疾速刺入，多捻转，徐徐出针者为泻法。④迎随补泻。进针时针尖随着经脉循行去的方向刺入为补法；针尖迎着经脉循行来的方向刺入为泻法。

（5）留针与出针：①留针。指进针后，将针置穴内不动，以加强针感和针刺的持续作用。留针与否和留针时间的长短依病情而定。一般病证，只要针下得气，施术完毕后即可出针或酌留 10~20 分钟。但对于一些慢性、顽固性、疼痛性、痉挛性病证，可适当增加留针时间，并在留针中间间歇行针，以增强疗效。留针还可起到候气的作用。②出针。出针时，以左手拇、食指按住针孔周围皮肤，右手持针轻微捻转并慢慢提至皮下，然后迅速拔出并用干棉球按压针孔以防止出血，最后检查毫针数量，防止遗漏。

3. 针刺注意事项

（1）过于饥饿、疲劳、精神高度紧张者，不行针刺。体质虚弱者，刺激不宜过强，并尽可能采取卧位。

（2）怀孕三个月以下者，下腹部禁针；三个月以上者，上下腹部、腰骶部及一些能引起子宫收缩的腧穴如合谷穴、三阴交穴、昆仑穴、至阴穴等均不宜针刺。月经期间，如月经周期正常者，最好不予针刺；月经周期不正常者，为了调经，可以针刺。

（3）小儿囟门未闭时，头顶部腧穴不宜针刺。此外，因小儿不能配合，故不宜留针。

（4）针刺时避开血管，防止出血；常有自发性出血或损伤后出血不止的患者，不宜针刺。

（5）皮肤有感染、溃疡、瘢痕或肿瘤的部位不宜针刺。

（6）防止刺伤重要脏器。《黄帝内经·素问·诊要经终论》说："凡刺胸腹者，必避五脏。"

（三）针刺异常情况及处理

1. 晕针

晕针多由患者精神紧张、体质虚弱、饥饿疲劳、大汗大泄大出血后，或体位不当，或医者手法过重而致。临床表现：患者突然出现精神疲倦、头晕目眩、面色苍白、恶心欲呕、多汗、心慌、四肢发冷、血压下降、脉象沉细，或神志昏迷、扑倒在地、唇甲青紫、二便失禁、脉微细欲绝。处理：首先将针全部取出，使患者平卧，头部稍低，注意保暖，轻者在饮温开水或糖水后即可恢复正常；重者在上述处理的基础上，可指掐或针刺人中穴、素髎穴、内关穴、足三里穴，灸百会穴、气海穴、关元穴等穴，必要时应配合其他急救措施。

2. 滞针

滞针多由患者精神紧张而致，具体是指针刺入后，局部肌肉强烈收缩，或因毫针刺入肌腱，行针时捻转角度过大或连续进行单向捻转而使肌纤维缠绕针身，致使毫针滞留体内无法拔出。处理：嘱患者消除紧张状态，使局部肌肉放松。因单向捻转而致者，需反向捻转。如属肌肉一时性紧张，可留针一段时间，再行捻转出针；也可以按揉局部，或在附近部位加刺一针，转移患者注意力，随之将针取出。

3. 弯针

弯针多是因为医者进针手法不熟练，用力过猛，或碰到坚硬组织，或留针过程中患者改变体位，致使针身弯曲，此时，提插捻转及出针均感困难，患者会感觉疼痛。处理：如系轻微弯曲，不能再行提插捻转，应慢慢将针退出；弯曲角度过大时，应顺着弯曲方向将针退出；如由患者改变体位而致，应嘱患者恢复原体位，使局部肌肉放松，再行退针，切忌强行拔针。

4. 断针

断针多因针具质量欠佳，针身或针根有剥蚀损坏；或针刺时，针身全部刺入；或行针时，强力提插捻转，肌肉强烈收缩，或患者改变体位；或滞针和弯针现象未及时正确处理。处理：嘱患者不要紧张，不要乱动，以防断端向肌肉深层陷入。如断端还在体外，可用手指或镊子取出；如断端与皮肤相平，可挤压针孔两旁，使断端暴露体外，用镊子取出；如针身完全陷入肌肉，应在X线下定位，通过外科手术取出。

5. 血肿

血肿多因针尖弯曲带钩，使皮肉受损，或针刺时误伤血管，致使出针后局部呈青紫色或肿胀疼痛。处理：微量出血或针孔局部小块青紫，是由小血管受损引起，一般不必处理，可自行消退。如局部青紫较重或活动不便者，可先行冷敷止血后再行热敷，或按揉局部，以促使局部瘀血消散。

6. 刺伤内脏

刺伤内脏主要是因施术者缺乏解剖学、腧穴学知识，对腧穴和脏器的部位不熟悉，加之针刺过深，或提插幅度过大，而使内脏受到损伤。处理：损伤轻者，卧床休息一段时间后，一般即可自愈。如损伤较重，或有继续出血倾向者，应加用止血药，或局部作冷敷止血处理，并加强观察，注意病情及血压变化。若损伤严重，出血较多，出现休克时，则必须迅速进行输血等急救措施。

二、灸法

灸法，又称艾灸，指以艾绒为主要材料，点燃后直接或间接熏灼体表穴位的一种治疗方法，也可在艾绒中掺入少量辛温香燥的药末，以加强治疗作用。该法有温经通络、升阳举陷、行气活血、祛寒逐湿、消肿散结、回阳救逆等作用，并可用于保健。对慢性虚弱性疾病和风、寒、湿邪为患的疾病尤为适宜。

（一）常用灸法

临床常用的灸法有艾炷灸、艾条灸和温针灸三种。

1. 艾炷灸

将艾绒放在平板上，用拇、食、中三指捏成上小下大的圆锥状艾炷，大者如半粒枣，小者如半麦粒，每一炷称为一壮。艾炷灸可分为直接灸和间接灸两类。

（1）直接灸：将制成的艾炷直接放在穴位上燃烧，按燃烧程度的不同，又可分为瘢痕灸和无瘢痕灸。①瘢痕灸。又称化脓灸。先于施灸穴位涂以少量大蒜汁，再将小艾炷放置在穴位上燃烧，燃尽后继续加炷，一般灸5～10壮，使局部皮肤灼伤、起泡化脓，愈合后留有瘢痕。在施灸过程中，艾炷燃烧可引起灼痛，医者可在灸穴附近进行按摩或叩打，以减轻灼痛。本法适用于某些顽固性疾病。②无瘢痕灸。先于施灸穴位涂以少量凡士林，再放上艾炷点燃至一半或2/3时，患者感到灼痛，即除去未燃尽的艾炷，更换新艾炷。一般灸3～5壮。灸处可见皮肤充血、红润，不灼伤皮肤，不留瘢痕。本法适用范围较广。

（2）间接灸：在施灸穴位上放一衬垫物，然后将艾炷放在上面点燃。放置的衬垫物不同，所以名称也不一，临床上常用的有以下几种：①隔姜灸。将鲜生姜切成0.5～1cm厚的薄片，针刺几个小孔，放置在灸穴上，再将艾炷置于姜片上点燃，烧至患者有灼痛感，另换艾炷再灸。本法适用于寒冷性疾病。②隔蒜灸。灸法如隔姜灸，将姜片换成大蒜片即可。本法适用于痈疽初起及毒虫咬伤等证。③隔盐灸。先用净食盐填平脐孔，再放艾炷施灸。本法适用于吐泻所引起的肢冷、脉伏，或中风脱证，有回阳救逆的效果。

2. 艾条灸

用细桑皮纸或容易燃烧的薄纸，取艾绒卷成直径1.5cm，长度为15～20cm的圆柱体，越紧越好，制成艾条。将艾条一端点燃，于施灸穴位上方0.5～1寸处进行熏灸，使患者有温热感或轻微灼痛感；亦可一上一下移动艾条如雀啄状，或作回旋运动，以灸至局部红润为度。此法使用简便，一般疾病皆可应用。

3. 温针灸

毫针留针过程中，于针柄上缠裹一团艾绒并点燃熏灸，此法系针法、灸法并用，适用于寒湿所致的筋骨痹痛诸证。

（二）灸法的适应证与禁忌证

1. 适应证

灸法的适应证范围十分广泛，可归纳为以下几方面：

（1）寒凝血滞、经络痹阻引起的各种病证，如风寒湿痹、痛经、闭经、寒疝腹痛等。

（2）外感风寒表证，以及中焦虚寒、呕吐、腹痛、泄泻等。

（3）脾肾阳虚、元气暴脱之证，如久泻、久痢、遗尿、遗精、阳痿、早泄、虚脱、休克等。

（4）气虚下陷、脏器下垂之证，如胃下垂、肾下垂、子宫脱垂、脱肛及崩漏日久不愈等。

（5）外科疮疡初起（用于疮疡溃久不愈，有促进愈合、生长肌肉的作用）、瘰疬、乳痈初起，各种痛证，疖肿未化脓（可消瘀散结、拔毒泄热）等。

2. 禁忌证

（1）禁忌穴位：古籍中记载的禁灸穴位共有47个，这些穴位多分布于面部、重要器官和浅表大血管的附近，以及皮薄肌少筋肉结聚的部位。因此，使用艾炷直接对着施灸，会产生不同程度的不良后果。如在头面部穴位施灸会留下难看的疤痕；大血管浅表处施瘢痕灸容易损伤到血管等。如今，近代针灸临床认为，随着现代医学的进步及艾灸方法的改进，古人所说的禁灸穴大都可以进行温和灸，这样既不会对机体有创伤，又能够使艾灸疗法更好地为我们服务。

（2）禁忌病证：实热证或阴虚发热证，如高热神昏、高血压危象、肺结核晚期、大量咯血、严重贫血、急性传染性疾病，患病期间不宜进行灸疗；患有器质性心脏病伴有心功能不全、精神分裂症的患者不宜进行灸疗；处于孕期或经期的女性，腹部、腰骶部、乳头、阴部不宜进行灸疗。

（3）禁忌时机：主要是指不宜在过饥、过饱、大量饮酒、大渴、大汗淋漓、精神情绪过于激动、极度疲劳的情况下进行灸疗。

（三）灸法的注意事项

（1）掌握热量，防止烫伤，尤其对于局部皮肤知觉减退及昏迷患者。

（2）做好防护，以防燃烧的艾绒掉下而烧伤皮肤或烧坏衣褥。

（3）艾炷灸容易起疱，应注意观察，如已起疱不可擦破，可让其自然吸收；如水疱过大，经75%酒精消毒后用注射器将疱内液体抽出，外涂碘伏，再用敷料保护，以防感染。

第五节　针灸治疗

一、概述

针灸治疗与中医其他治疗方法一样，临证时必须通过四诊对复杂的病情进行分析、归纳，了解疾病的寒热、虚实等属性，明确其病位所属经络、脏腑，进而探求其病因、病机，辨认其证候和标本的缓急，用针、灸、罐等工具和经穴配伍及针刺手法来调整阴阳、扶正祛邪、疏通经络。

二、针灸的治疗原则

针灸的治疗原则是根据八纲理论并结合疾病的病位、病性而确定的，常用的治疗原则分述如下：

（一）清热与温寒

热性病证用清法，即以寒治热；寒性病证用温法，即以热治寒，均属于正治法。《黄帝内经·灵枢·经脉》中的“热则疾之，寒则留之”，即是针对热性病证和寒性病证制定的清热、温寒的治疗原则。

（1）热则疾之：指热性病证的治疗原则是浅刺疾出或点刺出血，手法直轻而快，可以不留针；且针用泻法，以清泻热毒。例如，风热感冒者，常取大椎穴、曲地穴、合谷穴、外关穴等穴浅刺疾出，即可达到清热解表的目的。若伴有咽喉肿痛者，可用三棱针在少商穴点刺出血，以加强泻热、消肿、止痛的作用。

（2）寒则留之：指寒性病证的治疗原则是深刺而久留针，以达温经散寒的目的。因阳虚寒盛，针刺不易得气，故应留针候气。主要适用于风寒湿痹为患的肌肉、关节疼痛，以及寒邪入里之证。

（二）补虚与泻实

补虚泻实即扶正祛邪。补虚就是扶助正气，泻实就是祛除病邪。《黄帝内经·灵枢·经脉》中的“盛则泻之，虚则补之”，即是针对虚证、实证制定的补虚泻实的治疗原则。

（1）盛则泻之：实证治疗原则是用泻法，或点刺出血。例如，对于高热、中暑、昏迷、惊厥、痉挛及各种原因引起的剧痛等实热病证，在正气未衰的情况下，取大椎穴、合谷穴、太冲穴、委中穴、水沟穴、十宣穴、十二井穴等，针用泻法，或点刺出血，即能达到清泻实热的目的。

（2）虚则补之：指虚证的治疗原则是用补法，适用于治疗各种慢性虚弱性病证。对于各种气血虚弱者，如精神疲乏、肢软无力、气短、大病久病后气血亏损等，常取关元穴、气海穴、命门穴、膏肓穴、足三里穴和有关脏腑经脉的背俞穴、原穴，施行补法，以达到振奋脏腑的功能、促进气血的化生、强身健体的目的。

（三）局部与整体

1. *局部治疗*

局部治疗指在病变的局部、邻近，或是脏腑在体表的反映处施治，如牙痛面瘫取地仓穴、颊车穴，胃痛、腹泻取中脘穴、天枢穴，腰酸背痛取身柱穴、肾俞穴等。

2. *整体治疗*

整体治疗一般指针对某一疾病的病因进行治疗。如对肝阳上亢的头晕、头痛，取太冲穴、照海穴、涌泉穴等以滋阴平肝；外感发热、咳嗽，取合谷穴、外关穴、列缺穴以发汗解表、宣肺止咳。

3. 局部与整体同治

在多数情况下，需要局部与整体同时调治。如脾虚泄泻，局部取大横穴、天枢穴理肠止泻，整体取脾俞穴、足三里穴以健运脾胃；风火牙痛，局部取颊车穴、下关穴以疏调经络之气，远端取合谷穴、内庭穴以清降胃肠之火。

（四）治标与治本

1. 急则治标

如无论任何原因引起的高热抽搐者，均应先以大椎穴、水沟穴、四关穴等穴退热止痉，然后再从本论治。

2. 缓则治本

在一般病势不急的情况下，可从本病论治。如肾阳虚引起的五更泄，宜灸气海穴、关元穴、命门穴、肾俞穴以温补肾阳治其本，肾阳温煦则五更泄可愈。

3. 标本同治

当标病与本病俱急或俱缓时，均宜标本同治。如标本俱急之臌胀病，单纯扶正或一味祛邪都于病情不利，唯取水分穴、水道穴、阴陵泉穴以利水消肿，三阴交穴、足三里穴、脾俞穴、肾俞穴以健脾补肾，如此标本同治，攻补兼施，才是理想之策。

（五）同病异治与异病同治

1. 同病异治

如同是胃病，属肝气犯胃者，治宜疏肝理气、和胃止痛，取期门穴、章门穴、太冲穴、中脘穴、足三里穴诸穴，针用泻法；属脾胃虚寒者，治宜补脾益胃、温中散寒，取中脘穴、三阴交穴、足三里穴、脾俞穴、胃俞穴诸穴，针灸并用，针用补法。

2. 异病同治

如肝气犯胃引起的胃痛和肝胆气机郁滞引起的胁痛，都可取期门穴、章门穴、支沟穴、阳陵泉穴、太冲穴、中脘穴，以疏肝理气而止痛。

三、针灸的选穴原则与配穴方法

（一）选穴原则

1. 近部取穴

近部取穴是指在病痛的局部和邻近选取腧穴，它是以腧穴近治作用为依据的。例如，眼病取睛明穴、球后穴、攒竹穴、风池穴等，鼻病取迎香穴、巨髎穴，面瘫取颊车穴、地仓穴，胃痛取中脘穴等，皆属于近部取穴。

2. 远部取穴

远部取穴是指在距离病痛较远的部位选取腧穴，它是以腧穴的远治作用为依据的。这是针灸处方选穴的基本方法，体现了针灸辨证论治的思想。例如，咳嗽、咯血为肺系病证，可选取手太阴肺经的尺泽穴、鱼际穴、太渊穴；胃脘疼痛属胃的病证，可选取足阳明胃经的足三里穴，同时可选足太阴脾经的公孙穴等。

3. 随证取穴

随证取穴指针对某些全身症状或疾病的病因病机而选取腧穴，这一取穴原则是根据中医学理论和腧穴主治功能而提出的。如因心肾不交的失眠，辨证归心、肾两经，故可取心经的神门穴、肾经的太溪穴等。

(二) 配穴方法

配穴是在选穴的基础上，选取两个或两个以上、主治相同或相近，具有协同作用的腧穴加以配伍应用的方法，其目的是加强腧穴的治疗作用。配穴是否得当，直接影响治疗效果。临床上常用的配穴方法主要包括表里经配穴法、同名经配穴法、上下配穴法、前后配穴法和左右配穴法。

1. 表里经配穴法

表里经配穴法以脏腑、经脉的阴阳表里配合关系为依据，即当某一脏腑经脉有病时，取其表里经腧穴组成处方施治。如肝病可选足厥阴肝经的太冲穴配与其相表里的足少阳胆经的阳陵泉穴。

2. 同名经配穴法

同名经配穴法指以同名经“同气相通”的理论为依据，以手足同名经腧穴相配的方法。如牙痛可取手阳明经的合谷穴配足阳明经的内庭穴；头痛取手太阳经的后溪穴配足太阳经的昆仑穴等。

3. 上下配穴法

上下配穴法指将腰部以上或上肢腧穴与腰部以下或下肢腧穴配合应用的方法。上下配穴法在临床上应用广泛，如胃病取内关穴配足三里穴，牙痛取合谷穴配内庭穴，脱肛或子宫脱垂取百会穴配长强穴。

4. 前后配穴法

前指胸腹，后指背腰。选取前后部位腧穴配合应用的方法称为前后配穴法。例如，胃痛者，前取中脘穴、梁门穴，后取胃俞穴、胃仓穴；哮喘者，前取天突穴、膻中穴，后取肺俞穴、定喘穴等。

5. 左右配穴法

左右配穴法指选取肢体左右两侧腧穴配合应用的方法。临床应用时，一般左右穴同时取用，如心病取双侧心俞穴、内关穴，胃痛取双侧胃俞穴、足三里穴等。另外，左右不同名腧穴也可同时并用，如左侧面瘫，取左侧颊车穴、地仓穴，配合右侧合谷穴等；左侧偏头痛，取左侧头维穴、曲鬓穴，配合右侧阳陵泉穴、侠溪穴等。

总之，在临床上只要掌握中医学基础理论及腧穴的主治作用，适当地选择腧穴并合理地进行配伍，就能取得良好的疗效。

第六节　其他疗法

一、耳针疗法

耳针，是指使用短毫针针刺或其他方法刺激耳穴，以诊治疾病的一种方法。耳与脏腑的生理、病理有着密切的联系。如《黄帝内经·素问·金匮真言论》说："南方赤色，入通于心，开窍于耳，藏精于心。"耳与经络密切相关，在手足六阳经经脉循行中，有的直接入耳中，有的分布于耳郭周围。手足六阴经经脉循行，虽不直接上行至耳，但通过各自的经别与阳经相合，间接地上达于耳。常用耳穴如下：

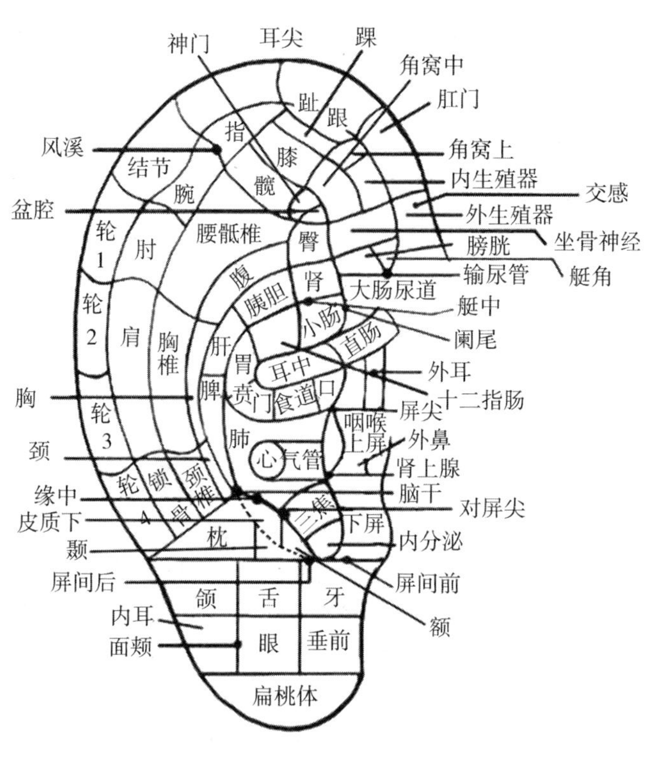

图 10－18　常用耳穴

耳针临床应用广泛，包括：①各种疼痛。如神经性疼痛、外伤性疼痛、伤口痛、手术后遗痛等。②各种炎症。如急性结膜炎、中耳炎、牙周炎、咽喉炎、扁桃体炎等。③过敏性疾病。如过敏性鼻炎、哮喘、荨麻疹等。④内分泌代谢性疾病。如单纯性甲状腺肿、甲状腺功能亢进等。⑤其他。如：眩晕、心律不齐、高血压、多汗症、肠功能紊乱、月经不调、遗尿、神经衰弱、癔症、针刺麻醉、催产、催乳等。

二、推拿疗法

推拿是一种外治疗法，是将推、拿、提、捏、揉等手法对人体特定的部位和穴位进行手法刺激，以达到防病治病目的的一种治疗方法。

（1）推拿的作用原理：推拿手法通过对人体体表的特定部位进行手法刺激，而对机体生理、病理产生影响。概括起来，推拿具有疏通经络、行气活血、理筋整复、滑利关节、调整脏腑功能等作用，从而可增强人体的抗病能力，达到调和阴阳的目的，使机体处于“阴平阳秘”的状态。

（2）推拿手法：推拿手法是指以治疗、保健为目的，用手或肢体其他部位，按各种特定的技巧动作，在身体的特定部位或腧穴及阿是穴等位置进行操作的方法。推拿手法技术的基本要求是持久、有力、均匀、柔和。“持久”是指手法能够持续运用一定时间，保持动作和力量的连贯性。“有力”是指手法必须具备一定的力量，并根据治疗对象、体质、病证虚实、施治部位和手法性质而变化。“均匀”是指手法动作的节奏、频率、压力大小要一定。“柔和”是指手法动作的轻柔灵活及力量的缓和，不能用滞劲蛮力或突发暴力，要“轻而不浮，重而不滞”。推拿手法包括一指禅推法、㨰法、揉法、推法、摩法、擦法、抹法、搓法、按法、点法、拿法、捏法、掐法、振法、抖法、拍法、击法、摇法等。

三、拔罐疗法

拔罐是以罐为工具，利用燃火、抽气等方法产生负压，使罐吸附于体表，造成局部瘀血，以达到通经活络、行气活血、消肿止痛、祛风散寒等目的的疗法。罐的种类包括竹罐、玻璃罐、抽气罐，最常用的为玻璃罐。临床最常用的拔罐方法为火罐，火罐法为利用燃烧时火焰的热力排去空气，使罐内形成负压，让罐吸附在皮肤上。临床拔罐时，可根据不同的病情，选用不同的拔罐法，包括留罐法、走罐法、闪罐法、刺血拔罐法等。拔罐的适用范围很广，常见的有：感冒、发烧、头痛、咳嗽、腹泻，颈腰椎疼痛、类风湿性关节炎、膝关节疼痛，月经不调、痛经、闭经，带状疱疹、荨麻疹、痤疮等。拔罐的禁忌证包括：皮肤局部溃烂或有皮肤传染病者禁用，有重度水肿、心衰、呼衰、肾衰等脏器功能衰竭者禁用，妊娠及孕妇的下腹部禁用，有出血倾向的疾病或体表有大血管、静脉曲张等不宜使用。

复习思考题

1. 简述经络的含义。
2. 简述腧穴的分类。

第十一章　内科常见病证

内科常见病证，按其体系分为肺系病证（感冒、咳嗽、喘证）、心系病证（心悸、胸痹、不寐）、脾胃病证（胃痛、泄泻、便秘）、肝胆病证（黄疸、头痛、眩晕、中风）、肾系病证（水肿、淋证、遗精）、气血津液病证（郁证、血证、消渴）、肢体经络病证（腰痛、痹证）。

第一节　感冒

凡感受风邪或时行疫毒，导致肺卫功能失调，以鼻塞、流涕、喷嚏、头痛、恶寒、发热、全身不适等为主要临床表现的外感疾病，称为感冒。感冒全年均可发病，但以冬、春季节为多，有一定传染性。病情轻者称为“伤风”；病情较重，且在一个时期内引起广泛流行、临床表现相似的，称为“时行感冒”。

中医学感冒与西医学感冒基本相同，伤风相当于西医学的普通感冒、上呼吸道感染，时行感冒相当于西医学的流行性感冒，故西医学感冒可参考本节辨证论治。

【病因病机】

1. 外感邪气

六淫病邪风寒暑湿燥火均可为感冒的病因，因风为六淫之首，“百病之长”，为感冒的主因。六淫侵袭有当令之气和非时之气。由于气候突变，温差增大，感受当令之气，如春季受风、夏季受热、秋季受燥、冬季受寒等病邪而病感冒；再就是气候反常，春应温而反寒，夏应热而反凉，秋应凉而反热，冬应寒而反温，人感“非时之气”而病感冒。

2. 卫外不固

六淫病邪或时行病毒能够侵袭人体引起感冒，除因邪气特别盛外，也与人体的正气失调有关。或是由于正气素虚，或是素有肺系疾病，不能调节肺卫而感受外邪。即使体质素健，若因生活起居不慎，如疲劳、饥饿而机体功能状态下降，或因汗出衣裹冷湿，或餐凉露宿、冒风沐雨，或气候变化未及时加减衣服等，正气失调，腠理不密，邪气得以乘虚而入。

【辨证论治】

感冒的治疗原则为解表达邪。风寒治以辛温解表；风热治以辛凉解表；暑湿合感当清暑祛湿；时行感冒多属风热重证，除辛凉解表之外，还当佐以清热解毒之品；虚人感冒，应识气、血、阴、阳虚之别，以益气解表、养血解表、滋阴解表、温阳解表，扶正祛邪兼顾。

一、风寒感冒

症状：恶寒重，发热轻，无汗，头痛，肢节酸疼，鼻塞声重，时流清涕，喉痒，咳嗽，痰稀薄色白，舌苔薄白，脉浮或浮紧。

治法：辛温解表，宣肺散寒。

方药：荆防败毒散加减。

方中荆芥、防风解表散寒；柴胡、薄荷解表疏风；羌活、独活散寒除湿，为治肢体疼痛之要药；川芎活血散风止头痛；枳壳、前胡、桔梗宣肺利气；茯苓、甘草化痰和中。风寒重，恶寒甚者，加麻黄、桂枝，头痛加白芷，项背强痛加葛根；风寒挟湿，身热不扬，身重苔腻，脉濡者，用羌活胜湿汤加减；风寒兼气滞，胸闷呕恶者，用香苏散加减。

二、风热感冒

症状：发热，微恶风寒，或有汗，鼻塞喷嚏，流稠涕，头痛，咽喉疼痛，咳嗽痰稠，舌苔薄黄，脉浮数。

治法：辛凉解表，宣肺清热。

方药：银翘散加减。

方中金银花、连翘辛凉透表，兼以清热解毒；薄荷、荆芥、淡豆豉疏风解表，透热外出；桔梗、牛蒡子、甘草宣肺祛痰，利咽散结；竹叶、芦根甘凉轻清，清热生津止渴。发热甚者，加黄芩、石膏、大青叶清热；头痛重者，加桑叶、菊花、蔓荆子清利头目；咽喉肿痛者，加板蓝根、玄参利咽解毒；咳嗽痰黄者，加黄芩、知母、浙贝母、杏仁、瓜蒌皮清肺化痰；口渴重者，重用芦根，加天花粉、知母清热生津。

三、暑湿感冒

症状：发生于夏季，面垢身热汗出，但汗出不畅，身热不扬，身重倦怠，头昏重痛，或有鼻塞流涕，咳嗽痰黄，胸闷欲呕，小便短赤，舌苔黄腻，脉濡数。

治法：清暑祛湿解表。

方药：新加香薷饮加减。

方中香薷发汗解表；金银花、连翘辛凉解表；厚朴、扁豆和中化湿。暑热偏盛，加黄连、青蒿、鲜荷叶、鲜芦根清暑泄热；湿困卫表，身重少汗恶风，加清豆卷、藿香、佩兰芳香化湿宣表；小便短赤，加滑石、竹叶清热利湿。

四、气虚感冒

症状：恶寒发热，头痛鼻塞，倦怠无力，气短懒言，反复发作，稍有不慎则发病，舌质淡，苔薄白，脉浮无力。

治法：益气解表。

方药：参苏饮加减。

方中人参、茯苓、甘草益气以祛邪；苏叶、葛根疏风解表；半夏、陈皮、桔梗、前胡宣肺理气、化痰止咳；木香、枳壳理气调中；姜、枣调和营卫。表虚自汗者，加黄芪、白术、防风益气固表；气虚甚而表证轻者，可用补中益气汤益气解表。凡气虚易于感冒者，可常服玉屏风散，增强固表卫外功能，以防感冒。

五、阴虚感冒

症状：头痛身热，微恶风，无汗或微汗，头晕心悸，口干不欲饮，手足心热，干咳少痰，或痰中带血丝，心烦，失眠等，舌质红，苔剥脱或无苔，脉细数。

治法：滋阴解表。

方药：葳蕤汤加减。

方中白薇清热和阴；玉竹滋阴助汗；葱白、薄荷、桔梗、豆豉疏表散风；甘草、大枣甘润和中。阴伤明显，口渴心烦者，加沙参、麦冬、黄连、天花粉清润生津除烦。

【转归预后】

风寒感冒，寒邪不退，邪气可化热而见口干欲饮、痰转黄稠、咽痛等症状。反复感冒，引起正气耗散，可由实转虚；或在素体亏虚的基础上反复感邪，以致正气愈亏，而成本虚标实之证。感冒未及时控制亦有转化为咳嗽、心悸、水肿等其他疾病者。一般而言，感冒的预后良好，但对老年、婴幼、体弱患者及时行感冒之重症，可以诱发其他宿疾而使病情恶化，甚至出现严重的后果。

第二节 咳嗽

咳嗽是指六淫外邪侵袭，或其他脏腑功能失调影响肺，导致肺失宣降，肺气上逆，发出咳声，或咳吐痰液的一种病证。历代将有声无痰称为咳，有痰无声称为嗽，有痰有声谓之咳嗽。临床上多为痰声并见，很难截然分开，故以咳嗽并称。

咳嗽既是独立性的病证，又是肺系多种病证的一个症状。本节是讨论以咳嗽为主要临床表现的一类病证。西医学的上呼吸道感染、支气管炎、支气管扩张、肺炎等以咳嗽为主症者可参考本病证进行辨证论治，其他疾病兼见咳嗽者，可与本病证联系互参。

【病因病机】

1. 外感咳嗽

外感咳嗽是因气候突变或调摄失宜，外感六淫从口鼻或皮毛侵入，而肺气被束，肺失肃降，其中较常见的外邪有风寒、风热和风燥。

2. 内伤咳嗽

内伤咳嗽病因包括饮食、情志及肺脏自病。饮食不当而致脾失健运，痰浊内生，上干于肺而致咳嗽；或情志刺激，肝失调达，气郁化火，气火循经上逆犯肺，致肺失肃降而作咳；肺系疾病日久，迁延不愈，耗气伤阴，肃降无权而肺气上逆作咳等，均可引起咳嗽。

【辨证论治】

咳嗽的治疗应分清邪正虚实。实证咳嗽，以祛邪利肺为治疗原则；内伤咳嗽，多属邪实正虚，以祛邪扶正、标本兼顾为治疗原则。外感咳嗽一般均忌敛涩留邪，当因势利导，肺气宣畅则咳嗽自止；内伤咳嗽应防宣散伤正，注意调理脏腑，顾护正气。咳嗽的治疗，除直接治肺外，还应从整体出发注意治脾、治肝、治肾等。

一、外感咳嗽

（一）风寒袭肺

症状：咳声重浊，气急，喉痒，咯痰稀薄色白，常伴鼻塞、流清涕、头痛、肢体酸楚、恶寒发热、无汗等表证，舌苔薄白，脉浮或浮紧。

治法：疏风散寒，宣肺止咳。

方药：三拗汤合止嗽散加减。

方中麻黄、荆芥疏风散寒，合杏仁宣肺降气；紫菀、白前、百部、陈皮理肺祛痰；桔梗、甘草利咽止咳。咳嗽咽痒者，加牛蒡子、蝉蜕祛风止痒；鼻塞声重者，加辛夷花、苍耳子宣通鼻窍；挟痰湿，咳而痰黏，胸闷，苔腻者，加半夏、茯苓燥湿化痰；若表证较甚，加防风、苏叶疏风解表；表寒未解，里有郁热，咳嗽音哑，气急似喘，痰黏稠，口渴心烦，或有身热者，加生石膏、桑白皮、黄芩解表清里。

（二）风热犯肺

症状：咳嗽咯痰不爽，痰黄或稠黏，喉燥咽痛，常伴恶风身热、头痛肢楚、鼻流黄涕、口渴等表热证，舌苔薄黄，脉浮数或浮滑。

治法：疏风清热，宣肺止咳。

方药：桑菊饮加减。

方中桑叶、菊花、薄荷疏风清热；桔梗、杏仁、甘草宣降肺气，止咳化痰；连翘、芦根清热生津。咳嗽甚者，加前胡、瓜蒌皮、枇杷叶、浙贝母清宣肺气，化痰止咳；表热甚者，加金银花、荆芥、防风疏风清热；咽喉疼痛，声音嘶哑，加射干、牛蒡子、山豆根、板蓝根清热利咽；痰黄稠，肺热甚者，加黄芩、知母、石膏清肺泄热；若风热伤络，见鼻衄或痰中带血丝者，加白茅根、生地凉血止血；热伤肺津，咽燥口干者，加沙参、麦冬清热生津；夏令暑湿，加六一散、鲜荷叶清解暑热。

（三）风燥伤肺

症状：喉痒干咳，无痰或痰少而黏连成丝，咯痰不爽，或痰中带有血丝，咽喉干痛，唇鼻干燥，口干，常伴鼻塞、头痛、畏寒、身热等表证，舌质红干而津少，苔薄白或薄黄，脉浮。

治法：疏风清肺，润燥止咳。

方药：桑杏汤加减。

方中桑叶、豆豉疏风解表，清宣肺热；杏仁、浙贝母化痰止咳；南沙参、梨皮、山栀清热润燥生津。表证较重者，加薄荷、荆芥疏风解表；津伤较甚者，加麦冬、玉竹滋养肺阴；肺热重者，酌加生石膏、知母清肺泄热；痰中带血丝者，加生地、白茅根清热凉血止血。

二、内伤咳嗽

（一）痰湿蕴肺

症状：咳嗽反复发作，尤以晨起咳甚，咳声重浊，痰多，痰黏腻或稠厚成块，色白或带灰色，胸闷气憋，痰出则咳缓、憋闷减轻，常伴体倦、脘痞、腹胀、大便时溏，舌苔白腻，脉濡滑。

治法：燥湿化痰，理气止咳。

方药：二陈汤合三子养亲汤加减。

方中二陈汤以半夏、茯苓燥湿化痰；陈皮、甘草理气和中。三子养亲汤以白芥子温肺利气、快膈消痰；苏子降气行痰，使气降则痰不逆；莱菔子消食导滞，使气行则痰行。两方合用，则燥湿化痰，理气止咳。临床应用时，尚可加桔梗、杏仁、枳壳以宣降肺气；胸闷脘痞者，可加苍术、厚朴健脾燥湿化痰；若寒痰较重，痰黏白如泡沫，怯寒背冷，加干姜、细辛以温肺化痰；脾虚证候明显者，加党参、白术以健脾益气；兼有表寒者，加紫苏、荆芥、防风解表散寒。

（二）痰热郁肺

症状：咳嗽气息急促，或喉中有痰声，痰多稠黏或为黄痰，咯吐不爽，或痰有热腥味，或咯吐血痰，胸胁胀满，或咳引胸痛，面赤，或有身热，口干欲饮，舌质红，舌苔薄黄腻，脉滑数。

治法：清热肃肺，化痰止咳。

方药：清金化痰汤加减。

方中黄芩、知母、山栀、桑白皮清泄肺热；茯苓、贝母、瓜蒌、桔梗、陈皮、甘草化痰止咳；麦冬养阴润肺以宁咳。若痰热郁蒸，痰黄如脓或有热腥味者，加鱼腥草、金荞麦根、浙贝母、冬瓜仁等清化痰热；胸满咳逆，痰涌，便秘者，加葶苈子、风化硝泻肺通腑化痰；痰热伤津，咳痰不爽者，加北沙参、麦冬、天花粉养阴生津。

（三）肝火犯肺

症状：上气咳逆阵作，咳时面赤，常感痰滞咽喉，咯之难出，量少质黏，或痰如絮状，咳引胸胁胀痛，咽干口苦，舌红或舌边尖红，舌苔薄黄津少，脉弦数，症状可随情绪波动而增减。

治法：清肝泻火，化痰止咳。

方药：黛蛤散合泻白散加减。

方中青黛、海蛤壳清肝化痰；黄芩、桑白皮、地骨皮清泻肺热；粳米、甘草和中养胃，使泻肺而不伤津。二方相合，使气火下降，肺气得以清肃，咳逆自平。火旺者，加山栀、丹皮清肝泻火；胸闷气逆者，加葶苈子、瓜蒌、枳壳利气降逆；咳引胁痛者，加郁金、丝瓜络理气和络；痰黏难咯，加海浮石、贝母、冬瓜仁清热豁痰；火热伤津，咽燥口干，咳嗽日久不减，酌加北沙参、百合、麦冬、天花粉、诃子养阴生津敛肺。

（四）肺阴亏耗

症状：干咳，咳声短促，痰少黏白，或痰中带血丝，或声音逐渐嘶哑，口干咽燥，常伴有午后潮热、手足心热、夜寐盗汗，舌质红苔少，或舌上少津，脉细数。

治法：滋阴润肺，化痰止咳。

方药：沙参麦冬汤加减。

方中沙参、麦冬、玉竹、天花粉滋阴润肺以止咳；桑叶轻清宣透，以散燥热；甘草、扁豆补土生金。若久热久咳，可用桑白皮易桑叶，加地骨皮以泻肺清热；咳剧者加川贝母、杏仁、百部润肺止咳；若肺气不敛，咳而气促，加五味子、诃子以敛肺气；咯吐黄痰，加海蛤粉、知母、瓜蒌、竹茹、黄芩清热化痰；若痰中带血，加山栀、丹皮、白茅根、白及、藕节清热凉血止血；低热，骨蒸潮热，酌加功劳叶、银柴胡、青蒿、白薇等以清虚热；盗汗，加糯稻根须、浮小麦等以敛汗。

【转归预后】

咳嗽一般预后较好，尤其是外感咳嗽，因其病情浅，及时治疗多能短时间内治愈。但外感挟燥挟湿者，治疗稍难。挟湿者，湿邪困脾，久则脾虚而积湿生痰，转成为内伤之痰湿咳嗽；挟燥者，燥邪伤津，久则肺阴亏耗，转成为内伤之阴虚肺燥咳嗽。内伤咳嗽多呈慢性反复发作过程，其病深，治疗难取速效，但只要精心调治亦多能治愈。咳嗽病证若治疗失当，无论外感咳嗽还是内伤咳嗽，其转归总是由实转虚，虚实兼夹。部分患者病情逐渐加重，甚至累及于心，最终导致肺、心、脾、肾诸脏皆虚，痰浊、水饮、气滞、瘀血互结而病情缠绵难愈，甚至演变成为肺胀。

第三节　喘证

喘证是指由外感或内伤导致肺失宣降，肺气上逆或气无所主，肾失摄纳，以呼吸困难，甚则张口抬肩，鼻翼扇动，不能平卧等为主要临床特征的一种病证。严重者可出现喘脱之危候。

喘证主要见于西医学的喘息性支气管炎、肺部感染、肺炎、肺气肿、心源性哮喘、肺结核等疾病，当这些疾病出现喘病的临床表现时，可参照本节进行辨证论治。

【病因病机】

1. 外邪侵袭

外感风寒或风热之邪，邪蕴于肺，壅阻肺气，肺气不得宣降，因而上逆作喘。

2. 饮食不当

恣食生冷、肥甘，或嗜酒伤中，脾失健运，痰浊内生，上干于肺，肺气壅阻，而发为喘促。

3. 情志失调

情志不遂，忧思气结，肝失调达，气失疏泄，肺气痹阻，或郁怒伤肝，肝气上逆于肺，肺气不得肃降，气逆而喘。

4. 劳欲久病

肺系久病，咳伤肺气，或久病脾气虚弱，肺失充养，肺之气阴不足，以致气失所主而喘促。若久病迁延，由肺及肾，或劳欲伤肾，精气内夺，根本不固，则肾失摄纳，出多入少，逆气上奔为喘。

【辨证论治】

喘证的治疗原则是按虚实论治。实喘治肺，治以祛邪利气，应区别寒、热、痰、气的不同，分别采用温宣、清肃、祛痰、降气等法。虚喘治在肺肾，以肾为主，治以培补摄纳，针对脏腑病机，采用补肺、纳肾、温阳、益气、养阴、固脱等法。虚实夹杂，下虚上实者，当分清主次，权衡标本，适当处理。

一、实喘

（一）风寒闭肺

症状：喘息，呼吸气促，胸部胀闷，咳嗽，痰多稀薄色白，兼有头痛、鼻塞、无汗、恶寒，或伴发热、口不渴，舌苔薄白而滑，脉浮紧。

治法：散寒宣肺。

方药：麻黄汤加减。

方中麻黄、桂枝宣肺散寒解表；杏仁、甘草利气化痰。喘重者，加苏子、前胡降逆平喘；若寒痰阻肺，见痰白清稀量多泡沫，加细辛、生姜、半夏、陈皮温肺化痰，利气平喘。

（二）痰热遏肺

症状：喘咳气涌，胸部胀痛，痰多黏稠色黄，或夹血色，伴胸中烦热，面红身热，汗出口渴喜冷饮，咽干，尿赤，或大便秘结，苔黄或腻，脉滑数。

治法：清泄痰热。

方药：桑白皮汤加减。

方中桑白皮、黄芩、黄连、栀子清泻肺热；杏仁、贝母、半夏、苏子降气化痰。若痰多黏稠，加瓜蒌、海蛤粉清化痰热；喘不得卧，痰涌便秘，加葶苈子、大黄涤痰通腑；痰有腥味，配鱼腥草、金荞麦根、冬瓜子等清热解毒，化痰泻浊；身热甚者，加生石膏、知母、金银花等以清热。

（三）痰浊阻肺

症状：喘而胸满闷窒，甚则胸盈仰息，咳嗽痰多黏腻色白，咯吐不利，兼有呕恶纳呆，口黏不渴，苔厚腻色白，脉滑。

治法：化痰降逆。

方药：二陈汤合三子养亲汤加减。

方中半夏、陈皮、茯苓、甘草燥湿化痰；苏子、白芥子、莱菔子化痰下气平喘。可加苍术、厚朴等燥湿理脾行气，以助化痰降逆；痰浊壅盛，气喘难平者，加皂荚、葶苈子涤痰除壅以平喘。

（四）饮凌心肺

症状：喘咳气逆，倚息难以平卧，咯痰稀白，心悸，面目肢体浮肿，小便量少，怯寒肢冷，面唇青紫，舌胖黯，苔白滑，脉沉细。

治法：温阳利水，泻肺平喘。

方药：真武汤合葶苈大枣泻肺汤加减。

方中真武汤温阳利水，葶苈大枣泻肺汤泻肺除壅。喘促甚者，可加桑白皮、五加皮行水去壅平喘；心悸者加枣仁养心安神；怯寒肢冷者，加桂枝温阳散寒；面唇青紫甚者，加泽兰、益母草活血祛瘀。

（五）肝气乘肺

症状：每遇情志刺激而诱发，发病突然，呼吸短促，息粗气憋，胸闷胸痛，咽中如窒，咳嗽痰鸣不著，喘后如常人，或失眠、心悸，平素常多忧思抑郁，苔薄，脉弦。

治法：开郁降气。

方药：五磨饮子加减。

方中以沉香为主药，温而不燥，行而不泄，既可降逆气，又可纳肾气，使气不复上逆；槟榔破气降逆，乌药理气顺降，共助沉香以降逆平喘；木香、枳实疏肝理气，加强开郁之力。在应用本方时，还可在原方基础上加柴胡、郁金、青皮等疏肝理气之品以增强解郁之力。若气滞腹胀，大便秘者，可加用大黄以降气通腑；伴有心悸、失眠者，加百合、酸枣仁、合欢花等宁心安神；精神恍惚，喜悲伤欲哭，宜配合甘麦大枣汤宁心缓急。

二、虚喘

（一）肺气虚

症状：喘促短气，气怯声低，喉有鼾声，咳声低弱，痰吐稀薄，自汗畏风，极易感冒，舌质淡红，脉软弱。

治法：补肺益气。

方药：补肺汤合玉屏风散加减。

方中人参、黄芪、白术补益肺气；防风助黄芪益气护卫；五味子敛肺平喘；熟地益精以化气；紫菀、桑白皮化痰以利肺气。若寒痰内盛，加苏子、款冬花温肺化痰定喘；若食少便溏，腹中气坠，肺脾同病，可与补中益气汤配合治疗；若伴咳呛痰少质黏，烦热口干，面色潮红，舌红苔薄，脉细数，为气阴两虚，可用生脉散加沙参、玉竹、百合等益气养阴；痰黏难出，加贝母、瓜蒌润肺化痰。

（二）肾气虚

症状：喘促日久，气息短促，呼多吸少，动则喘甚，气不得续，小便常因咳甚而失禁，或尿后余沥，形瘦神疲，面青肢冷，或有跗肿，舌淡苔薄，脉微细或沉弱。

治法：补肾纳气。

方药：金匮肾气丸合参蛤散加减。

金匮肾气丸温补肾阳；参蛤散纳气归肾。还可酌加仙茅、仙灵脾、紫石英、沉香等温肾纳气平喘。若见喘咳，口咽干燥，颧红唇赤，舌红津少，脉细或细数，此为肾阴虚，可用七味都气丸合生脉散以滋阴纳气；如兼标实，痰浊壅肺，喘咳痰多，气急满闷，苔腻，此为“上实下虚”之候，治宜化痰降逆，温肾纳气，可用苏子降气汤加紫石英、沉香等。

（三）喘脱

症状：喘逆甚剧，张口抬肩，鼻翼扇动，端坐不能平卧，稍动则喘剧欲绝，或有痰鸣，咳吐泡沫痰，心慌动悸，烦躁不安，面青唇紫，汗出如珠，肢冷，脉浮大无根，或见歇止，或模糊不清。

治法：扶阳固脱，镇摄肾气。

方药：参附汤合黑锡丹加减。

参附汤益气回阳；黑锡丹镇摄浮阳，纳气定喘。应用时可加龙骨、牡蛎、山萸肉以固脱，同时还可加服蛤蚧粉以纳气定喘。若呼吸微弱，间断难续，烦躁内热，口干颧红，舌红无苔，脉细微而数，为气阴两竭之危证，治应益气救阴固脱，可用生脉散加生地、山萸肉、龙骨、牡蛎以益气救阴固脱；若出现阴竭阳脱者，加附子、肉桂急救回阳。

【转归预后】

喘证的转归，视其性质、治疗等不同而有差异。一般情况是实喘日久，可由实转虚；或虚喘再次感邪而虚实兼夹，上实下虚；痰浊致喘者，因治疗因素而有寒热的转化。喘证日久，因肺气不能调节心脉，肺气不能布散津液，常因喘而致痰瘀阻痹，痰瘀阻痹又加重喘证。喘证日久可转成肺胀。

喘证属危重病，但其预后也不尽相同。一般说来，实喘因邪气壅阻，只要祛邪利气，一般容易治愈；但若邪气极甚，高热，喘促不得卧，脉急数者，病情重，预后差。虚喘因根本不固，气衰失其摄纳，补之不能速效，故治疗难；若虚喘再感新邪，且邪气较甚，则预后差；若发展至喘脱，下虚上实，阴阳离决，孤阳浮越之时，病情极险，应积极抢救。

第四节　心悸

心悸是由外感或内伤致气血阴阳亏虚，心失所养；或痰饮瘀血阻滞，心脉不畅，引起以心中急剧跳动，惊慌不安，甚则不能自主为主要临床表现的一种病证。心悸因惊恐、劳累而发，时作时止，不发时如常人，病情较轻者为惊悸；若终日悸动，稍劳尤甚，全身情况差，病情较重者为怔忡。怔忡多伴惊悸，惊悸日久不愈者亦可转为怔忡。

西医学中各种原因引起的心律失常，如心动过速、心动过缓、期间收缩、心房颤动或扑动、房室传导阻滞、病态窦房结综合征、预激综合征、心功能不全、神经官能症等，凡以心悸为主要临床表现时，均可参考本节辨证论治。

【病因病机】

1. 体虚久病

禀赋不足，素体虚弱，或久病失养，劳欲过度，气血阴阳亏虚，以致心失所养，发为心悸。

2. 饮食劳倦

嗜食膏粱厚味，蕴热化火生痰，或伤脾滋生痰浊，痰火扰心而致心悸。劳倦太过伤脾，或久坐卧伤气，引起生化之源不足，而致心血虚少，心失所养，神不潜藏，而发为心悸。

3. 七情所伤

平素心虚胆怯，突遇惊恐或情怀不适，悲哀过极、忧思不解等七情扰动，忤犯心神，心神动摇，不能自主而心悸。

【辨证论治】

心悸有虚有实，但一般虚多实少，或虚中夹实；气血虚或心阳虚为本，痰火、瘀血、水饮是其标。故治本应以益气养血、滋阴温阳为主；治标当以清火、祛瘀、化痰、温化水饮为要。根据惊悸、怔忡均有心神不安的共同特点，治疗时均可加入镇心安神的药物。

一、心虚胆怯

症状：心悸不宁，善惊易恐，坐卧不安，少寐多梦而易惊醒，食少纳呆，恶闻声响，苔薄白，脉细略数或细弦。

治法：镇惊定志，养心安神。

方药：安神定志丸加减。

方中龙齿、朱砂镇惊宁神；茯苓、茯神、石菖蒲、远志安神定志；人参益气养心。可加琥珀、磁石重镇安神。

二、心脾两虚

症状：心悸气短，头晕目眩，少寐多梦，健忘，面色无华，神疲乏力，纳呆食少，腹胀便溏，舌淡红，脉细弱。

治法：补血养心，益气安神。

方药：归脾汤加减。

方中当归、龙眼肉补养心血；黄芪、人参、白术、炙甘草益气以生血；茯神、远志、酸枣仁宁心安神；木香行气，令全方补而不滞。气虚甚者，加黄芪、党参；血虚甚者，加当归、熟地；阳虚甚而汗出肢冷，脉结或代者，加附子、肉桂；阴虚甚者，加麦冬、阿胶、玉竹；自汗、盗汗者，加麻黄根、浮小麦。

三、阴虚火旺

症状：心悸易惊，心烦失眠，五心烦热，口干，盗汗，思虑劳心则症状加重，伴有耳鸣、腰酸、头晕目眩，舌红津少，苔薄黄或苔少，脉细数。

治法：滋阴清火，养心安神。

方药：黄连阿胶汤加减。

方中黄连、黄芩清心火；阿胶、芍药滋阴养血；鸡子黄滋阴清热两相兼顾。常加酸枣仁、珍珠母、生牡蛎等以加强安神定悸之功。若阴虚夹有瘀热者，可加丹参、赤芍、丹皮等清热凉血，活血化瘀；夹有痰热者，可加用黄连温胆汤清热化痰。

四、心阳不振

症状：心悸不安，胸闷气短，动则尤甚，面色苍白，形寒肢冷，舌淡苔白，脉虚弱，或沉细无力。

治法：温补心阳，安神定悸。

方药：桂枝甘草龙骨牡蛎汤加减。

方中桂枝、炙甘草温补心阳；生龙骨、生牡蛎安神定悸。大汗出者，重用人参、黄芪，加煅龙骨、煅牡蛎、山萸肉，或用独参汤煎服；心阳不足、寒象突出者，加黄芪、人参、附子益气温阳；夹有瘀血者，加丹参、赤芍、桃仁、红花等。

五、水饮凌心

症状：心悸，胸闷痞满，渴不欲饮，下肢浮肿，形寒肢冷，伴有眩晕、恶心呕吐、流涎，小便短少，舌淡苔滑，脉沉细而滑。

治法：振奋心阳，化气利水。

方药：苓桂术甘汤加减。

方中茯苓淡渗利水；桂枝、炙甘草通阳化气；白术健脾祛湿。兼见恶心呕吐，加半夏、陈皮、生姜皮和胃降逆止呕；尿少肢肿，加泽泻、猪苓、防己、大腹皮、车前子利水渗湿；兼见水湿上凌于肺，肺失宣降，出现咳喘，加杏仁、桔梗以开宣肺气，葶苈子、五加皮、防己以泻肺利水；兼见瘀血者，加当归、川芎、丹参活血化瘀。

六、心血瘀阻

症状：心悸，胸闷不适，心痛时作，痛如针刺，唇甲青紫，舌质紫黯或有瘀斑，脉涩或结或代。

治法：活血化瘀，理气通络。

方药：桃仁红花煎加减。

方中桃仁、红花、丹参、赤芍、川芎活血化瘀；延胡索、香附、青皮理气通脉止痛；生地、当归养血和血。胸痛甚，加乳香、没药、五灵脂、蒲黄、三七粉等活血化瘀，通络定痛；兼气虚者，去理气之青皮，加黄芪、党参、黄精补中益气；兼血虚者，加何首乌、枸杞子、熟地滋养阴血；兼阴虚者，加麦冬、玉竹、女贞子滋阴；兼阳虚者，加附子、肉桂、淫羊藿温补阳气；兼挟痰浊，而见胸满闷痛，苔浊腻者，加瓜蒌、薤白、半夏理气宽胸化痰。

七、痰火扰心

症状：心悸时发时止，受惊易作，胸闷烦躁，失眠多梦，口干苦，大便秘结，小便短赤，舌红苔黄腻，脉弦滑。

治法：清热化痰，宁心安神。

方药：黄连温胆汤加减。

方中黄连苦寒泻火，清心除烦；温胆汤清热化痰。可加栀子、黄芩、瓜蒌，以加强清火化痰之功。可加生龙骨、生牡蛎、珍珠母、石决明镇心安神。若大便秘结者，加生大黄泻热通腑；火热伤阴者，加沙参、麦冬、玉竹、天冬、生地滋阴养液。

【转归预后】

心悸的预后转归主要取决于本虚标实的程度，治疗是否及时、恰当。心悸仅为偶发、短暂、阵发者，一般易治，或不药而解；反复发作或长时间持续发作者，较为难治。如患者气血阴阳虚损程度较轻，未见瘀血、痰饮之标证，病损脏腑单一，治疗及时得当，脉象变化不显著者，病证多能痊愈；反之，脉象过数、过迟、频繁结代或乍疏乍数者，预后较差。若出现喘促、水肿、胸痹心痛、厥证、脱证等变证、坏病，若不及时抢救治疗，预后极差，甚至猝死。

第五节　胸痹心痛

胸痹心痛是由正气亏虚，饮食、情志、寒邪等所引起的以痰浊、瘀血、气滞、寒凝痹阻心脉，以膻中或左胸部发作性憋闷、疼痛为主要临床表现的一种病证。轻者偶发短暂轻微的胸部沉闷或隐痛，或为发作性膻中或左胸的不适感；重者疼痛剧烈，或呈压榨样绞痛，常伴有心悸，气短，呼吸不畅，甚至喘促，惊恐不安，面色苍白，冷汗自出等。

中医学的胸痹心痛证相当于西医学的缺血性心脏病心绞痛，胸痹心痛重证即真心痛相当于西医学的缺血性心脏病心肌梗死。西医学其他疾病表现为膻中及左胸部发作性憋闷疼痛为主症时也可参照本节辨证论治。

【病因病机】

1. 年老体虚

肾阳虚衰则不能鼓动五脏之阳，引起心气不足或心阳不振，血脉失于温煦，则气血运行滞涩不畅，发为胸痹心痛；若肾阴亏虚，则不能滋养五脏之阴，阴亏则火旺，灼津为痰，痰热上犯于心，心脉痹阻，则为胸痹心痛。

2. 饮食不当

恣食肥甘厚味，日久损伤脾胃，运化失司，酿湿生痰，上犯心胸，心脉痹阻，则为胸痹心痛；或痰郁化火，灼血为瘀，痰瘀交阻，痹阻心脉，而成胸痹心痛。

3. 情志失调

忧思伤脾，脾虚气结，津液不行，聚而为痰，痰阻气机，心脉痹阻，发为胸痹心痛；或郁怒伤肝，肝郁气滞，郁久化火，灼津成痰，气滞痰浊，痹阻心脉而成胸痹心痛。

4. 寒邪内侵

素体阳虚，胸阳不振，阴寒之邪乘虚而入，寒凝气滞，胸阳不展，血行不畅，而发胸痹心痛。

【辨证论治】

临证时，应询问疼痛的部位、性质、持续时间，以及鉴别疼痛的原因。胸痛而兼见咳喘、痰多者，多属痰热所致；疼痛局限于胸部，多为气滞或血瘀；胸痛彻背、背痛彻心者，多为寒凝心脉或阳气暴脱。

胸痛心痛多为本虚标实之证，发作期以标实为主，缓解期以本虚为主。治疗应补其不足，泻其有余。本虚宜补，尤应重视补心气、温心阳；标实当泻，针对气滞、血瘀、寒凝、痰浊而理气、活血、温通、化痰，尤重活血通络、理气化痰。本病多为虚实夹杂，故要做到补虚勿忘邪实，祛邪勿忘本虚，权衡标本虚实之多少，确定补泻法度之适宜。

一、寒凝心脉

症状：猝然心痛如绞，或心痛彻背、背痛彻心，或感寒痛甚，心悸气短，形寒肢冷，冷汗自出，苔薄白，脉沉紧或促。多因气候骤冷或感寒而发病或加重。

治法：温经散寒，活血通痹。

方药：当归四逆汤加减。

方中桂枝、细辛温散寒邪，通阳止痛；当归、芍药养血活血；芍药、甘草缓急止痛；通草通利血脉；大枣健脾益气。可加用瓜蒌、薤白，通阳开痹。疼痛较著者，可加延胡索、郁金活血理气定痛。

二、气滞心胸

症状：心胸满闷不适，隐痛阵发，痛无定处，时欲太息，遇情志不遂时容易诱发或加重，或兼有脘腹胀闷，得嗳气或矢气则舒，苔薄或薄腻，脉细弦。

治法：疏调气机，和血通脉。

方药：柴胡疏肝散加减。

本方由四逆散加香附、川芎、陈皮组成。四逆散能疏肝理气，其中柴胡与枳壳相配可升降气机；白芍与甘草同用可缓急止痛；加香附、陈皮以增强理气解郁之功；香附又为气中血药，川芎为血中气药，故可活血且能调畅气机。气滞心胸之胸痹心痛，可根据病情需要，选用木香、沉香、降香、檀香、延胡索、厚朴、枳实等芳香理气及破气之品，但不宜久用，以免耗散正气。如气滞兼见阴虚者，可选用佛手、香橼等理气而不伤阴之品。

三、痰浊闭阻

症状：胸闷重而心痛轻，形体肥胖，痰多气短，遇阴雨天而易发作或加重，伴有倦怠乏力，纳呆便溏，口黏，恶心，咯吐痰涎，苔白腻或白滑，脉滑。

治法：通阳泄浊，豁痰开结。

方药：瓜蒌薤白半夏汤加味。

方中瓜蒌、薤白化痰通阳，行气止痛；半夏理气化痰。常加枳实、陈皮行气滞，破痰结；加石菖蒲化浊开窍；加桂枝温阳化气通脉；加干姜、细辛温阳化饮，散寒止痛。痰浊闭阻所致胸痹心痛，可酌情选用天竺黄、天南星、半夏、瓜蒌、竹茹等化痰散结之品，但由于脾为生痰之源，临床应适当配合健脾化湿之品。

四、瘀血痹阻

症状：心胸疼痛剧烈，如刺如绞，痛有定处，甚则心痛彻背、背痛彻心，或痛引肩背，伴有胸闷，日久不愈，可因暴怒而加重，舌质黯红或紫黯，有瘀斑，舌下瘀筋，苔薄，脉涩或结、代、促。

治法：活血化瘀，通脉止痛。

方药：血府逐瘀汤加减。

方中桃仁、红花、川芎、赤芍、牛膝活血祛瘀而通血脉；柴胡、桔梗、枳壳、甘草调气疏肝；当归、生地补血调肝，活血而不耗血，理气而不伤阴。兼寒者，可加细辛、桂枝等温通散寒之品；兼气滞者，可加沉香、檀香等辛香理气止痛之品；兼气虚者，加黄芪、党参、白术等补中益气之品；若瘀血痹阻重证，表现胸痛剧烈，可加乳香、没药、郁金、延胡索、降香、丹参等加强活血理气止痛的作用。

五、心气不足

症状：心胸阵阵隐痛，胸闷气短，动则益甚，心中动悸，倦怠乏力，神疲懒言，面色㿠白，或易出汗，舌质淡红，舌体胖且边有齿痕，苔薄白，脉细缓或结代。

治法：补养心气，鼓动心脉。

方药：保元汤加减。

方中人参、黄芪大补元气，扶助心气；甘草炙用，甘温益气；肉桂辛热补阳，温通血脉；或以桂枝易肉桂，有通阳、行瘀之功；生姜温中。可加丹参或当归，养血活血；补心气药常用人参、党参、黄芪、大枣、太子参等；亦可加用麦冬、玉竹、黄精等益气养阴之品。

六、心阴亏损

症状：心胸疼痛时作，或灼痛，或隐痛，心悸怔忡，五心烦热，口燥咽干，潮热盗汗，舌红少泽，苔薄或剥，脉细数或结代。

治法：滋阴清热，养心安神。

方药：天王补心丹加减。

方中生地、玄参、天冬、麦冬、丹参、当归滋阴养血而泻虚火；人参、茯苓、柏子仁、酸枣仁、五味子、远志补心气，养心神；朱砂重镇安神；桔梗载药上行，直达病所。若阴不敛阳，虚火内扰心神，心烦不寐，舌尖红津少者，可用酸枣仁汤清热除烦安神；若阴虚导致阴阳气血失和，心悸怔忡症状明显，脉结代者，用炙甘草汤。

七、心阳不振

症状：胸闷或心痛较著，气短，心悸怔忡，自汗，动则更甚，神倦怯寒，面色㿠白，四肢欠温或肿胀，舌质淡胖，苔白腻，脉沉细迟。

治法：补益阳气，温振心阳。

方药：参附汤合桂枝甘草汤加减。

方中人参、附子大补元气，温补真阳；桂枝、甘草温阳化气，振奋心阳。若阳虚寒凝心脉、心痛较剧者，可酌加鹿角片、吴茱萸、川乌、赤石脂；若阳虚寒凝而兼气滞血瘀者，可选用薤白、沉香、檀香、乳香、没药等偏于温性的理气活血药物。

【转归预后】

胸痹心痛虽属内科急症、重症，但只要及时诊断处理，辨证论治正确，患者又能很好配合，一般都能控制或缓解病情。若临床失治、误治，或患者不遵医嘱，失于调摄，则病情进一步发展，瘀血闭塞心脉，心胸猝然大痛，持续不解，伴有气短喘促、四肢不温或逆冷青紫等真心痛表现，预后不佳。若心阳阻遏，心气不足，鼓动无力，可见心动悸、脉结代，尤其是真心痛伴脉结代，可致晕厥或猝死，必须高度警惕。若心肾阳衰，饮邪内停，水饮凌心射肺，可见浮肿、尿少、心悸、喘促等，为胸痹心痛的重症并发症，应充分发挥中医药综合优势，配合西医抢救手段积极救治，警惕发生猝死。

第六节　不寐

不寐是由情志所伤、饮食不节、病后及年迈体虚、禀赋不足等引起心神失养或心神不安，从而导致经常不能获得正常睡眠的一类病证。轻者表现为入睡困难，或睡而易醒，醒后不能复睡，或时睡时醒；重者表现为整夜不能入睡。

西医学中睡眠障碍、神经官能症、更年期综合征等以失眠为主要临床表现的疾病，可参考本节内容辨证论治。

【病因病机】

1. 情志所伤

情志内伤，肝郁化火，或五志过极，心火内炽，心神扰动而不寐；或由于思虑太过，损伤心脾，心血暗耗，心失所养而致不寐。

2. 饮食不节

过食肥甘厚味，酿生痰热，扰动心神而不寐；或由于饮食不节，脾胃受伤，脾失健运，气血生化不足，心血不足，心失所养而不寐。

3. 病后、年迈体虚

产后、病后失血，年迈血少等，引起心血不足，心失所养，心神不安而不寐。

4. 禀赋不足

素体阴盛，兼因房劳过度，肾阴耗伤，不能上奉于心，水火不济，心火独亢；或肝肾阴虚，肝阳偏亢，火盛神动，心肾失交而神志不宁；或因心虚胆怯，遇事易惊，神魂不安，以致夜不能寐或寐而不酣。

【辨证论治】

在补虚泻实、调整脏腑气血阴阳的基础上辅以安神定志是本病的基本治疗方法。实证宜泻其有余，如疏肝解郁、降火涤痰、消导和中；虚证宜补其不足，如益气养血、健脾、补肝、益肾。实证日久，气血耗伤，亦可转为虚证，虚实夹杂者，治宜攻补兼施。安神定志法的使用要结合临床，分别选用养血安神、镇惊安神、清心安神等具体治法，并注意配合精神治疗，以消除紧张焦虑，保持精神舒畅。

一、心火偏亢

症状：心烦不寐，躁扰不宁，怔忡，口干舌燥，小便短赤，口舌生疮，舌尖红，苔薄黄，脉细数。

治法：清心泻火，宁心安神。

方药：朱砂安神丸加减。

方中朱砂性寒可胜热，重镇安神；黄连清心泻火除烦；生地、当归滋阴养血，养阴以配阳。可加黄芩、山栀、连翘，加强本方清心泻火之功。若胸中懊憹，胸闷泛恶，加豆豉、竹茹宣通胸中郁火；若便秘溲赤，加大黄、淡竹叶、琥珀，引火下行，以安心神。

二、肝郁化火

症状：急躁易怒，不寐多梦，甚至彻夜不眠，伴有头晕头胀，目赤耳鸣，口干而苦，便秘溲赤，舌红苔黄，脉弦而数。

治法：清肝泻火，镇心安神。

方药：龙胆泻肝汤加减。

方中龙胆草、黄芩、栀子清肝泻火；木通、车前子利小便而清热；柴胡疏肝解郁；当归、生地养血滋阴柔肝；甘草和中。可加茯神、生龙骨、生牡蛎镇心安神。若胸闷胁胀，善太息者，加香附、郁金以疏肝解郁。

三、痰热内扰

症状：不寐，胸闷心烦，泛恶，嗳气，伴有头重目眩，口苦，舌红苔黄腻，脉滑数。

治法：清化痰热，和中安神。

方药：黄连温胆汤加减。

方中半夏、陈皮、竹茹化痰降逆；茯苓健脾化痰；枳实理气和胃降逆；黄连清心泻火。若心悸动甚，惊惕不安，加珍珠母、朱砂以镇惊安神定志。

四、胃气失和

症状：不寐，脘腹胀满，胸闷嗳气，嗳腐吞酸，或见恶心呕吐，大便不爽，舌苔腻，脉滑。

治法：和胃化滞，宁心安神。

方药：保和丸加减。

方中山楂、神曲助消化，消食滞；半夏、陈皮、茯苓降逆和胃；莱菔子消食导滞；连翘散食滞所致的郁热。可酌加远志、柏子仁、夜交藤以宁心安神。

五、阴虚火旺

症状：心烦不寐，心悸不安，腰酸足软，伴头晕、耳鸣、健忘、遗精，口干津少，五心烦热，舌红苔少，脉细而数。

治法：滋阴降火，清心安神。

方药：六味地黄丸合黄连阿胶汤加减。

六味地黄丸滋补肾阴；黄连、黄芩直折心火；芍药、阿胶、鸡子黄滋养阴血。两方共奏滋阴降火之效。若心烦心悸，梦遗失精，可加肉桂引火归元，与黄连共用即为交泰丸以交通心肾，则心神可安。

六、心脾两虚

症状：多梦易醒，心悸健忘，神疲食少，头晕目眩，伴有四肢倦怠，面色少华，舌淡苔薄，脉细无力。

治法：补益心脾，养心安神。

方药：归脾汤加减。

方中人参、白术、黄芪、甘草益气健脾；当归补血；远志、酸枣仁、茯神、龙眼肉补心益脾，安神定志；木香行气健脾。若心血不足，加熟地、芍药、阿胶以养心血；失眠较重，加五味子、柏子仁有助养心宁神，或加夜交藤、合欢皮、龙骨、牡蛎以镇静安神；若脘闷、纳呆、苔腻，加半夏、陈皮、茯苓、厚朴以健脾理气化痰。

七、心胆气虚

症状：心烦不寐，多梦易醒，胆怯心悸，触事易惊，伴有气短自汗，倦怠乏力，舌淡，脉弦细。

治法：益气镇惊，安神定志。

方药：安神定志丸合酸枣仁汤加减。

安神定志丸重于镇惊安神，酸枣仁汤偏于养血清热除烦，合用则益心胆之气，清心胆之虚热而定惊，安神宁心。方中人参益心胆之气；茯苓、茯神、远志化痰宁心；龙齿、石菖蒲镇惊开窍宁神；酸枣仁养肝、安神、宁心；知母泻热除烦；川芎调血安神。若心悸甚，惊惕不安者，加生龙骨、生牡蛎、朱砂。

【转归预后】

不寐一病除部分病程短、病情单纯者治疗收效较快外，大多数病程较长，病情复杂，治疗难以速效，而且病因不除或治疗失当，易使病情更加复杂。

第七节　胃痛

胃痛是以上腹胃脘部近心窝处发生疼痛为主的病证，亦称“胃脘痛”。多由忧思郁怒、肝气犯胃或饮食劳倦损伤脾胃之气所致。

西医学中的急性胃炎、慢性胃炎、消化性溃疡、胃痉挛、胃下垂、胃黏膜脱垂症、胃神经官能症等疾病，当其以上腹部胃脘疼痛为主要临床表现时，均可参照本节辨证论治。

【病因病机】

1. 肝气犯胃

忧思恼怒，情志不遂，肝郁气滞，横逆犯胃，以致胃气失和，胃气阻滞，即可发为胃痛；肝郁日久，又可化火生热，邪热犯胃，导致肝胃郁热而痛。

2. 饮食伤胃

若饮食不节，暴饮暴食，损伤脾胃，饮食停滞，致使胃气失和，胃中气机阻滞，不通则痛；或五味过极，辛辣无度，或恣食肥甘厚味，或饮酒如浆，则伤脾碍胃，蕴湿生热，阻滞气机，以致胃气阻滞，不通则痛。

3. 脾胃虚弱

若素体不足，或劳倦过度，或饮食所伤，或过服寒凉药物，或久病脾胃受损，均可引起脾胃虚弱，中焦虚寒，致使胃失温养，发生胃痛；若是热病伤阴，或胃热火郁，灼伤胃阴，或久服香燥理气之品，耗伤胃阴，胃失濡养，也可引起胃痛。

【辨证论治】

胃痛的辨证需辨别寒热、虚实及病在气或在血。治疗以理气和胃止痛为基本原则，旨在疏通气机，恢复胃腑和顺通降之性。临床上根据胃痛的不同证候，辨别虚实寒热、在气在血之所属，灵活选用不同的治法。胃痛日久不愈，往往由化火、伤阴或血瘀所致，当分别应用清火、养阴、化瘀等法，决不能拘泥于“通”法。

一、寒邪客胃

症状：胃痛暴作，甚则拘急作痛，得热痛减，遇寒痛增，口淡不渴，或喜热饮，苔薄白，脉弦紧。

治法：温胃散寒，理气止痛。

方药：良附丸加减。

方中高良姜温胃散寒，香附行气止痛。若寒重，或胃脘突然拘急掣痛拒按，可加吴茱萸、干姜、丁香、桂枝、木香、陈皮；若郁久化热，寒热错杂者，可用半夏泻心汤，辛开苦降，寒热并调；若见恶寒发热身痛等表寒证者，可加紫苏、生姜疏风散寒，行气止痛；若兼见胸脘痞闷不适、嗳气呕吐等寒夹食滞症状者，可加枳壳、神曲、鸡内金、半夏以消食导滞。

二、饮食停滞

症状：暴饮暴食后，胃脘疼痛，胀满不消，疼痛拒按，得食更甚，嗳腐吞酸，或呕吐不消化食物，其味腐臭，吐后痛减，不思饮食或厌食，大便不爽，得矢气及便后稍舒，舌苔厚腻，脉滑有力。

治法：消食导滞，和胃止痛。

方药：保和丸加减。

方中山楂、神曲、莱菔子消食导滞，健胃下气；半夏、陈皮、茯苓健脾和胃，化湿理气；连翘散结清热，共奏消食导滞和胃之功。本方为治疗饮食停滞的通用方，可加入谷芽、麦芽、鸡内金等药。若脘腹胀甚者，可加枳实、厚朴、槟榔行气消滞；若食积化热者，可加黄芩、黄连清热泻火；若大便秘结，可合用小承气汤；若胃痛急剧而拒按，大便秘结，苔黄燥者，为食积化热成燥，可合用大承气汤通腑泄热，荡积导滞。

三、肝气犯胃

症状：胃脘胀满，攻撑作痛，脘痛连胁，胸闷嗳气，喜长叹息，大便不畅，得嗳气、矢气则舒，遇烦恼郁怒则痛作或痛甚，苔薄白，脉弦。

治法：疏肝理气，和胃止痛。

方药：柴胡疏肝散加减。

方中柴胡、白芍、川芎、香附疏肝解郁；陈皮、枳壳、甘草理气和中；诸药合用共奏疏肝理气，和胃止痛之效。若胀重可加青皮、郁金、木香助理气解郁之功；若痛甚者，可加川楝子、延胡索理气止痛；嗳气频作者，可加半夏、旋覆花，亦可用沉香降气散降气解郁。

四、肝胃郁热

症状：胃脘灼痛，痛势急迫，喜冷恶热，得凉则舒，心烦易怒，泛酸嘈杂，口干口苦，舌红苔少，脉弦数。

治法：疏肝理气，泄热和中。

方药：丹栀逍遥散合左金丸加减。

丹栀逍遥散中柴胡、当归、白芍、薄荷解郁柔肝止痛；丹皮、栀子清肝泻热；白术、茯苓、甘草、生姜和中健胃。左金丸中黄连清泄胃火；吴茱萸辛散肝郁。若火邪已伤胃阴，可加麦冬、石斛；肝郁日久伤阴，宜选用白芍、香橼、佛手等。

五、瘀血停滞

症状：胃脘疼痛，痛如针刺刀割，痛有定处，按之痛甚，食后加剧，入夜尤甚，或见吐血、黑便，舌质紫黯或有瘀斑，脉涩。

治法：活血化瘀，理气止痛。

方药：失笑散合丹参饮加减。

方中五灵脂、蒲黄、丹参活血化瘀止痛，檀香、砂仁行气和胃。如痛甚，可加延胡索、三七粉、三棱、莪术，并可加理气之品，如枳壳、木香、郁金等。

六、脾胃湿热

症状：胃脘灼热疼痛，嘈杂泛酸，口干口苦，渴不欲饮，口甜黏腻，纳呆恶心，身重肢倦，小便色黄，大便不畅，舌苔黄腻，脉滑数。

治法：清热化湿，理气和中。

方药：清中汤加减。

方中黄连、栀子清热化湿，半夏、茯苓、白豆蔻健脾祛湿，陈皮、甘草理气和胃。热盛便秘者，加金银花、蒲公英、大黄、枳实；气滞腹胀者，加厚朴、大腹皮；若寒热互结，干噫食臭，心下痞硬，可用半夏泻心汤加减。

七、胃阴亏虚

症状：胃脘隐隐灼痛，似饥而不欲食，口燥咽干，口渴思饮，消瘦乏力，大便干结，舌红津少或光剥无苔，脉细数。

治法：养阴益胃，和中止痛。

方药：益胃汤合芍药甘草汤加减。

方中沙参、麦冬、生地、玉竹养阴益胃；芍药、甘草和中缓急止痛。若胃阴亏损较甚者，可加石斛；若兼饮食停滞，可加神曲、山楂等消食和胃；若痛甚者，可加香橼、佛手；若脘腹灼痛，嘈杂反酸，可加左金丸；若胃热偏盛，可加生石膏、知母、芦根清胃泄热；若日久肝肾阴虚，可加山茱萸、玄参滋补肝肾；若日久胃阴虚难复，可加乌梅、山楂肉、木瓜等酸甘化阴。

八、脾胃虚寒

症状：胃痛隐隐，绵绵不休，冷痛不适，喜温喜按，空腹痛甚，得食则缓，劳累或食冷或受凉后疼痛发作或加重，泛吐清水，食少，神疲乏力，手足不温，大便溏薄，舌淡苔白，脉虚弱。

治法：温中健脾，和胃止痛。

方药：黄芪建中汤加减。

方中黄芪补中益气，小建中汤温脾散寒，和中缓急止痛。泛吐清水较重者，可加干姜、吴茱萸、半夏、茯苓等温胃化饮；若寒盛者，可用附子理中汤，或大建中汤温中散寒；若脾虚湿盛者，可合二陈汤；若兼见腰膝酸软、头晕目眩、形寒肢冷等肾阳虚证者，可加附子、肉桂、巴戟天、仙茅，或合用肾气丸、右归丸助肾阳以温脾和胃。

【转归预后】

本病之初多属实证，表现为寒凝、食积、气滞之候；随病情发展，寒邪郁久化热，或食积日久，蕴生湿热，或气郁日久化火，气滞而致血瘀，可出现寒热互结等复杂证候；且日久耗伤正气，则可由实转虚，而转为阳虚、阴虚，或转为虚劳之证。胃痛预后一般较好，实证治疗较易，邪气去则胃气安；虚实并见者则治疗难度较大，且经常反复发作。若影响进食，化源不足，则正气日衰，形体消瘦；若伴有吐血、便血，量大难止，兼见大汗淋漓、四肢不温、脉微欲绝者，为气随血脱的危急之候，如不及时救治，亦可危及生命。

第八节　泄泻

泄泻是以大便次数增多，粪质稀薄，甚至泻出如水样为临床特征的一种脾胃肠病证。泄与泻在病情上有一定区别，粪出少而势缓，若漏泄之状者为泄；粪大出而势直无阻，若倾泻之状者为泻，然近代多泄、泻并称，统称为泄泻。

本病可见于西医学中的多种疾病，如急慢性肠炎、肠结核、肠易激综合征、吸收不良综合征等，当这些疾病出现泄泻的表现时，均可参考本节辨证论治。应注意的是，本病与西医学腹泻的含义不完全相同。

【病因病机】

1．感受外邪

引起泄泻的外邪以暑、湿、寒、热较为常见，其中又以感受湿邪致泄者最多。脾喜燥而恶湿，外来湿邪，最易困阻脾土，以致升降失调，清浊不分，水谷杂下而发生泄泻。

2．饮食所伤

饮食过量，停滞肠胃；或恣食肥甘，湿热内生；或过食生冷，寒邪伤中；

或误食腐馊不洁，食伤脾胃肠，化生食滞、寒湿、湿热之邪，致运化失职，升降失调，清浊不分，而发生泄泻。

3. 情志失调

烦恼郁怒，肝气不舒，横逆犯脾，脾失健运，升降失调；或忧郁思虑，脾气不运，土虚木乘，升降失职，引起脾失健运，升降失调，清浊不分，而成泄泻。

4. 脾胃虚弱

长期饮食不节，饥饱失调，或劳倦内伤，或久病体虚，或素体脾胃虚弱，不能受纳水谷及运化精微，致脾胃升降失司，清浊不分，混杂而下，遂成泄泻。

5. 肾阳虚衰

若年老体弱，肾气不足；或久病之后，肾阳受损；或房室无度，命门火衰，致脾失温煦，运化失职，水谷不化，升降失调，清浊不分，而成泄泻。

【辨证论治】

粪质清稀如水，或稀薄清冷，完谷不化，腹中冷痛，多属寒证；粪便黄褐，臭味较重，泻下急迫，肛门灼热，常因进食辛辣燥热食物而诱发者，多属热证；病程较长，腹痛不甚且喜按，多属虚证；起病急，病程短，脘腹胀满，腹痛拒按，多属实证。泄泻病变过程中往往出现虚实夹杂，寒热互见，临证时应全面准确地进行分析。

根据泄泻多属脾虚湿盛的病机特点，治疗应以运脾祛湿为原则。急性泄泻以湿盛为主，依据寒湿、湿热的不同，分别采用温化寒湿与清热化湿之法；兼挟表邪、暑邪、食滞者，又应分别佐以疏表、清暑、消导之剂。慢性泄泻以脾虚为主，当予运脾补虚，辅以祛湿，并根据不同证候，分别施以益气健脾升提、温肾健脾、抑肝扶脾之法；久泻不止者，尚宜固涩。同时还应注意急性泄泻不可骤用补涩，以免闭留邪气；慢性泄泻不可分利太过，以防耗其津气；清热不可过用苦寒，以免损伤脾阳；补虚不可纯用甘温，以免助湿。若病情处于寒热虚实兼夹或互相转化时，当随证而施治。

一、急性泄泻

（一）寒湿泄泻

症状：泄泻清稀，甚则如水样，腹痛肠鸣，脘闷食少，苔白腻，脉濡缓。若兼外感风寒，则恶寒发热头痛，肢体酸痛，苔薄白，脉浮。

治法：芳香化湿，解表散寒。

方药：藿香正气散加减。

方中藿香解表散寒，芳香化湿；白术、茯苓、陈皮、半夏健脾除湿；厚朴、大腹皮理气除满；紫苏、白芷解表散寒；桔梗宣肺以化湿。若表邪偏重，恶寒发热身痛，可加荆芥、防风，或用荆防败毒散；若湿邪偏重，或寒湿在里，腹胀肠鸣，小便不利，苔白厚腻，可用胃苓汤健脾燥湿，化气利湿；若寒重于湿，腹胀冷痛者，可用理中丸加味。

（二）湿热泄泻

症状：泄泻腹痛，泻下急迫，或泻而不爽，粪色黄褐，气味臭秽，肛门灼热，或身热口渴，小便短黄，苔黄腻，脉滑数或濡数。

治法：清肠利湿。

方药：葛根黄芩黄连汤加减。

方中葛根解肌清热，升清止泻；黄芩、黄连苦寒清热燥湿；甘草甘缓和中。若热偏重，可加金银花、白头翁以增清热解毒之力；若湿偏重，证见胸脘满闷，口不渴，苔微黄厚腻者，可加薏苡仁、厚朴、茯苓、泽泻、车前子以增清热利湿之力；兼有食滞者，可加神曲、山楂、麦芽；如暑湿侵袭，可用新加香薷饮合六一散以解暑清热，利湿止泻。

（三）伤食泄泻

症状：泻下稀便，臭如败卵，伴有不消化食物，脘腹胀满，腹痛肠鸣，泻后痛减，嗳腐酸臭，不思饮食，苔垢浊或厚腻，脉滑。

治法：消食导滞。

方药：保和丸加减。

方中神曲、山楂、莱菔子消食和胃；半夏、陈皮和胃降逆；茯苓健脾祛湿；连翘清热散结。若食滞较重，脘腹胀满，泻而不畅者，可因势利导，根据通因通用的原则，可加大黄、枳实、槟榔，或用枳实导滞丸，推荡积滞，使邪有出路，达到祛邪安正的目的。

二、慢性泄泻

（一）脾虚泄泻

症状：因稍进油腻食物或饮食稍多，大便次数即明显增多而发生泄泻，伴有不消化食物，大便时泻时溏，迁延反复，饮食减少，食后脘闷不舒，面色萎黄，神疲倦怠，舌淡苔白，脉细弱。

治法：健脾益气，和胃渗湿。

方药：参苓白术散加减。

方中人参、白术、茯苓、甘草健脾益气；砂仁、陈皮、桔梗、扁豆、山药、莲子肉、薏苡仁理气健脾化湿。若脾阳虚衰，阴寒内盛，证见腹中冷痛，喜温喜按，手足不温，大便腥秽者，可用附子理中汤以温中散寒；若久泻不愈，中气下陷，证见短气肛坠，时时欲便，解时快利，甚则脱肛者，可用补中益气汤减当归，重用黄芪、党参。

（二）肾虚泄泻

症状：黎明之前脐腹作痛，肠鸣即泻，泻下完谷，泻后即安，小腹冷痛，形寒肢冷，腰膝酸软，舌淡苔白，脉细弱。

治法：温补脾肾，固涩止泻。

方药：四神丸加减。

方中补骨脂温阳补肾；吴茱萸温中散寒；肉豆蔻、五味子收涩止泻。可加附子、炮姜，或合金匮肾气丸温补脾肾。若年老体弱，久泻不止，中气下陷，加黄芪、党参、白术益气升阳健脾，亦可合桃花汤固涩止泻。

（三）肝郁泄泻

症状：每逢抑郁恼怒，或情绪紧张之时，即发生腹痛泄泻，腹中雷鸣，攻窜作痛，腹痛即泻，泻后痛减，矢气频作，胸胁胀闷，嗳气食少，舌淡，脉弦。

治法：抑肝扶脾，调中止泻。

方药：痛泻要方加减。

方中白芍养血柔肝；白术健脾补虚；陈皮理气醒脾；防风升清止泻。若肝郁气滞，胸胁脘腹胀痛，可加柴胡、枳壳、香附；若脾虚明显，神疲食少者，加黄芪、党参、扁豆；若久泻不止，可加酸收之品，如乌梅、五倍子、石榴皮等。

【转归预后】

急性泄泻经过恰当治疗，绝大多数能够治愈；只有少数失治误治，日久不愈，由实转虚，变为慢性泄泻；亦有极少数因暴泻无度，耗气伤津，会造成亡阴亡阳之变。慢性泄泻一般经正确治疗，亦能获愈；若久泻者，突见泄泻无度，水浆不入，呼吸微弱，形体消瘦，身寒肢冷，脉微细欲绝，是脾气下陷，肾失固摄，阴阳离决之危候，预后多不良。

第九节 便秘

便秘是指由大肠传导功能失常导致的以大便排出困难，排便时间或排便间隔时间延长为临床特征的一种大肠病证。本证多由大肠积热，或气滞，或寒凝，或阴阳气血亏虚，使大肠传导功能失常所致。

西医学中的功能性便秘、肠易激综合征、直肠及肛门疾病所致之便秘，药物性便秘，内分泌及代谢性疾病所致的便秘，以及肌力减退所致的便秘等，可参照本节辨证论治。

【病因病机】

1. 肠胃积热

素体阳盛，或热病之后；或肺热肺燥，下移大肠；或过食辛辣厚味，均可致肠胃积热，肠道失润，形成热结便秘。

2. 气机郁滞

忧愁思虑，脾伤气结；或抑郁恼怒，肝郁气滞；或久坐少动，气机不利，均可导致腑气郁滞，通降失常，传导失职，糟粕内停而形成气秘。

3. 阴寒积滞

恣食生冷，凝滞胃肠；或外感寒邪，直中肠胃，均可导致阴寒内盛，凝滞胃肠，传导失常，糟粕不行，而成冷秘。

4. 气虚阳衰

素体虚弱，阳气不足；或年老体弱，气虚阳衰；或过食生冷，损伤阳气；或苦寒攻伐，伤阳耗气，均可导致气虚阳衰，气虚则大肠传导无力，阳衰则肠道失于温煦，阴寒内结而形成便秘。

5. 阴亏血少

素体阴虚，津亏血少；或病后产后，阴血虚少；或年高体弱，阴血亏虚均可导致阴亏血少，血虚则大肠不荣，阴亏则大肠干涩，肠道失润，大便干结，便下困难，而成便秘。

【辨证论治】

便秘临证时应辨寒热虚实。粪质干结，排出艰难，舌淡苔白滑，多属寒；粪质干燥坚硬，便下困难，肛门灼热，舌苔黄燥或垢腻，则属热；年高体弱，久病新产，粪质不干，欲便不出，四肢不温，舌淡苔白，或大便干结，潮热盗汗，舌红无苔，脉细数，多属虚；年轻气盛，腹胀腹痛，嗳气频作，面赤口臭，舌苔厚，多属实。

便秘的治疗以“通”为原则，但其治疗当分虚实而治。实证以祛邪为主，据热、冷、气秘之不同，分别施以泻热、温散、理气之法，辅以导滞之品，标本兼治，邪去便通；虚证以养正为先，依阴阳气血亏虚的不同，主用滋阴养血、益气温阳之法，酌用甘温润肠之药，标本兼治，正盛便通。

一、实秘

（一）肠胃积热

症状：大便干结，腹胀腹痛，面红身热，口干口臭，心烦不安，小便短赤，舌红苔黄燥，脉滑数。

治法：泻热导滞，润肠通便。

方药：麻子仁丸加减。

方中大黄、枳实、厚朴通腑泄热；火麻仁、杏仁、白蜜润肠通便；芍药养阴和营。此方泻而不峻，润而不腻，有通腑气而行津液之效。若津液已伤，可加生地、玄参、麦冬以养阴生津；若兼郁怒伤肝，易怒目赤者，加服更衣丸以清肝通便。

（二）气机郁滞

症状：大便干结，或不甚干结，欲便不得出，或便而不畅，肠鸣矢气，腹中胀痛，胸胁满闷，嗳气频作，饮食减少，舌苔薄腻，脉弦。

治法：顺气导滞。

方药：六磨汤加减。

方中木香调气；乌药顺气；沉香降气；大黄、槟榔、枳实破气行滞。可加厚朴、香附、柴胡、莱菔子、炙枇杷叶以助理气之功。若气郁日久，郁而化火，可加黄芩、栀子、龙胆草清肝泻火；若气逆呕吐者，可加半夏、旋覆花、代赭石；若七情郁结，忧郁寡言者，可加白芍、柴胡、合欢皮疏肝解郁。

（三）阴寒积滞

症状：大便艰涩，腹痛拘急，胀满拒按，胁下偏痛，手足不温，呃逆呕吐，舌苔白腻，脉弦紧。

治法：温里散寒，通便导滞。

方药：大黄附子汤加减。

方中附子温里散寒；大黄荡除积滞；细辛散寒止痛。可加枳实、厚朴、木香助泻下之力，加干姜、小茴香以增散寒之功。

二、虚秘

（一）气虚便秘

症状：粪质并不干硬，也有便意，但临厕排便困难，需努挣方出，挣得汗出短气，便后乏力，体质虚弱，面白神疲，肢倦懒言，舌淡苔白，脉弱。

治法：补气润肠，健脾升阳。

方药：黄芪汤加减。

方中黄芪大补脾肺之气，为方中主药；火麻仁、白蜜润肠通便；陈皮理气。若气虚较甚，可加人参、白术；气虚甚者，可选用红参；若气虚下陷脱肛者，则用补中益气汤；若肺气不足者，可加用生脉散；若日久肾气不足，可用大补元煎。

（二）血虚便秘

症状：大便干结，排出困难，面色无华，心悸气短，健忘，口唇色淡，脉细。

治法：养血润肠。

方药：润肠丸加减。

方中当归、生地滋阴养血；火麻仁、桃仁润肠通便；枳壳引气下行。可加玄参、何首乌、枸杞子养血润肠。若兼气虚，可加白术、党参、黄芪益气生血；若血虚已复，大便仍干燥者，可用五仁丸润滑肠道。

（三）阴虚便秘

症状：大便干结，如羊矢状，形体消瘦，头晕耳鸣，心烦失眠，潮热盗汗，腰酸膝软，舌红苔少，脉细数。

治法：滋阴润肠通便。

方药：增液汤加减。

方中玄参、麦冬、生地滋阴润肠，生津通便。可加芍药、玉竹、石斛以助养阴之力，加火麻仁、柏子仁、瓜蒌仁以增润肠之效。若胃阴不足，口干口渴者，可用益胃汤；若肾阴不足，腰酸膝软者，可用六味地黄丸。

（四）阳虚便秘

症状：大便或干或不干，皆排出困难，小便清长，面色㿠白，四肢不温，腹中冷痛，得热痛减，腰膝冷痛，舌淡苔白，脉沉迟。

治法：温阳润肠。

方药：济川煎加减。

方中肉苁蓉、牛膝温补肾阳，润肠通便；当归养血润肠；升麻、泽泻升清降浊；枳壳宽肠下气。可加肉桂以增温阳之力。若老人虚冷便秘，可用半硫丸；若脾阳不足，中焦虚寒，可用理中汤加当归、芍药；若肾阳不足，可选用金匮肾气丸或右归丸。

便秘还有外导法，如《伤寒论》中的蜜煎导法，对于大便干结坚硬者，皆可配合使用。

【转归预后】

由于腑气不通，浊气不降，便秘常可引起腹胀、腹痛、头晕头胀、食欲减退、睡眠不安等症，便秘日久，可引起肛裂、痔疮。便秘一病，若积极治疗，并结合饮食、情志、运动等调护，多能在短期内治愈，年老体弱及产后病后等体虚便秘，多为气血不足，阴寒凝聚，治疗宜以缓图之，难求速效。

第十节　黄疸

黄疸是感受湿热疫毒等外邪，导致湿浊阻滞，脾胃肝胆功能失调，胆液不循常道，随血泛溢而出现的以目黄、身黄、尿黄为主要临床表现的一种肝胆病证。本病的主要病理机制为湿浊中阻，运化失调，肝失疏泄，胆汁外溢，与肝胆脾胃功能失调关系密切。

本病与西医学所述黄疸意义相同，大体相当于西医学中肝细胞性黄疸、阻塞性黄疸、溶血性黄疸、病毒性肝炎、肝硬化、胆石症、胆囊炎、某些消化系统肿瘤，以及出现黄疸的败血症等，若以黄疸为主要表现者，均可参照本节辨证论治。

【病因病机】

1. 外感时邪

外感湿邪，蕴结于中焦，累及肝胆，以致肝失疏泄，胆液不循常道，外溢肌肤，上注眼目，下流膀胱，使身、目、小便俱黄，而成黄疸。若疫毒较重者，则可伤及营血，内陷心包，发为急黄。

2. 饮食所伤

饥饱不节，嗜酒过度，皆可损伤脾胃运化功能，导致湿浊内生，从热化或从寒化，熏蒸或阻滞于脾胃肝胆，致肝失疏泄，胆液不循常道，随血泛溢，浸淫肌肤而发黄。

3. 脾胃虚弱

素体脾胃虚弱，或劳倦过度，脾伤失运，气血亏虚，久之肝失所养，疏泄失职，而致胆液不循常道，随血泛溢，浸淫肌肤，发为黄疸；若素体脾阳不足，病后脾阳受伤，湿由内生而从寒化，寒湿阻滞中焦，胆液受阻，致胆液不循常道，随血泛溢，浸淫肌肤，也可发为黄疸。

黄疸的发病，从病邪来说，主要是湿浊之邪，内外之湿阻滞于脾胃肝胆，导致脾胃运化功能失常，肝失疏泄，或结石、积块瘀阻胆道，胆液不循常道，随血泛溢而成。病理属性与脾胃阳气盛衰有关，中阳偏盛，湿从热化，则致湿热为患，发为阳黄；中阳不足，湿从寒化，则致寒湿为患，发为阴黄。至于急黄，则为湿热挟时邪疫毒所致。

【辨证论治】

临床辨证应以阴阳为纲，区别阴黄和阳黄。阳黄由湿热所致，起病急，病程短，黄色鲜明如橘色，伴有湿热证候；阴黄由寒湿所致，起病缓，病程长，黄色晦暗如烟熏，伴有寒湿诸候。

本病的病机是湿浊阻滞，脾胃肝胆功能失调，胆液不循常道，随血外溢。其治疗应祛湿利小便，健脾疏肝利胆。故《金匮要略》有“诸病黄家，但利其小便”之训。并应依湿从热化、寒化的不同，分别施以清热利湿和温中化湿之法；急黄则在清热利湿基础上，合用解毒凉血开窍之法；黄疸久病应注意扶助正气，如滋补脾肾、健脾益气等。

一、阳黄

（一）湿热兼表

症状：黄疸初起，目白睛微黄或不明显，小便黄，脘腹满闷，不思饮食，伴有恶寒发热、头身重痛、乏力，舌苔黄腻，脉浮弦或弦数。

治法：清热化湿，佐以解表。

方药：麻黄连翘赤小豆汤合甘露消毒丹加减。

方中麻黄、薄荷辛散外邪，使邪从外解；连翘、黄芩清热解毒；藿香、白蔻仁、石菖蒲芳香化湿；赤小豆、桑白皮、滑石、木通渗利小便；杏仁宣肺化湿；茵陈清热化湿，利胆退黄；生姜、大枣、甘草调和脾胃。可加郁金、丹参以疏肝调血。表证轻者，麻黄、薄荷用量宜轻，取其微汗之意；目白睛黄甚者，茵陈用量宜大；热重者，酌加金银花、栀子、板蓝根清热解毒。

（二）热重于湿

症状：初起目白睛发黄，迅速至全身发黄，色泽鲜明，右胁疼痛而拒按，壮热口渴，口干口苦，恶心呕吐，脘腹胀满，大便秘结，小便赤黄、短少，舌红，苔黄腻或黄糙，脉弦滑或滑数。

治法：清热利湿，通腑化瘀。

方药：茵陈蒿汤加减。

方中茵陈为清热利湿、疏肝利胆退黄的要药；栀子清泄三焦湿热，利胆退黄；大黄通腑化瘀，泄热解毒，利胆退黄；茵陈配栀子，使湿热从小便而去；茵陈配大黄，使瘀热从大便而解。三药合用，共奏清热利湿，通腑化瘀，利胆退黄和解毒之功。本方可酌加升麻、连翘、大青叶、虎杖、田基黄、板蓝根等清热解毒；郁金、金钱草、丹参以疏肝利胆化瘀；车前子、猪苓、泽泻等以渗利湿邪，使湿热分消，从二便而去。

（三）湿重于热

症状：身目发黄如橘，无发热或身热不扬，右胁疼痛，脘闷腹胀，头重身困，嗜卧乏力，纳呆便溏，厌食油腻，恶心呕吐，口黏不渴，小便不利，舌苔厚腻微黄，脉濡缓或弦滑。

治法：健脾利湿，清热利胆。

方药：茵陈四苓汤加减。

方中茵陈清热利湿，利胆退黄；猪苓、茯苓、泽泻淡渗利湿；炒白术健脾燥湿。若右胁疼痛较甚，可加郁金、川楝子、佛手以疏肝理气止痛；若脘闷腹胀，纳呆厌油，可加陈皮、藿香、佩兰、厚朴、枳壳等以芳香化湿理气；若湿困脾胃，便溏尿少，口中甜者，可加厚朴、苍术；纳呆或纳差者，再加炒麦芽、鸡内金以醒脾消食。

（四）胆腑郁热

症状：身目发黄鲜明，右胁剧痛且放射至肩背，壮热或寒热往来，伴有口苦咽干，恶心呕吐，便秘，尿黄，舌红苔黄而干，脉弦滑数。

治法：清热化湿，疏肝利胆。

方药：大柴胡汤加减。

方中柴胡、黄芩、半夏、生姜和解少阳，和胃降逆；大黄、枳实通腑泄热，利胆退黄；白芍和脾敛阴，柔肝利胆；大枣养胃。胁痛重者，可加郁金、枳壳、木香；黄疸重者，可加金钱草、厚朴、茵陈、栀子；壮热者，可加金银花、蒲公英、虎杖；呃逆恶心者，加炒莱菔子。

（五）疫毒发黄

症状：起病急骤，黄疸迅速加深，身目呈深黄色，胁痛，脘腹胀满，疼痛拒按，壮热烦渴，呕吐频作，尿少便结，烦躁不安，或神昏谵语，或衄血尿血、皮下紫斑，或有腹水，继之嗜睡昏迷，舌质红绛，苔黄褐干燥，脉弦大或洪大。本证又称急黄。

治法：清热解毒，凉血开窍。

方药：千金犀角散加减。

方中主药犀角（以水牛角代之）是清热解毒凉血之要药，配以黄连、栀子、升麻，则清热解毒之力更大；茵陈清热利湿，利胆退黄。可加生地黄、玄参、石斛、丹皮清热解毒，养阴凉血。若热毒炽盛，急以通涤胃肠热毒为要务，宜加大剂量清热解毒药，如金银花、连翘、土茯苓、蒲公英、大青叶、黄柏、生大黄。如已出现躁扰不宁，或伴出血倾向，需加清营凉血解毒药，如神犀丹之类，以防内陷心包，出现昏迷。如热入营血，心神昏乱，肝风内动，法宜清热凉血，开窍息风，急用温病“三宝”：躁扰不宁，肝风内动者用紫雪丹；热邪内陷心包，谵语或昏愦不语者用至宝丹；热毒炽盛，湿热蒙蔽心神，神志时清时昧者，急用安宫牛黄丸。

二、阴黄

（一）寒湿阻遏

症状：身目俱黄，黄色晦暗不泽或如烟熏，右胁疼痛，痞满食少，神疲畏寒，腹胀便溏，口淡不渴，舌淡苔白腻，脉濡缓或沉迟。

治法：温中化湿，健脾利胆。

方药：茵陈术附汤加减。

方中茵陈除湿利胆退黄；附子、干姜温中散寒；佐以白术、甘草健脾和胃。胁痛或胁下积块者，可加柴胡、丹参、泽兰、郁金、赤芍以疏肝利胆，活血化瘀；便溏者，加茯苓、泽泻、车前子；黄疸日久，身倦乏力者，加党参、黄芪。

（二）脾虚湿郁

症状：身目俱黄，黄色较淡而不鲜明，胁肋隐痛，食欲不振，肢体倦怠乏力，心悸气短，食少腹胀，大便溏薄，舌淡苔薄白，脉濡细。多见于黄疸久郁者。

治法：健脾益气，祛湿利胆。

方药：黄芪建中汤加减。

方中黄芪、桂枝、生姜益气温中；白芍、甘草、大枣补养气血；饴糖温补中焦，缓急止痛。如气虚乏力明显者，应重用黄芪，并加党参，以增强补气作用；畏寒、肢冷、舌淡者，宜加附子温阳祛寒；心悸不宁，脉细而弱者，加熟地、首乌、酸枣仁等补血养心。

【转归预后】

本病的转归与黄疸的性质、体质强弱、治疗护理等因素有关。阳黄、阴黄、急黄虽性质不同，轻重有别，但在一定条件下可互相转化。阳黄患者若体质差，病邪重，黄疸日益加深，迅速出现热毒炽盛症状可转为急黄；阳黄也可因损伤脾阳，湿从寒化，转为阴黄；阴黄复感湿热之邪，又可发为阳黄；急黄若热毒炽盛，内陷心包，或大量出血，可出现肝肾阳气衰竭之候；阴黄久治不愈，可转为积聚、鼓胀。

一般来说，阳黄预后良好，唯急黄邪入心营，耗血动血，预后多不良。至于阴黄，若阳气渐复，黄疸渐退，则预后较好；若阴黄久治不愈，化热伤阴动血，黄疸加深，转变为鼓胀则预后不良。急黄病死率高，若出现肝肾阳气衰竭之候，预后极差。

第十一节　头痛

头痛是指外感与内伤致使脉络拘急或失养、清窍不利所引起的以头部疼痛为主要临床特征的病证。头痛剧烈，呈发作性者，称为“头风”。清阳阻逆，气血逆乱，脉络瘀阻，脑失所养是头痛的主要病机。

西医学中的偏头痛、高血压病、紧张性头痛、丛集性头痛及三叉神经痛等，凡符合头痛证候特征者均可参考本节辨证论治。

【病因病机】

1. 感受外邪

起居不慎，坐卧当风，感受风寒湿热等外邪上犯于头，清阳之气受阻，气血不畅，阻遏络道而发为头痛。外邪中以风邪为主，因风为阳邪，为百病之长，常挟寒、湿、热邪上袭，而致风寒头痛、风热头痛、风湿头痛。

2. 情志郁怒

长期精神紧张忧郁，肝气郁结，肝失疏泄，络脉失于条达而头痛；或平素性情暴逆，恼怒太过，气郁化火，日久肝阴被耗，肝阳上亢，清阳受扰而头痛。

3. 饮食不节

素嗜肥甘厚味，暴饮暴食，或劳伤脾胃，以致脾阳不振，脾不能运化转输水津，聚而痰湿内生，以致清阳不升，浊阴不降，清窍为痰湿所蒙；或痰阻脑脉，痰瘀痹阻，气血不畅，均可致脑失清阳、精血之充，脉络失养而头痛。

4. 肾精不足

先天禀赋不足，或劳欲伤肾，阴精耗损，或年老气血衰败，而致髓海不充，脑海失养而头痛。

【辨证论治】

头痛应根据病史、症状及头痛的部位、性质特点等进行辨证论治。一般而言，病程短暂，痛势较剧，痛无休止，并伴有其他外感症状，多属实证，治以疏散为主；内伤头痛，病程较久，痛势较缓，时作时止，多与肝脾肾三脏的病变及气血失调有关，病情有虚有实，须根据情况，采取相应的治疗措施。

外感所致头痛属实者，治疗当以祛邪活络为主，视其邪气性质之不同，分别采用祛风、散寒、化湿、清热等法，外感以风为主，故强调风药的使用。内伤所致头痛多虚，治疗以补虚为要，视其所虚，分别采用益气升清、滋阴养血、益肾填精，若因风阳上亢则治以熄风潜阳，因痰瘀阻络又当化痰活血为法。虚实夹杂，扶正祛邪并举。

一、外感头痛

（一）风寒头痛

症状：头痛起病较急，其痛如破，痛连项背，恶风畏寒，口不渴，苔薄白，脉多浮紧。

治法：疏风散寒。

方药：川芎茶调散加减。

方中川芎、羌活、白芷、细辛发散风寒，通络止痛，其中川芎可行血中之气，祛血中之风，上行头目，为外感头痛要药；薄荷、荆芥、防风上行升散，助芎、羌、芷、辛疏风止痛；茶水调服，取其苦寒之性，协调诸风药温燥之性，共奏疏风散寒，通络止痛之功。若鼻塞流清涕，加苍耳、辛夷散寒通窍；项背强痛，加葛根疏风解肌；呕恶苔腻，加藿香、半夏和胃降逆；巅顶痛加藁本祛风止痛，若巅顶痛甚，干呕，吐涎，甚则四肢厥冷，苔白，脉弦，为寒犯厥阴，治当温散厥阴寒邪，方用吴茱萸汤加半夏、藁本、川芎之类，以吴茱萸暖肝温胃，人参、姜、枣助阳补土，使阴寒不得上升，全方协同以奏温散降逆之功。

（二）风热头痛

症状：起病急，头呈胀痛，甚则头痛如裂，发热或恶风，口渴欲饮，面红目赤，便秘溲黄，舌红苔黄，脉浮数。

治法：疏风清热。

方药：芎芷石膏汤加减。

方中以川芎、白芷、菊花、石膏为主药，以疏风清热；川芎、白芷、羌活、藁本善止头痛，但偏于辛温，故伍以菊花、石膏，校正其温性，变辛温为辛凉，疏风清热而止头痛。应用时若风热较甚者，可去羌活、藁本，改用黄芩、山栀、薄荷辛凉清解；发热甚，加金银花、连翘清热解毒；若热盛津伤，证见舌红津少，可加知母、石斛、天花粉清热生津；若大便秘结，口鼻生疮，腑气不通者，可合用黄连上清丸，苦寒降火，通腑泄热。

（三）风湿头痛

症状：头痛如裹，肢体困重，胸闷纳呆，小便不利，大便或溏，苔白腻，脉濡。

治法：祛风胜湿。

方药：羌活胜湿汤加减。

因湿邪在表，故以羌活、独活、防风、川芎、藁本、蔓荆子等祛风以胜湿，湿去表解，清阳之气得布，则头痛身困可解；甘草助诸药辛甘发散，并调和诸药。若湿浊中阻，证见胸闷纳呆、便溏，可加苍术、厚朴、陈皮等燥湿宽中；若恶心呕吐者，可加生姜、半夏、藿香等芳香化浊，降逆止呕；若见身热汗出不畅，胸闷口渴者，为暑湿所致，宜清暑化湿，用黄连香薷饮加藿香、佩兰等。

二、内伤头痛

（一）肝阳头痛

症状：头胀痛而眩，心烦易怒，面赤口苦，或兼耳鸣胁痛，夜眠不宁，舌红苔薄黄，脉弦有力。

治法：平肝潜阳。

方药：天麻钩藤饮。

方中天麻、钩藤、石决明以平肝潜阳；黄芩、山栀清肝火；牛膝、杜仲、桑寄生补肝肾；夜交藤、茯神养心安神。临床应用时可再加龙骨、牡蛎以增强重镇潜阳之力。若肝肾阴虚，证见朝轻暮重，或遇劳加重，脉弦细，舌红苔薄津少者，酌加生地、何首乌、女贞子、枸杞子、旱莲草等滋养肝肾；若头痛甚，口苦、胁痛，肝火偏旺者，加郁金、龙胆草、夏枯草以清肝泻火，火热较甚，亦可用龙胆泻肝汤清降肝火。

（二）肾虚头痛

症状：头痛而空，每兼眩晕耳鸣，腰膝酸软，遗精，带下，少寐健忘，舌红苔少，脉沉细无力。

治法：滋阴补肾。

方药：大补元煎加减。

本方重在滋补肾阴，以熟地、山茱萸、山药、枸杞子滋补肝肾之阴；人参、当归气血双补；杜仲益肾强腰。腰膝酸软，可加续断、怀牛膝以壮腰膝；遗精、带下，加莲须、芡实、金樱子收敛固涩；若头痛畏寒，面白，四肢不温，舌淡，脉沉细而缓，证属肾阳不足，可用右归丸温补肾阳，填精补髓；若兼见外感寒邪者，可用麻黄附子细辛汤散寒温里，表里兼治。

（三）气血虚证

症状：头痛而晕，遇劳加重，面色少华，心悸不宁，自汗，气短，畏风，神疲乏力，舌淡苔薄白，脉沉细而弱。

治法：气血双补。

方药：八珍汤加减。

方中以四君健脾补中而益气，又以四物补肾而养血。可加菊花、蔓荆子入肝经，清头明目以治标，标本俱治，提高疗效。

（四）痰浊头痛

症状：头痛昏蒙，胸脘满闷，呕恶痰涎，苔白腻，或舌胖大有齿痕，脉滑或弦滑。

治法：健脾化痰，降逆止痛。

方药：半夏白术天麻汤加减。

方中半夏、生白术、茯苓、陈皮、生姜健脾化痰、降逆止呕，令痰浊去则清阳升而头痛减；天麻平肝熄风，为治头痛、眩晕之要药。并可加厚朴、蔓荆子、白蒺藜运脾燥湿，祛风止痛。若痰郁化热显著者，可加竹茹、枳实、黄芩清热燥湿。

（五）瘀血头痛

症状：头痛经久不愈，其痛如刺，入夜尤甚，固定不移，或头部有外伤史，舌紫或有瘀斑、瘀点，苔薄白，脉沉细或细涩。

治法：活血通窍止痛。

方药：通窍活血汤加减。

方中麝香、生姜、葱白温通窍络；桃仁、红花、川芎、赤芍活血化瘀；大枣甘缓扶正，防化瘀伤正。可酌加郁金、菖蒲、细辛、白芷以理气宣窍，温经通络。头痛甚者，可加全蝎、蜈蚣、地鳖虫等虫类药以搜剔风邪，活络止痛；久病气血不足，可加黄芪、当归以助活络化瘀之力。

治疗上述各证，均可根据经络循行在相应的方药中加入引经药，能显著地提高疗效。如太阳头痛，多在头后部，下连及项，选用羌活、蔓荆子、川芎；阳明头痛，多在前额，连及眉棱，选用葛根、白芷、知母；少阳头痛多在头的两侧，连及耳部，选用柴胡、黄芩、川芎；厥阴头痛，多在巅顶，连及目系，选用藁本、吴茱萸等。

【转归预后】

转归有证候间的转归和疾病间的转归。证候间的转归，如外感头痛未及时根治，日久耗伤正气可转为内伤头痛；内伤头痛之人再次感邪，也可并发外感头痛。风寒证或风湿证，邪气郁遏化热，也可成为风热证；肾虚证水不涵木，可转化为肝阳证；肝阳证化火伤阴可转化为肾虚证；痰浊证因痰阻血脉，可转化为痰瘀阻痹证。疾病间的转归，如肝阳头痛日久，可转归或并发为眩晕、目盲、中风等。

头痛的预后有较大差异，外感头痛，治疗较易，预后良好。内伤头痛，虚实夹杂，治疗较难，只要辨证准确，精心治疗，也可以使病情得到缓解，甚至治愈。若并发中风、心痛、呕吐等，则预后较差。

第十二节　眩晕

眩晕是情志、饮食内伤，体虚久病，失血劳倦，以及外伤等病因引起风、火、痰、瘀，导致的以上扰清空或精亏血少、清窍失养为基本病机，以头晕、眼花为主要临床表现的一类病证。眩即眼花，晕是头晕，两者常同时并见，故统称为“眩晕”，其轻者闭目可止，重者如坐车船，旋转不定，不能站立，或伴有恶心、呕吐、汗出、面色苍白等症状。

西医学中的高血压、低血压、低血糖、贫血、梅尼埃病、脑动脉硬化、后循环缺血、神经衰弱等病，临床表现以眩晕为主要症状者，可参照本节辨证论治。

【病因病机】

1. 肝阳上亢

素体阳盛，加之恼怒过度，肝阳上亢，阳升风动，发为眩晕；或肾水不足，水不涵木，致肝阴不足，肝阳上亢，发为眩晕。

2. 饮食不节

饮食不节，损伤脾胃，脾胃虚弱，气血生化无源，清窍失养而作眩晕；或嗜酒肥甘，饥饱劳倦，伤于脾胃，健运失司，以致水谷不化精微，聚湿生痰，痰湿中阻，浊阴不降，引起眩晕。

3. 肾精不足

肾主藏精生髓，若先天不足，肾精不充，或者年老肾亏，或久病伤肾，或房劳过度，导致肾精亏虚，不能生髓，而脑为髓之海，髓海不足，上下俱虚，而发生眩晕。

4. 外伤、手术

头部外伤或手术后，气滞血瘀，痹阻清窍，发为眩晕。

【辨证论治】

眩晕多属本虚标实之证，肝肾阴虚、气血不足为本，风、火、痰、瘀为标。其病位虽在清窍，但与肝、脾、肾三脏功能失常关系密切。眩晕的治疗原则主要是补虚而泻实，调整阴阳。虚证以肾精亏虚、气血衰少居多，精虚者填精生髓、滋补肝肾，气血虚者宜益气养血、调补脾肾。实证则以潜阳、泻火、化痰、逐瘀为主要治法。临床上，各类眩晕可单独出现，或相互并见，须详察病情，才能正确辨证治疗。

一、肝阳上亢

症状：眩晕耳鸣，头痛且胀，遇劳、恼怒加重，肢麻震颤，失眠多梦，急躁易怒，舌红苔黄，脉弦。

治法：平肝潜阳，滋养肝肾。

方药；天麻钩藤饮加减。

方中天麻、钩藤、石决明平肝熄风；黄芩、栀子清肝泻火；益母草活血利水；牛膝引血下行，配合杜仲、桑寄生补益肝肾；茯神、夜交藤养血安神定志。若见阴虚较盛，舌红苔少，脉弦细数较为明显者，可选生地、麦冬、玄参、何首乌、生白芍等滋补肝肾之阴。若肝阳化火，肝火亢盛，表现为眩晕、头痛较甚，耳鸣、耳聋暴作，目赤，口苦，舌红苔黄燥，脉弦数，可选用龙胆草、丹皮、菊花、夏枯草等清肝泻火；便秘者可选加大黄、芒硝或当归龙荟丸以通腑泄热；眩晕剧烈，呕恶，手足麻木或肌肉瞤动者，有肝阳化风之势，尤其对中年以上者要注意是否有引发中风病的可能，应及时治疗，可加珍珠母、生龙骨、生牡蛎等镇肝熄风，必要时可加羚羊角以增强清热熄风之力。

二、痰浊上蒙

症状：眩晕，头重如蒙，视物旋转，胸闷作恶，呕吐痰涎，食少多寐，苔白腻，脉弦滑。

治法：燥湿祛痰，健脾和胃。

方药：半夏白术天麻汤加减。

方中二陈汤理气调中，燥湿祛痰；配白术补脾除湿，天麻养肝熄风；甘草、生姜、大枣健脾和胃，调和诸药。头晕头胀，多寐，苔腻者，加藿香、佩兰、石菖蒲等醒脾化湿开窍；呕吐频繁，加代赭石、竹茹和胃降逆止呕；脘闷、纳呆、腹胀者，加厚朴、白蔻仁、砂仁等理气化湿健脾；耳鸣、重听者，加葱白、郁金、石菖蒲等通阳开窍；痰浊郁而化热，痰火上犯清窍，表现为眩晕、头目胀痛、心烦口苦、渴不欲饮、苔黄腻、脉弦滑者，用黄连温胆汤清化痰热；若素体阳虚，痰从寒化，痰饮内停，上犯清窍者，用苓桂术甘汤合泽泻汤温化痰饮。

三、瘀血阻窍

症状：眩晕头痛，兼见健忘，失眠，心悸，精神不振，耳鸣耳聋，面唇紫黯，舌瘀点或瘀斑，脉弦涩或细涩。

治法：活血化瘀，通窍活络。

方药：通窍活血汤加减。

方中赤芍、川芎、桃仁、红花活血化瘀通络；麝香芳香走窜，开窍散结止痛，白葱散结通阳，二者共奏开窍通阳之功；黄酒辛窜，以助血行；大枣甘温益气，缓和药性，配合活血化瘀、通阳散结开窍之品，以防耗伤气血。全方共奏活血化瘀、通窍活络之功。若见神疲乏力，少气自汗等气虚证者，重用黄芪，以补气固表，益气行血；若兼有畏寒肢冷，感寒加重者，加附子、桂枝温经活血；若天气变化加重，或当风而发，可重用川芎，加防风、白芷、荆芥穗、天麻等理气祛风之品。

四、气血亏虚

症状：头晕目眩，动则加剧，遇劳则发，面色㿠白，爪甲不荣，神疲乏力，心悸少寐，纳差食少，便溏，舌淡苔薄白，脉细弱。

治法：补养气血，健运脾胃。

方药：归脾汤加减。

方中黄芪、人参、白术、当归健脾益气生血；龙眼肉、茯神、远志、酸枣仁养心安神；木香理气醒脾，使其补而不滞；甘草调和诸药。全方有补养气血，健运脾胃，养心安神之功效。若气虚卫阳不固，自汗时出，易于感冒，重用黄芪，加防风、浮小麦益气固表敛汗；脾虚湿盛，泄泻或便溏者，加薏苡仁、泽泻、炒扁豆、炒当归以健脾利水；气损及阳，兼见畏寒肢冷、腹中冷痛等阳虚症状，加桂枝、干姜温中散寒；血虚较甚，加熟地、阿胶、紫河车粉等养血补血，并重用参芪以补气生血；若中气不足，清阳不升，表现为时时眩晕、气短乏力、纳差神疲、便溏下坠、脉象无力者，用补中益气汤补中益气，升清降浊。

五、肝肾阴虚

症状：眩晕久发不已，视力减退，两目干涩，少寐健忘，心烦口干，耳鸣，神疲乏力，腰酸膝软，遗精，舌红苔薄，脉弦细。

治法：滋养肝肾，养阴填精。

方药：左归丸加减。

方中熟地、山萸肉、山药滋阴补肾；枸杞子、菟丝子补益肝肾，鹿角霜助肾气，三者生精补髓；牛膝强肾益精，引药入肾；龟板胶滋阴降火，补肾壮骨。全方共呈滋补肝肾、养阴填精之功效。若阴虚生内热，表现咽干口燥，五心烦热，潮热盗汗，舌红，脉弦细数者，可加鳖甲、知母、青蒿等滋阴清热；心肾不交，失眠、多梦、健忘者，加阿胶、鸡子黄、酸枣仁、柏子仁等交通心肾，养心安神；若水不涵木，肝阳上亢者，可加清肝、平肝、镇肝之品，如龙胆草、柴胡、天麻等。

【转归预后】

本病以肝肾阴虚、气血亏虚的虚证多见，一方面，阴虚无以制阳，或气虚则生痰酿湿等，可因虚致实，而转为本虚标实之证；另一方面，肝阳、肝火、痰浊、瘀血等实证日久，也可伤阴耗气，而转为虚实夹杂之证。中年以上因肝阳上扰、肝火上炎、瘀血阻窍而致眩晕者，多肾气渐衰，若肝肾之阴渐亏，而阳亢之势日甚，阴亏阳亢，阳化风动，血随气逆，挟痰挟火，上蒙清窍，横窜经络，可形成中风病，轻则致残，重则致命。

眩晕病情轻者，治疗护理得当，预后多属良好；病重经久不愈，发作频繁，持续时间较长，严重影响工作和生活者，则难以根治。

第十三节　中风

中风是正气亏虚，饮食、情志、劳倦内伤等引起气血逆乱，产生风、火、痰、瘀，导致的以脑脉痹阻或血溢脑脉之外为基本病机，以突然昏仆、半身不遂、口舌㖞斜、言语謇涩或不语、偏身麻木为主要临床表现的病证。根据脑髓神机受损程度的不同，有中经络、中脏腑之分，有相应的临床表现。本病多见于中老年人。四季皆可发病，但以冬春两季最为多见。

西医学中的脑血管病等出现中风表现者，均可参考本节辨证论治。

【病因病机】

1. 正气不足，风邪入中

正气不足，腠理不密，卫外不固，脉络空虚，风邪乘虚而入中经络，致气血痹阻，肌肤经脉失于濡养；或患者风痰素盛，外风引动痰湿流窜经络，而致口眼㖞斜、半身不遂等。

2. 劳倦内伤

烦劳过度，伤耗阴精，阴虚而火旺，或阴不制阳易使阳气偏亢，引动风阳，气血上冲，发为中风。

3. 饮食不节，痰湿阻络

过食肥甘醇酒，致使脾胃受伤，脾失运化，痰浊内生，郁久化热，痰热互结，上蒙清窍；或素体肝旺，克伐脾土，痰浊内生；或肝郁化火，灼津成痰，痰郁互结，窜扰经脉，发为本病。

4. 情志过极，气血逆乱

七情所伤，肝失条达，气机郁滞，血行不畅，瘀结脑脉；或暴怒伤肝，则肝阳暴涨，或心火暴盛，风火相煽，血随气逆，上冲犯脑而发本病。

综观本病，其病机有风（肝风、外风）、火（肝火、心火）、痰（风痰、湿痰）、气（气虚、气逆）、血（瘀血）、虚（阴虚、气虚）六端，此六端在一定条件下可相互影响、相互作用，在一定条件下，突然发病，致阴阳失调，气血逆乱，这是中风病常见的发病因素和病理机制。

【辨证论治】

临床上，根据病情的轻重、病位的深浅，将中风分为中经络与中脏腑两大类型。二者根本区别在于，中经络一般无神志改变，表现为不经昏仆而突然发生口眼㖞斜、言语不利、半身不遂；中脏腑则出现突然昏仆，不省人事，半身不遂，口舌㖞斜，舌强言謇或不语，偏身麻木，神识恍惚或迷蒙，并常遗留后遗症。中经络者，病位较浅，病情较轻；中脏腑者，病位较深，病情较重。

中风病急性期标实症状突出，急则治其标，治疗当以祛邪为主，常用平肝熄风、清化痰热、化痰通腑、活血通络、醒神开窍等治疗方法。在恢复期及后遗症期，多为虚实夹杂，邪实未清而正虚已现，治宜扶正祛邪，常用育阴熄风、益气活血等法。

一、中经络

（一）风痰瘀血，痹阻脉络

症状：半身不遂，口舌㖞斜，舌强言謇或不语，偏身麻木，头晕目眩，舌质黯淡，舌苔薄白或白腻，脉弦滑。

治法：活血化瘀，化痰通络。

方药：桃红四物汤合涤痰汤加减。

桃红四物汤活血化瘀通络；涤痰汤涤痰开窍。瘀血症状突出，舌质紫黯或有瘀斑，可加重桃仁、红花等药物剂量，以增强活血化瘀之力；舌苔黄腻，烦躁不安等有热象者，加黄芩、山栀以清热泻火；头晕、头痛，加菊花、夏枯草以平肝熄风；若大便不通，可加大黄通腑泄热凉血，大黄用量宜轻，以涤除痰热积滞为度，不可过量。本型也可选用现代经验方化痰通络汤，方中半夏、茯苓、白术健脾化湿；胆南星、天竺黄清化痰热；天麻平肝熄风；香附疏肝理气，调畅气机，助脾运化；丹参活血化瘀；大黄通腑泄热凉血。

（二）肝阳暴亢，风火上扰

症状：半身不遂，偏身麻木，舌强言謇或不语，或口舌㖞斜，眩晕头痛，面红目赤，口苦咽干，心烦易怒，尿赤便干，舌质红或红绛，脉弦有力。

治法：平肝熄风，清热活血，补益肝肾。

方药：天麻钩藤饮加减。

方中天麻、钩藤平肝熄风；生石决明镇肝潜阳；黄芩、栀子清热泻火；川牛膝引血下行；益母草活血利水；杜仲、桑寄生补益肝肾；夜交藤、茯神安神定志。伴头晕、头痛加菊花、桑叶，疏风清热；心烦易怒者，加丹皮、郁金凉血开郁；便干便秘者，加生大黄；若证见神识恍惚，迷蒙者，为风火上扰清窍，由中经络向中脏腑转化，可配合灌服牛黄清心丸或安宫牛黄丸以开窍醒神。

（三）痰热腑实，风痰上扰

症状：半身不遂，口舌㖞斜，言语謇涩或不语，偏身麻木，腹胀便干便秘，头晕目眩，咯痰或痰多，舌质黯红或暗淡，苔黄或黄腻，脉弦滑或偏瘫侧脉弦滑而大。

治法：通腑化痰。

方药：大承气汤加减。

方中生大黄荡涤肠胃，通腑泄热；芒硝咸寒软坚；枳实泄痞；厚朴宽满。可加瓜蒌、胆南星清热化痰；加丹参活血通络。热象明显者，加山栀、黄芩；年老体弱津亏者，加生地、麦冬、玄参。本型也可选用现代经验方星蒌承气汤，方中大黄、芒硝荡涤肠胃，通腑泄热；瓜蒌、胆南星清热化痰。

（四）肝肾阴虚，肝阳上亢

症状：半身不遂，口舌㖞斜，舌强言謇或不语，偏身麻木，烦躁失眠，眩晕耳鸣，手足心热，舌质红绛或黯红，苔少或无苔，脉细弦或细弦数。

治法：滋养肝肾，潜阳熄风。

方药：镇肝熄风汤加减。

方中怀牛膝补肝肾，并引血下行；龙骨、牡蛎、代赭石镇肝潜阳；龟板、白芍、玄参、天冬滋养阴液，以制亢阳；茵陈、麦芽、川楝子清泄肝阳，条达肝气；甘草、麦芽和胃调中。并可配以钩藤、菊花熄风清热。挟有痰热者，加天竺黄、竹沥、川贝母以清化痰热；心烦失眠者，加黄芩、栀子以清心除烦，加夜交藤、珍珠母以镇心安神；头痛重者，加生石决明、夏枯草以清肝熄风。

二、中腑脏

（一）闭证

1. 阳闭

症状：起病急骤，神昏或昏愦，半身不遂，鼻鼾痰鸣，肢体强痉拘急，项背身热，躁扰不宁，甚则手足厥冷，频繁抽搐，偶见呕血，舌质红绛，舌苔黄腻或干腻，脉弦滑数。

治法：清热化痰，醒神开窍。

方药：羚角钩藤汤配合灌服或鼻饲安宫牛黄丸。

方中羚羊角为清肝熄风主药；桑叶疏风清热；钩藤、菊花平肝熄风；生地清热凉血；白芍柔肝养血；川贝母、竹茹清热化痰；茯神养心安神；甘草调和诸药。安宫牛黄丸可辛凉透窍。若痰热内盛，喉间有痰声，可加服竹沥水以豁痰镇痉；肝火旺盛，面红目赤，脉弦有力者，可加龙胆草、栀子以清肝泻火；腑实热结，腹胀便秘，苔黄厚者，可加生大黄、枳实、芒硝以通腑导滞。

2. 阴闭

症状：素体阳虚，突发神昏，半身不遂，肢体松懈，瘫软不温，甚则四肢逆冷，面白唇黯，痰涎壅盛，舌质暗淡，舌苔白腻，脉沉滑或沉缓。

治法：温阳化痰，醒神开窍。

方药：涤痰汤配合灌服或鼻饲苏合香丸。

方中半夏、陈皮、茯苓健脾燥湿化痰；胆南星、竹茹清化痰热；石菖蒲化痰开窍；人参扶助正气。苏合香丸芳香化浊，开窍醒神。寒象明显，加桂枝温阳化饮；兼有风象者，加天麻、钩藤平肝熄风。

（二）脱证

症状：突然神昏或昏愦，肢体瘫软，手撒肢冷汗多，重则周身湿冷，二便失禁，舌痿，舌质紫黯，苔白腻，脉沉缓、沉微。

治法：益气回阳固脱。

方药：参附汤加减。

方中人参大补元气，附子温肾壮阳，二药合用以奏益气回阳固脱之功。汗出不止，加山萸肉、黄芪、龙骨、牡蛎以敛汗固脱；兼有瘀象者，加丹参。

三、后遗症

中风经过抢救后，神志逐渐清醒而进入恢复期和后遗症期。此时患者常有半身不遂，口眼㖞斜，或言语不利等后遗症。

（一）半身不遂

本型是由风痰阻络、气血亏虚、瘀阻脉络、气血不荣、肢体失养，导致肢废不能用。证见肢体偏枯不用，软弱无力，面色萎黄，或见肢体麻木，舌淡紫或有瘀斑，苔白，脉细涩或虚弱。治宜益气养血，祛瘀通络，方用补阳还五汤加味。若肝肾亏虚，以下肢瘫痪为主者，加杜仲、川断、牛膝、桑寄生等。

（二）口眼㖞斜

本型是由风痰阻络所致。证见口眼㖞斜，肌肤麻木不仁，口角流涎，舌淡苔白，脉浮弦滑。治宜祛风除痰通络，方用牵正散加减。

（三）言语不利

本证有虚实之不同。实证为风痰上阻，经络失和所致。证见舌强语謇，肢体麻木，脉弦滑。治宜祛风除痰，宣窍通络，方用解语丹加减。虚证为肝肾亏损，精气不能上承所致。证见舌喑失语，腰膝酸软，心悸气短，脉细弱。治宜补益肝肾，方用地黄饮子加减。

【转归预后】

中风病的病死率与病残率均高，其转归预后与体质的强弱、正气的盛衰、邪气的浅深、病情的轻重、治疗的正确及时与否、调养是否得当等关系密切。

中经络无神志障碍，而以半身不遂为主，病情轻者，3～5 日即可稳定并进入恢复期，半月左右可望痊愈；病情重者，如调治得当，约于 2 周后进入恢复期，预后较好。在做好一般护理的基础上，要根据各证候的病机特点重视辨证施护。但有少数中经络重症，可在 3～7 天内恶化，不仅偏瘫加重，甚至出现神志不清而成中脏腑之证。中脏腑者神志一直昏迷，一般预后不佳。中脏腑之闭证，经抢救治疗而神志转清，预后较好。如由闭证转为脱证，是病情恶化之象，尤其在出现呃逆、抽搐、戴阳、呕血、便血、四肢厥逆等变证时，预后更为恶劣。中风后遗症多属本虚标实，往往恢复较慢且难于完全恢复。若偏瘫肢体由松弛转为拘挛，伴舌强语謇，或时时抽搐，甚或神志失常，多属正气虚乏，邪气日盛，病势转重。若时有头痛、眩晕、肢体麻木，则有复中的危险，应注意预防。

第十四节　水肿

水肿是指因感受外邪，饮食失调，或劳倦过度等，而肺失宣降通调，脾失健运，肾失开合，膀胱气化失常，导致体内水液潴留，泛滥肌肤，以头面、眼睑、四肢、腹背，甚至全身浮肿为临床特征的一类病证。

西医学中的急慢性肾小球肾炎、肾病综合征、充血性心力衰竭及营养障碍等疾病出现的水肿，可参考本节进行辨证论治。

【病因病机】

1. 风邪外袭，肺失通调

风邪外袭，肺失宣降，不能通调水道输布津液，以致水液潴留体内，泛滥肌肤，发为水肿。

2. 水湿浸渍，脾气受困

久居湿地，或冒雨涉水，水湿之气内侵；或平素饮食不节，过食生冷，均可使脾为湿困，而失其运化之职，致水湿停聚不行，潴留体内，泛溢肌肤，发为水肿；水湿久蕴化热，湿热交蒸，致膀胱气化无权，导致水肿。

3. 饮食劳倦，损及脾脏

饮食失调，或劳倦过度，或久病伤脾，脾气受损，运化失司，水液代谢失常，引起水液潴留体内，泛滥肌肤，而成水肿。

4. 房劳久病，肾阳衰微

房劳过度，或久病伤肾，肾精内耗，久致肾阳虚衰，不能化气行水，遂使膀胱气化失常，开合不利，引起水液潴留体内，泛滥肌肤，而成水肿。

本病的病位在肺、脾、肾三脏，基本病机是肺失宣降通调，脾失转输，肾失开合，膀胱气化失常，导致体内水液潴留，泛滥肌肤。

【辨证论治】

临证时，应首辨阳水和阴水。

（1）阳水：多因感受风邪、水湿、疮毒、湿热诸邪，导致肺失宣降通调，脾失健运而成。起病较急，病程较短。其肿多先起于头面，由上至下，延及全身，按之凹陷即起，常兼见烦热口渴、小便赤涩、大便秘结等实证的表现。

（2）阴水：多由饮食劳倦、久病体虚等引起脾肾亏虚、气化不利所致。起病缓慢，多逐渐发生，或由阳水转化而来，病程较长。其肿多先起于下肢，由下而上，渐及全身，或腰以下肿甚，肿处皮肤松弛，按之凹陷不易恢复，甚则按之如泥，不烦渴，常兼见脾肾阳虚之证。

关于水肿的治疗，《黄帝内经·素问·汤液醪醴论篇》提出“开鬼门”“洁净府”“去菀陈莝”三条基本原则，张仲景在《金匮要略·水气病脉证并治》中提出：“诸有水者，腰以下肿，当利小便；腰以上肿，当发汗乃愈。”辩证地运用了发汗、利小便的两大基本治法，对如今临床仍具有重要的指导意义。

一、阳水

（一）风水泛滥

症状：浮肿起于眼睑，继则四肢及全身皆肿，甚者眼睑浮肿，眼合不能开，来势迅速，多有恶寒发热、肢节酸痛、小便短少等。偏于风热者，伴咽喉红肿疼痛，口渴，舌质红，脉浮滑数；偏于风寒者，兼恶寒无汗，头痛鼻塞，咳喘，舌苔薄白，脉浮滑或浮紧。如浮肿较甚，亦可见沉脉。

治法：疏风清热，宣肺行水。

方药：越婢加术汤加减。

方中麻黄宣散肺气，发汗解表，以去其在表之水气；生石膏解肌清热；白术、甘草、生姜、大枣健脾化湿。可酌加浮萍、茯苓、泽泻，以助宣肺利小便消肿之功。若属风热偏盛，可加连翘、桔梗、板蓝根、鲜白茅根以清热利咽，解毒散结，凉血止血；若风寒偏盛，去石膏，加苏叶、桂枝、防风，以助麻黄辛温解表之力；若咳喘较甚，可加杏仁、前胡，以降气定喘；若见汗出恶风，为卫气已虚，则用防己黄芪汤加减，以助卫解表；若表证渐解，身重而水肿不退者，可按水湿浸渍证论治。

（二）湿毒浸淫

症状：身发疮痍，甚则溃烂，或咽喉红肿，或乳蛾肿大疼痛，继则眼睑浮肿，延及全身，小便不利，恶风发热，舌质红，苔薄黄，脉浮数或滑数。

治法：宣肺解毒，利尿消肿。

方药：麻黄连翘赤小豆汤合五味消毒饮加减。

麻黄连翘赤小豆汤中麻黄、杏仁、桑白皮宣肺行水，连翘清热散结，赤小豆利水消肿；五味消毒饮以金银花、野菊花、蒲公英、紫花地丁、紫背天葵加强清解湿毒之力。若脓毒甚者，当重用蒲公英、紫花地丁；若湿盛糜烂而分泌物多者，加苦参、土茯苓、黄柏；若风盛而瘙痒者，加白鲜皮、地肤子；若血热而红肿，加丹皮、赤芍；若大便不通，加大黄、芒硝。

（三）水湿浸渍

症状：全身水肿，按之没指，小便短少，身体困重，胸闷腹胀，纳呆，泛恶，苔白腻，脉沉缓，起病较缓，病程较长。

治法：健脾化湿，通阳利水。

方药：胃苓汤合五皮饮加减。

胃苓汤以白术、茯苓健脾化湿，苍术、厚朴、陈皮健脾燥湿，猪苓、泽泻利尿消肿，肉桂温阳化气行水；五皮饮以桑白皮、陈皮、大腹皮、茯苓皮、生姜皮健脾化湿，行气利水。若上半身肿甚而喘，可加麻黄、杏仁、葶苈子宣肺泻水而平喘。

（四）湿热壅盛

症状：遍体浮肿，皮肤绷紧光亮，胸脘痞闷，烦热口渴，或口苦口黏，小便短赤，或大便干结，舌红，苔黄腻，脉滑数或沉数。

治法：分利湿热。

方药：疏凿饮子加减。

方中羌活、秦艽疏风解表，使在表之水从汗而解；大腹皮、茯苓皮、生姜协同羌活、秦艽以去肌肤之水；泽泻、木通、椒目、赤小豆，协同商陆、槟榔通利二便，使在里之水邪从下而走。若腹满不减，大便不通者，可合己椒苈黄丸，以助攻泻之力，使水从大便而泄；若证见尿痛、尿血，乃湿热之邪下注膀胱，伤及血络，可酌加凉血止血之品，如大小蓟、白茅根等；若肿势严重，兼见气粗喘满，倚息不得平卧，脉弦有力，系胸中有水，可用葶苈大枣泻肺汤合五苓散加杏仁、防己、木通，以泻肺行水，上下分消；若湿热久羁，化燥伤阴，证见口燥咽干、大便干结，可用猪苓汤以滋阴利水。

二、阴水

（一）脾阳虚衰

症状：身肿，腰以下为甚，按之凹陷不易恢复，脘腹胀闷，纳减便溏，食少，面色不华，神倦肢冷，小便短少，舌质淡，苔白腻或白滑，脉沉缓或沉弱。

治法：温阳健脾，化气利水。

方药：实脾饮加减。

方中干姜、附子、草果仁温阳散寒化气；白术、茯苓、炙甘草、生姜、大枣健脾益气；大腹皮、茯苓、木瓜利水去湿；木香、厚朴、大腹皮理气行水。水湿过盛，腹胀大，小便短少，可加苍术、桂枝、猪苓、泽泻，以增化气利水之力；若证见身倦气短，气虚甚者，可加生黄芪、人参以健脾益气。

（二）肾阳衰微

症状：面浮身肿，腰以下为甚，按之凹陷不起，心悸，气促，腰部冷痛酸重，尿量减少，四肢厥冷，怯寒神疲，面色㿠白或灰滞，舌质淡胖，苔白，脉沉细或沉迟无力。

治法：温肾助阳，化气行水。

方药：济生肾气丸合真武汤加减。

方中六味地黄丸以滋补肾阴；附子、肉桂温补肾阳，两药配合，则补水中之火，温肾中之阳气；白术、茯苓、泽泻、车前子通利小便；生姜温散水寒之气；白芍开阴结，利小便；牛膝引药下行，直趋下焦，强壮腰膝。若心悸，唇绀，脉虚或结或代，乃水邪上犯，心阳被遏，瘀血内阻，宜重用附子再加桂枝、炙甘草、丹参、泽兰，以温阳化瘀；若见喘促，呼多吸少，汗出，脉虚浮而数，是水邪凌肺，肾不纳气，宜重用人参、蛤蚧、五味子、山茱萸、牡蛎、龙骨，以防喘脱之变。

水肿日久，瘀血阻滞，其治疗常配合活血化瘀法，取血行水亦行之意，近代临床上常用益母草、泽兰、桃仁、红花等，实践证明可加强利尿效果。

【转归预后】

凡水肿病程较短者，只要及时治疗，合理调养，预后一般较好。若病程较长，反复发作，正虚邪恋，则缠绵难愈。若肿势较甚，证见唇黑，缺盆平，脐突、足下平，背平，或见心悸，唇绀，气急喘促不能平卧，甚至尿闭，下血，均属病情危重。如久病正气衰竭，浊邪上泛，出现口有秽味、恶心呕吐，肝风内动，出现头痛、抽搐等，预后多不良，每易出现脱证，应密切观察病情变化，及时处理。

第十五节　淋证

淋证是指小便频急，滴沥不尽，尿道涩痛，小腹拘急，或以痛引腰腹为主要临床表现的一类病证。临床中将淋证分为石淋、气淋、热淋、膏淋、劳淋五种。本证多由肾虚，膀胱湿热，气化失司，水道不利所致。

西医学的泌尿系感染、泌尿系结石、泌尿系肿瘤、乳糜尿等，当临床表现为淋证时，可参考本节内容辨证论治。

【病因病机】

1. 膀胱湿热

多食辛热肥甘之品，或嗜酒过度，酿成湿热，下注膀胱，或肝胆湿热下注皆可使湿热蕴结下焦，膀胱气化不利，发为热淋；若灼伤脉络，迫血妄行，血随尿出，则发为血淋；若湿热久蕴，煎熬尿液，日积月累，结成砂石，则发为石淋；若湿热蕴结，膀胱气化不利，不能分清别浊，脂液随小便而出，则发为膏淋。

2. 情志因素

恼怒伤肝，肝失疏泄，或情志不遂，致肝气郁结，膀胱气化不利，发为气淋。

3. 脾肾亏虚

久淋不愈，湿热耗伤正气，或劳累过度，房室不节，或年老、久病、体弱，皆可致脾肾亏虚。脾虚而中气不足，气虚下陷，则发为气淋；若肾虚而下元不固，肾失固摄，不能制约脂液，脂液下注随尿而出，则发为膏淋；若肾虚而阴虚火旺，火热灼伤脉络，血随尿出，则发为血淋；病久伤正，遇劳即发者，则为劳淋。

【辨证论治】

淋证虽有五淋之分，但临床上可归纳为虚、实两类。实则清利，虚则补益，是治疗淋证的基本原则。实证有膀胱湿热者，治宜清热利湿；有热邪灼伤血络者，治宜凉血止血；有砂石结聚者，治宜通淋排石；有气滞不利者，治宜利气疏导。虚证以脾虚为主者，治宜健脾益气；以肾虚为主者，治宜补虚益肾。

一、热淋

症状：小便频急短涩，尿道灼热刺痛，尿色黄赤，少腹拘急胀痛，或有寒热，口苦，呕恶，或腰痛拒按，或有大便秘结，苔黄腻，脉滑数。

治法：清热解毒，利湿通淋。

方药：八正散加减。

方中木通、扁蓄、瞿麦、滑石利尿通淋，大黄、山栀、甘草梢清热解毒。若大便秘结，腹胀者，可重用生大黄，并加枳实以通腑泄热；若腹满便溏，则去大黄；若伴见寒热往来，口苦，呕恶者，可合用小柴胡汤以和解少阳；若湿热伤阴者，去大黄，加生地、牛膝、白茅根以养阴清热；若小腹胀满，加乌药、川楝子行气止痛；若热毒弥漫三焦，入营入血，又当急则治标，用黄连解毒汤合五味消毒饮，以清热泻火解毒；若头身疼痛，恶寒发热，鼻塞流涕，有表证者，加柴胡、金银花、连翘等宣透热邪。

二、石淋

症状：尿中时夹砂石，小便艰涩，或排尿时突然中断，尿道窘迫疼痛，少腹拘急，或腰腹绞痛难忍，痛引少腹，连及外阴，尿中带血，舌红，苔薄黄。若病久砂石不去，可伴见面色少华，精神委顿，少气乏力，舌淡边有齿印，脉细而弱；或腰腹隐痛，手足心热，舌红苔少，脉细带数。

治法：清热利尿，通淋排石。

方药：石韦散加减。

方中石韦、冬葵子、瞿麦、滑石、车前子清热利尿，通淋排石。可加金钱草、海金沙、鸡内金等以加强排石消坚的作用。若腰腹绞痛者，可加芍药、甘草以缓急止痛；若见尿中带血，可加小蓟、生地、藕节以凉血止血；尿中有血条、血块者，加川牛膝、赤芍、血竭以活血祛瘀；若兼有发热，可加蒲公英、黄柏、大黄以清热泻火。石淋日久，虚实并见，当标本兼治，气血亏虚者，宜二神散合八珍汤；阴液耗伤者，宜六味地黄丸合石韦散；肾阳不足者，宜金匮肾气丸合石韦散。

三、气淋

症状：实证表现为小便涩痛，淋沥不已，小腹胀满疼痛，苔薄白，脉多沉弦；虚证表现为尿时涩滞，小腹坠胀，尿有余沥，面白不华，舌质淡，脉虚细无力。

治法：实证宜理气疏导，通淋利尿；虚证宜补中益气升阳。

方药：实证用沉香散；虚证用补中益气汤。

沉香散中沉香、橘皮利气；当归、白芍柔肝；甘草清热；石韦、冬葵子、滑石、王不留行利尿通淋。胸闷胁胀者，可加青皮、乌药、小茴香以疏肝理气；日久气滞血瘀者，可加红花、赤芍、川牛膝以活血化瘀。补中益气汤补中益气，以治中气不足、气虚下陷之气淋。若小便涩痛，服补益药后，反增小腹胀满，为兼湿热，可加车前草、白茅根、滑石以清热利湿；若兼血虚肾亏者，可用八珍汤倍茯苓加杜仲、枸杞、怀牛膝，以益气养血，脾肾双补。

四、血淋

症状：实证表现为小便热涩刺痛，尿色深红，或夹有血块，疼痛满急加剧，或见心烦，舌苔黄，脉滑数；虚证表现为尿色淡红，尿痛涩滞不明显，腰酸膝软，神疲乏力，舌淡红，脉细数。

治法：实证宜清热通淋，凉血止血；虚证宜滋阴清热，补虚止血。

方药：实证用小蓟饮子；虚证用知柏地黄丸。

小蓟饮子方中小蓟、生地、蒲黄、藕节清热凉血止血；木通、淡竹叶通淋利小便，降心火；栀子清三焦之湿热；滑石利尿通淋；当归引血归经；生甘草梢泻火而能达茎中以止痛。若热重出血多者，可加黄芩、白茅根，重用生地；若血多痛甚者，可另服参三七、琥珀粉，以化瘀通淋止血。知柏地黄丸滋阴清热，以治血淋虚证，亦可加旱莲草、阿胶、小蓟、地榆等以补虚止血。

五、膏淋

症状：实证表现为小便浑浊如米泔水，置之沉淀如絮状，上有浮油如脂，或夹有凝块，或混有血液，尿道热涩疼痛，舌红，苔黄腻，脉濡数；虚证表现为病久不已，反复发作，淋出如脂，小便涩痛反见减轻，但形体日渐消瘦，头昏无力，腰酸膝软，舌淡，苔腻，脉细弱无力。

治法：实证宜清热利湿，分清泄浊；虚证宜补虚固涩。

方药：实证用程氏萆薢分清饮；虚证用膏淋汤。

程氏萆薢分清饮中萆薢、菖蒲清利湿浊；黄柏、车前子清热利湿；白术、茯苓健脾除湿；莲子心、丹参清心活血通络，使清浊分，湿热去，络脉通，脂液重归其道。可加土茯苓、泽泻以加强清热利湿，分清泄浊之力；若小腹胀，尿涩不畅者，加乌药、青皮；小便夹血者，加小蓟、蒲黄、藕节、白茅根。膏淋汤中党参、山药补脾；地黄、芡实滋肾；白芍养阴；龙骨、牡蛎固摄脂液。若脾肾两虚，中气下陷，肾失固涩者，可用补中益气汤合七味都气丸益气升陷，滋肾固涩。

六、劳淋

症状：小便不甚赤涩，但淋沥不已，时作时止，遇劳即发，腰酸膝软，神疲乏力，舌质淡，脉细弱。

治法：健脾益肾。

方药：无比山药丸加减。

方中山药、茯苓、泽泻健脾利湿；熟地、山茱萸、巴戟天、菟丝子、杜仲、牛膝、五味子、肉苁蓉、赤石脂益肾固涩。若脾虚气陷，证见小腹坠胀，小便点滴而出者，可与补中益气汤同用，以益气升陷；若肾阴亏虚，证见面色潮红，五心烦热，舌红苔少，脉细数者，可与知柏地黄丸同用，以滋阴降火；若肾阳虚衰，证见面色少华，畏寒怯冷，四肢欠温，舌淡，苔薄白，脉沉细者，可合右归丸以温补肾阳。

【转归预后】

各种淋证之间，在转归上存在着一定的关系。首先是不同淋证之间和某些淋证本身的虚实之间可相互转化。如实证的热淋、血淋、气淋失治误治，邪伤正气，可以转化为虚证的劳淋；反之，虚证的劳淋，复感于邪或七情再伤，也可转化为实证或虚实并见的热淋、血淋、气淋。而当湿热未尽，正气已伤，处于实证向虚证的移行阶段，则表现为虚实并见的证候。又如气淋、血淋、膏淋等淋证本身，都可由实证向虚证或由虚证向实证转化。而石淋由实转虚时，由于砂石未去，则表现为正虚邪实之证。其次是某些淋证间的相互转化或同时兼见，如热淋可转为血淋，血淋也可诱发热淋。又如热淋若热伤血络，可兼血淋；在石淋的基础上，若石动损伤血络，也可兼见血淋；石淋再感湿热之邪，又可兼见热淋；或膏淋并发热淋、血淋等。认识淋证的各种转化关系，对临床灵活运用辨证论治，有实际指导意义。淋证久病不愈，可发展成癃闭和关格。

淋证的预后，往往与其类型和病情轻重有关，一般说来，淋证初起多较易治愈，但少数热淋、血淋有时可发生湿热弥漫三焦，热毒陷入营血，出现高热、神昏、谵语等危重证候。

第十六节　遗精

遗精是指由脾肾亏虚、精关不固，或火旺湿热、扰动精室所致的以不因性生活而精液频繁遗泄为临床特征的病证。凡成年未婚男子，或婚后夫妻分居，长期无性生活者，一月遗精 1～2 次属生理现象。如遗精次数过多，每周 2 次以上，或清醒时流精，并有头昏、精神萎靡、腰腿酸软、失眠等症则属病态。

西医学中神经衰弱、前列腺炎、精囊炎等引起的遗精，可参考本节辨证论治。

【病因病机】

1. 阴虚火旺

劳心过度，心阴暗耗，心火偏亢，心火不能下交于肾，肾水不能上济于心，心肾不交，水亏火旺，扰动精室，发为遗精。

2. 湿热痰火下注

饮食不节，醇酒厚味，损伤脾胃，酿湿生热，或蕴痰化火，湿热痰火流注于下；或湿热之邪侵袭下焦，湿热痰火扰动精室，发为遗精。

3. 肾虚不固

先天不足，禀赋素亏；或青年早婚，房室过度；或肾阴虚者，相火偏旺，封藏失职，导致肾精亏虚，下元虚惫，精关不固，而致遗精。

【辨证论治】

1. 审察脏腑

“有梦为心病，无梦为肾病”，故一般认为，用心过度，或杂念妄想，君相火旺，因梦而引起的遗精多为心病；禀赋不足，房劳太过，无梦而遗的多为肾病。证见失眠多梦，心悸心烦者，多为心病；证见腰酸膝软，眩晕耳鸣者，多为肾病。但各有例外，临床还必须结合患者的健康情况、发病的新久及脉证的表现等，才能正确辨证。

2. 分清虚实

临证时应首先分清虚实。初起以实证为多，日久以虚证为多。实证以君相火旺，湿热痰火下注，扰动精室者为主；虚证则以肾虚不固，劳伤心脾者为主。实证以清泄为主，虚证以补涩为主。

一、君相火旺

症状：少寐多梦，梦中遗精，伴有心中烦热，头晕目眩，精神不振，倦怠乏力，心悸不宁，善恐健忘，口干，小便短赤，舌质红，脉细数。

治法：清心安神，滋阴清热。

方药：黄连清心饮合三才封髓丹加减。

心火独亢而梦遗者，用黄连清心饮。方中黄连清心泻火；生地滋阴清热；当归、枣仁和血安神；茯神、远志宁神养心；人参、甘草益气和中；莲子补益心脾，收摄肾气。本证可加山栀子、竹叶以助原方清心之力；可加少量肉桂以引火归元。相火妄动，水不济火者，用三才封髓丹。方中天冬、熟地滋肾养阴；人参、甘草宁心益气；黄柏清热泻火以坚阴；砂仁行滞悦脾以顾护中焦。若久遗伤肾，阴虚火旺明显者，可用知柏地黄丸或大补阴丸以滋阴泻火。

二、湿热下注

症状：遗精频作，或有梦或无梦，或尿时有少量精液外流，小便热赤浑浊，或尿涩不爽，口苦或渴，心烦少寐，口舌生疮，大便溏臭，或见脘腹痞闷，恶心，苔黄腻，脉濡数。

治法：清热利湿。

方药：程氏萆薢分清饮加减。

方中萆薢、黄柏、茯苓、车前子清热利湿；莲子心、丹参、菖蒲清心安神；白术健脾利湿。若饮食不节，醇酒厚味损伤脾胃，酿痰化热，宜清热化痰，可用苍白二陈汤加黄柏；若湿热流注肝之经脉者，宜苦泄厥阴，用龙胆泻肝汤清热利湿；精中带血，又称血精，可加白茅根、炒蒲黄等清热凉血止血；若患者尿时不爽，少腹及阴部作胀不适，为病久夹有瘀热之征，可加虎杖、败酱草、赤芍、川牛膝等以化瘀清热。

三、劳伤心脾

症状：劳累则遗精，心悸不宁，失眠健忘，面色萎黄，四肢困倦，食少便溏，舌淡，苔薄白，脉细弱。

治法：调补心脾，益气摄精。

方药：妙香散加减。

方中人参、黄芪益气以生精，山药、茯苓益气健脾，远志、辰砂清心安神，木香理气，桔梗升清，麝香开窍，使气充神守，遗精自愈。若中气不升，可加升麻、柴胡，或改用补中益气汤以升提中气。

四、肾虚不固

症状：梦遗频作，甚至滑精，腰酸膝软，咽干，心烦，眩晕耳鸣，健忘失眠，低热颧赤，形瘦盗汗，发落齿摇，舌红苔少，脉细数。遗久滑精者，可兼见形寒肢冷，阳痿早泄，精冷，夜尿多或尿少浮肿，尿色清，或余沥不尽，面色㿠白或枯槁无华，舌淡嫩有齿痕，苔白滑，脉沉细。

治法：补肾益精，固涩止遗。

方药：左归饮合金锁固精丸、水陆二仙丹加减。

左归饮中熟地、山茱萸、枸杞子补肾益精；山药、茯苓、甘草健脾益气，补后天以补先天。若腰酸膝软者，可用左归丸；若阴损及阳，肾中阴阳俱虚者，治当阴中求阳，则用右归丸。右归丸中熟地、山药、山茱萸、枸杞子、当归补养精血；菟丝子、杜仲壮腰摄精；鹿角胶、肉桂、附子温补肾阳。

金锁固精丸、水陆二仙丹功在补肾固涩止遗。方中沙苑蒺藜补肾益精；芡实、莲须、金樱子、龙骨、牡蛎固涩止遗；莲子肉补脾。与左归饮或右归丸同用，有标本兼治之效。

若本证由心肾不交发展而来，在补益肾精时，还应佐以宁心安神之法，可选用桑螵蛸散加减；若由湿热下注发展而来，仍应泄热分利，并补益肾精，不宜过早施以固涩，以免留邪为患。

【转归预后】

遗精初起，一般以实证多见，日久不愈，可逐渐转变为虚证。在病理演变过程中，还可出现虚实并见之证。阴虚者可兼火旺，肾虚者可兼有湿热痰火。精属阴液，故开始多以伤及肾阴为主，因精与气互生，阴与阳互根，所以病久往往表现为肾气虚弱，甚则肾阳衰惫。因此，遗精日久，可兼见早泄，或导致阳痿。遗精预后较佳，但若调摄不当，或失治，也可致使久延不愈，甚至发展成虚劳。

第十七节　郁证

郁证是由情志不舒、气机郁滞所致，以心情抑郁、情绪不宁、胸部满闷、胸胁胀痛，或易怒易哭，或咽中如有异物梗塞等为主要临床表现的一类病证。根据成因及临床表现，郁证可分为气郁、火郁、血郁、湿郁、痰郁、食郁等。

西医学中的神经衰弱、更年期综合征、焦虑症、反应性精神病等疾病出现郁证的临床表现时，可参考本节辨证论治。

【病因病机】

1. 忧思郁怒，肝气郁结

忧思郁怒等精神因素，可使肝失条达，气机不畅，以致肝气郁结而成气郁；若气郁日久化火，而形成火郁；气滞则血行不畅，致血脉瘀阻，形成血郁。

2. 忧愁思虑，脾失健运

忧愁思虑，耗伤脾气，或肝气郁结之后横逆侮脾，致脾失健运，食积不消，则形成食郁；若不能运化水湿，水湿内停，则形成湿郁；水湿内聚，凝为痰浊，则形成痰郁。脾气受损，饮食减少，气血生化乏源，则可导致心脾两虚。

3. 情志过极，心失所养

情志不遂、忧愁悲哀等精神因素，损伤心脾，神失所藏，导致心神不安，情志不宁。

【辨证论治】

理气开郁、调畅气机、怡情易性是治疗郁证的基本原则。临证当首辨虚实，气郁、血郁、火郁、食郁、痰郁均属实，而心、脾、肝的气血或阴精亏虚所导致的证候则属虚。对于实证，首当理气开郁，并应根据是否兼有血瘀、痰结、湿滞、食积等而分别采用活血、降火、祛痰、化湿、消食等法。虚证则应根据损及的脏腑及气血阴精亏虚的不同情况而补之，或养心安神，或补益心脾，或滋养肝肾。对于虚实夹杂者，则又当视虚实的偏重而虚实兼顾。

除药物治疗外，精神治疗对郁证有极为重要的作用。解除致病原因，使患者正确认识和对待自己的疾病，增强治愈疾病的信心，可以促进郁证好转、痊愈。

一、肝气郁结

症状：精神抑郁，情绪不宁，胸部满闷，胁肋胀痛，痛无定处，脘闷嗳气，不思饮食，大便不调，苔薄腻，脉弦。

治法：疏肝解郁，理气畅中。

方药：柴胡疏肝散加减。

本方由四逆散加川芎、香附、陈皮而成。方中柴胡、香附、枳壳、陈皮疏肝解郁，理气畅中；川芎、芍药、甘草活血定痛，柔肝缓急。胁肋胀满疼痛较甚者，可加郁金、青皮、佛手疏肝理气；兼有血瘀而见胸胁刺痛，舌质有瘀点、瘀斑，可加当归、丹参、郁金、红花活血化瘀。

二、气郁化火

症状：性情急躁易怒，胸胁胀满，口苦而干，或头痛、目赤、耳鸣，或嘈杂吞酸，大便秘结，舌质红，苔黄，脉弦数。

治法：疏肝解郁，清肝泻火。

方药：丹栀逍遥散加减。

本方以逍遥散疏肝调脾，加入丹皮、栀子清肝泻火。热势较甚，口苦、大便秘结者，可加龙胆草、大黄通腑泄热；肝火犯胃而见胁肋疼痛、口苦、嘈杂吞酸、嗳气、呕吐者，可加黄连、吴茱萸清肝泻火，降逆止呕；热盛伤阴，而见舌红苔少、脉细数者，可去原方中温燥之当归、白术、生姜，酌加生地、麦冬、山药以滋阴健脾。

三、血行郁滞

症状：精神抑郁，性情急躁，头痛，失眠，健忘，或胸胁疼痛，或身体某部有发冷或发热感，舌质紫黯，或有瘀点、瘀斑，脉弦或涩。

治法：活血化瘀，理气解郁。

方药：血府逐瘀汤加减。

本方由四逆散合桃红四物汤加味而成。四逆散疏肝解郁，桃红四物汤活血化瘀而兼有养血作用，配伍桔梗、牛膝理气活血，调和升降。

四、痰气郁结

症状：精神抑郁，胸部闷塞，胁肋胀满，咽中如有物梗塞，吞之不下，咯之不出，苔白腻，脉弦滑。

本证亦即《金匮要略·妇人杂病脉证并治》所说“妇人咽中如有炙脔，半夏厚朴汤主之”之证。《医宗金鉴·诸气治法》将本证称为“梅核气”。

治法：行气开郁，化痰散结。

方药：半夏厚朴汤加减。

方中厚朴、紫苏理气宽胸，开郁畅中；半夏、茯苓、生姜化痰散结，和胃降逆，合用有辛香散结、行气开郁、降逆化痰的作用。湿郁气滞而兼胸痞闷、嗳气、苔腻者，加香附、佛手、苍术理气除湿；痰郁化热而见烦躁、舌红苔黄者，加竹茹、瓜蒌、黄芩、黄连清化痰热；病久入络而有瘀血征象，胸胁刺痛，舌质紫黯或有瘀点、瘀斑，脉涩者，加郁金、丹参、降香、姜黄活血化瘀。

五、心神失养

症状：精神恍惚，心神不宁，多疑易惊，悲忧善哭，喜怒无常，或时时欠伸，或手舞足蹈，骂詈喊叫，舌质淡，脉弦。

多见于女性，常因精神刺激而诱发。临床表现多种多样，但同一患者每次发作多为同样几种症状的重复。《金匮要略·妇人杂病脉证并治》将此种证候称为“脏躁”。

治法：甘润缓急，养心安神。

方药：甘麦大枣汤加减。

方中甘草甘润缓急；小麦味甘微寒，补益心气；大枣益脾养血。血虚生风而见手足蠕动或抽搐者，加当归、生地、珍珠母、钩藤养血熄风；躁扰、失眠者，加酸枣仁、柏子仁、茯神、制首乌等养心安神；喘促气逆者，可合五磨饮子开郁散结，理气降逆。

心神惑乱可出现多种多样的临床表现。在发作时，可根据具体病情选用适当的穴位进行针刺治疗，并结合语言暗示、诱导，对于控制发作、解除症状，常能收到良好效果。一般病例可针刺内关穴、神门穴、后溪穴、三阴交穴等穴位；伴上肢抽动者，配曲池穴、合谷穴；伴下肢抽动者，配阳陵泉穴、昆仑穴；伴喘促气急者，配膻中穴。

六、心脾两虚

症状：多思善疑，头晕神疲，心悸胆怯，失眠，健忘，纳差，面色不华，舌质淡，苔薄白，脉细。

治法：健脾养心，补益气血。

方药：归脾汤加减。

方中党参、茯苓、白术、甘草、黄芪、当归、龙眼肉等益气健脾生血；酸枣仁、远志、茯苓养心安神；木香理气，使整个处方补而不滞。心胸郁闷，情志不舒者，加郁金、佛手理气开郁；头痛者，加川芎、白芷活血祛风而止痛。

七、心阴亏虚

症状：情绪不宁，心悸，健忘，失眠，多梦，五心烦热，盗汗，口咽干燥，舌红津少，脉细数。

治法：滋阴养血，补心安神。

方药：天王补心丹加减。

方中以地黄、天冬、麦冬、玄参滋补心阴；人参、茯苓、五味子、当归益气养血；柏子仁、酸枣仁、远志、丹参养心安神。心肾不交而见心烦失眠，多梦遗精者，可合交泰丸交通心肾；遗精较频者，可加芡实、莲须、金樱子补肾固涩。

【转归预后】

郁证的预后一般良好。针对具体情况，解除情志致病的原因，对本病的预后有重要的作用。而受到刺激后，病情常有反复或波动，易使病情延长。病程较短，且情志致病的原因可以解除者，通常都可以治愈；病程较长，且情志致病的原因未能解除者，往往需要较长时间的治疗，才能收到比较满意的效果。

第十八节　血证

凡由多种原因引起火热熏灼或气虚不摄，致使血液不循常道，或上溢于口鼻诸窍，或下泄于前后二阴，或渗出于肌肤所形成的疾患，统称为血证。血证的范围相当广泛，凡以出血为主要临床表现的内科病证，均属本证的范围。本节讨论内科常见的鼻衄、齿衄、咯血、吐血、便血、尿血、紫斑等血证。

西医学中多种急慢性疾病所引起的出血，包括呼吸、消化、泌尿系统疾病有出血症状者，以及造血系统病变所引起的出血性疾病，均可参考本节辨证论治。

【病因病机】

1. 感受外邪

外邪侵袭、损伤脉络而引起出血，其中以感受热邪及湿热所致者为多。如风、热、燥邪损伤上部脉络，则引起衄血、咯血、吐血；热邪或湿热损伤下部脉络，则引起尿血、便血。

2. 情志过极

情志过极忧思恼怒过度，肝气郁结化火，肝火上逆犯肺，则引起衄血、咯血；肝火横逆犯胃，则引起吐血。

3. 饮食不节

饮酒过多及过食辛辣厚味，或滋生湿热，热伤脉络，引起衄血、吐血、便血；或损伤脾胃，脾胃虚衰，血失统摄，而引起吐血、便血。

4. 劳倦体虚

劳倦过度心主神明，神劳伤心；脾主肌肉，体劳伤脾；肾主藏精，房劳伤肾。劳倦过度会导致心、脾、肾之气阴受损。若损伤于气，则气虚不能摄血，以致血液外溢而形成衄血、吐血、便血、紫斑；若损伤于阴，则阴盛火旺，迫血妄行而致衄血、尿血、紫斑。

5. 久病或热病

火热损伤血络，热迫血妄行而致出血。热有虚热和实热之别。实热可由外感邪热，内蕴积热，气郁化火，心肝火旺所致；虚热多由久病热病伤阴，或七情劳欲，阴血暗耗，阴虚火亢，虚火妄动，损伤络脉而出血。

【辨证论治】

一、鼻衄

鼻腔出血，称为鼻衄。它是血证中最常见的一种。鼻衄多由火热迫血妄行所致，其中肺热、胃热、肝火为常见。另有少数患者，可由正气亏虚、血失统摄引起。

（一）热邪犯肺

症状：鼻燥衄血，口干咽燥，或兼有身热、咳嗽痰少，舌质红，苔薄，脉数。

治法：清泻肺热，凉血止血。

方药：桑菊饮加减。

方中桑叶、菊花、薄荷、连翘辛凉轻透，宣散风热；桔梗、杏仁、甘草宣降肺气，利咽止咳；芦根清热生津。可加丹皮、茅根、旱莲草、侧柏叶凉血止血。肺热盛而无表证者，去薄荷、桔梗，加黄芩、栀子清泻肺热；阴伤较甚，口、鼻、咽干燥显著者，加玄参、麦冬、生地养阴润肺。

（二）胃热炽盛

症状：鼻衄，或兼齿衄，血色鲜红，口渴欲饮，鼻干，口干臭秽，烦躁，便秘，舌红，苔黄，脉数。

治法：清胃泻火，凉血止血。

方药：玉女煎加减。

方中石膏、知母清胃泻火；地黄、麦冬养阴清热；牛膝引血下行，共奏泻火养阴，凉血止血的功效。热势甚者，加山栀、丹皮、黄芩清热泻火；大便秘结者，加生大黄通腑泄热；阴伤较甚，口渴、舌红苔少、脉细数者，加天花粉、石斛、玉竹养胃生津。

（三）肝火上炎

症状：鼻衄，头痛，目眩，耳鸣，烦躁易怒，面目红赤，口苦，舌红，脉弦数。

治法：清肝胃火，凉血止血。

方药：龙胆泻肝汤加减。

方中龙胆草、柴胡、栀子、黄芩清肝泻火；木通、泽泻、车前子清利湿热；生地、当归、甘草滋阴养血，使泻中有补，清中有养。可酌加白茅根、蒲黄、大蓟、小蓟、藕节等凉血止血。若阴液亏耗，口鼻干燥，舌红津少，脉细数者，可去车前子、泽泻、当归，酌加玄参、麦冬、女贞子、旱莲草养阴清热。

二、齿衄

血自牙龈、齿缝间溢出，并排除外伤所致者，称为齿衄。多由胃火炽盛或阴虚火旺所致。

（一）胃火炽盛

症状：齿衄血色鲜红，齿龈红肿疼痛，头痛，口臭，舌红，苔黄，脉洪数。

治法：清胃泻火，凉血止血。

方药：加味清胃散合泻心汤加减。

加味清胃散中，生地、丹皮、水牛角清热凉血，黄连、连翘清热泻火，当归、甘草养血和中，合用泻心汤以增强其清热泻火的作用。可加用白茅根、大蓟、小蓟、藕节等凉血止血。烦热口渴者，加石膏、知母清热除烦。

（二）阴虚火旺

症状：齿衄，血色淡红，起病较缓，常因受热及烦劳而诱发，齿摇不坚，舌质红，苔少，脉细数。

治法：滋阴降火，凉血止血。

方药：六味地黄丸合茜根散加减。

六味地黄丸养阴补肾，滋阴降火；茜根散滋阴养血，凉血止血。二方合用，互为补充，适用于肾阴亏虚，虚火上炎之齿衄。虚火较甚而见低热、手足心热者，加地骨皮、白薇、知母清退虚热。

三、咯血

血由肺及气管外溢，经口而咯出，表现为痰中带血，或痰血相兼，或纯血鲜红，间夹泡沫，均称为咯血，亦称为咯血或嗽血。

（一）燥热伤肺

症状：喉痒咳嗽，痰中带血，口干鼻燥，或有身热，舌质红，津少，苔薄黄，脉数。

治法：清热润肺，宁络止血。

方药：桑杏汤加减。

方中桑叶、栀子、淡豆豉清宣肺热；沙参、梨皮养阴清热；贝母、杏仁肃肺止咳。兼见发热，头痛，咳嗽，咽痛等症，加金银花、连翘、牛蒡子，以辛凉解表，清热利咽；津伤较甚，而见干咳无痰，或痰黏不易咯出，舌红苔少津乏者，可加麦冬、玄参、天冬、天花粉等养阴润燥。

（二）肝火犯肺

症状：咳嗽阵作，痰中带血或纯血鲜红，胸胁胀痛，烦躁易怒，口苦，舌质红，苔薄黄，脉弦数。

治法：清肝泻火，凉血止血。

方药：泻白散合黛蛤散加减。

方中桑白皮、地骨皮清泻肺热；海蛤壳、甘草清肺化痰；青黛清肝凉血。肝火较甚，头晕目赤，心烦易怒者，加丹皮、栀子、黄芩清肝泻火；若咯血量较多，纯血鲜红，可用犀角地黄汤加三七粉冲服，以清热泻火，凉血止血。

（三）阴虚肺热

症状：咳嗽痰少，痰中带血或反复咯血，血色鲜红，口干咽燥，颧红，潮热盗汗，舌质红，脉细数。

治法：滋阴润肺，宁络止血。

方药：百合固金汤加减。

方中百合、麦冬、玄参、生地、熟地滋阴清热，养阴生津；当归、白芍柔润养血；贝母、甘草肃肺化痰止咳。可加用白及、藕节、白茅根、茜草等止血，或合十灰散凉血止血。反复咯血及咯血量多者，加阿胶、三七养血止血；潮热、颧红者，加青蒿、鳖甲、地骨皮、白薇等清退虚热；盗汗者，加糯稻根、浮小麦、五味子、牡蛎等收敛固涩。

四、吐血

吐血指血由胃部呕吐而出，血色红或紫黯，常夹有食物残渣，往往伴见黑便，亦称为呕血。

（一）胃热壅盛

症状：脘腹胀闷，甚则作痛，吐血色红或紫黯，常夹有食物残渣，口臭，便秘，大便色黑，舌质红，苔黄腻，脉滑数。

治法：清胃泻火，化瘀止血。

方药：泻心汤合十灰散加减。

方中黄芩、黄连、大黄苦寒泻火；大蓟、小蓟、侧柏叶、茜草根、白茅根清热凉血止血；棕榈炭收敛止血；丹皮、栀子清热凉血；大黄通腑泄热；且大蓟、小蓟、茜草根、大黄、丹皮等药均兼有活血化瘀的作用，故全方具有止血而不留瘀的优点。胃气上逆而见恶心呕吐者，可加代赭石、竹茹、旋覆花和胃降逆；热伤胃阴而表现口渴、舌红而干、脉象细数者，加麦冬、石斛、天花粉养胃生津。

（二）肝火犯胃

症状：吐血色红或紫黯，口苦胁痛，心烦易怒，寐少梦多，舌质红绛，脉弦数。

治法：泻肝清胃，凉血止血。

方药：龙胆泻肝汤加减。

本方具有清肝泻火的功效，可加用白茅根、藕节、旱莲草、茜草，或合用十灰散，以加强凉血止血的作用。胁痛甚者，加郁金、制香附理气活络定痛。

（三）气虚血溢

症状：吐血缠绵不止，时轻时重，血色暗淡，神疲乏力，心悸气短，面色苍白，舌质淡，脉细弱。

治法：健脾养心，益气摄血。

方药：归脾汤加减。

可酌加仙鹤草、白及、乌贼骨、炮姜炭等以温经固涩止血。若气损及阳，脾胃虚寒，证见肤冷、畏寒、便溏者，治宜温经摄血，可改用柏叶汤。

五、便血

便血系胃肠脉络受损，出现血液随大便而下，或以大便呈柏油样为主要临床表现的病证。

（一）肠道湿热

症状：便血色红，大便不畅或稀溏，或有腹痛，口苦，舌质红，苔黄腻，脉濡数。

治法：清化湿热，凉血止血。

方药：地榆散合槐角丸加减。

地榆散以地榆、茜草凉血止血；栀子、黄芩、黄连清热燥湿，泻火解毒；茯苓淡渗利湿。槐角丸以槐角、地榆凉血止血；黄芩清热燥湿；防风、枳壳、当归疏风理气活血。若便血日久，湿热未尽而营阴已亏，应清热除湿与补益阴血双管齐下，以虚实兼顾，扶正祛邪，可选用清脏汤或脏连丸。

（二）气虚不摄

症状：便血色红或紫黯，食少，体倦，面色萎黄，心悸，少寐，舌质淡，脉细。

治法：益气摄血。

方药；归脾汤加减。

可酌加槐花、地榆、白及、仙鹤草，以增强止血作用。

（三）脾胃虚寒

症状：便血紫黯，甚则黑色，腹部隐痛，喜热饮，面色不华，神倦懒言，便溏，舌质淡，脉细。

治法：健脾温中，养血止血。

方药：黄土汤加减。

方中灶心土温中止血；白术、附子、甘草温中健脾；地黄、阿胶养血止血；黄芩苦寒坚阴，起反佐作用。可加白及、乌贼骨收敛止血，三七、花蕊石活血止血。阳虚较甚，畏寒肢冷者，可加鹿角霜、炮姜、艾叶等温阳止血。

六、尿血

小便中混有血液，甚或伴有血块的病证，称为尿血。随出血量多少的不同，而使小便呈淡红色、鲜红色，或茶褐色。

（一）下焦湿热

症状：小便黄赤灼热，尿血鲜红，心烦口渴，面赤口疮，夜寐不安，舌质红，脉数。

治法：清热泻火，凉血止血。

方药：小蓟饮子加减。

方中小蓟、生地、藕节、蒲黄凉血止血；栀子、木通、竹叶清热泻火；滑石、甘草利水清热，导热下行；当归养血活血，共奏清热泻火、凉血止血之功。热盛而心烦口渴者，加黄芩、天花粉清热生津；尿血较甚者，加槐花、白茅根凉血止血；尿中夹有血块者，加桃仁、红花、牛膝活血化瘀。

（二）肾虚火旺

症状：小便短赤带血，头晕耳鸣，神疲，颧红潮热，腰膝酸饮，舌质红，脉细数。

治法：滋阴降火，凉血止血。

方药：知柏地黄丸。

方中六味地黄丸滋补肾阴；知母、黄柏滋阴降火。可酌加旱莲草、大蓟、小蓟、藕节、蒲黄等凉血止血。颧红潮热者，加地骨皮、白薇清退虚热。

（三）脾不统血

症状：久病尿血，甚或兼见齿衄、肌衄，食少，体倦乏力，气短声低，面色不华，舌质淡，脉细弱。

治法：补脾摄血。

方药：归脾汤加减。

可加熟地、阿胶、仙鹤草、槐花等养血止血。气虚下陷而且少腹坠胀者，可加升麻、柴胡，配合原方中的党参、黄芪、白术，以起到益气升阳的作用。

（四）肾气不固

症状：久病尿血，血色淡红，头晕耳鸣，精神困惫，腰脊酸痛，舌质淡，脉沉弱。

治法：补益肾气，固摄止血。

方药：无比山药丸加减。

方中熟地、山药、山茱萸、怀牛膝补肾益精；肉苁蓉、菟丝子、杜仲、巴戟天温肾助阳，茯苓、泽泻健脾利水；五味子、赤石脂益气固涩。可酌加牡蛎、金樱子、补骨脂等固涩止血。腰脊酸痛、畏寒神怯者，加鹿角片、狗脊温补督脉。

七、紫斑

血液溢出于肌肤之间，皮肤表现青紫斑点或斑块的病证，称为紫斑。

（一）血热妄行

症状：皮肤出现青紫斑点或斑块，或伴有鼻衄、齿衄、便血、尿血，或有发热，口渴，便秘，舌红，苔黄，脉眩数。

治法：清热解毒，凉血止血。

方药：十灰散加减。

方中大蓟、小蓟、侧柏叶、茜草根、白茅根清热凉血止血；棕榈皮收敛止血，丹皮、栀子清热凉血；大黄通腑泄热。且大蓟、小蓟、茜草根、大黄、丹皮等药均兼有活血化瘀的作用，故全方具有止血而不留瘀的优点。热毒炽盛，发热，出血广泛者，加生石膏、龙胆草、紫草，冲服紫雪丹；热壅胃肠，气血郁滞，证见腹痛、便血者，加白芍、甘草、地榆、槐花，缓急止痛，凉血止血；邪热阻滞经络，兼见关节肿痛者，酌加秦艽、木瓜、桑枝等舒筋通络。

（二）阴虚火旺

症状：皮肤出现青紫斑点或斑块，时发时止，常伴鼻衄、齿衄或月经过多，颧红，心烦，口渴，手足心热，或有潮热，盗汗，舌质红，苔少，脉细数。

治法：滋阴降火，宁络止血。

方药：茜根散加减。

方中茜草根、黄芩、侧柏叶清热凉血止血；生地、阿胶滋阴养血止血；甘草和中解毒。阴虚较甚者，可加玄参、龟板、女贞子、旱莲草养阴清热止血；潮热可加地骨皮、白薇、秦艽清退虚热；若表现肾阴亏虚而火热不甚，证见腰膝酸软、头晕乏力、手足心热、舌红苔少、脉细数者，可改用六味地黄丸滋阴补肾，酌加茜草根、大蓟、槐花、紫草等凉血止血，化瘀消斑。

（三）气不摄血

症状：反复发生肌衄，久病不愈，神疲乏力，头晕目眩，面色苍白或萎黄，食欲不振，舌质淡，脉细弱。

治法：补气摄血。

方药：归脾汤加减。

可酌情加仙鹤草、棕榈炭、地榆、蒲黄、茜草根、紫草等，以增强止血及化斑消瘀的作用。若兼肾气不足而见腰膝酸软者，可加山茱萸、菟丝子、续断以补益肾气。

【转归预后】

血证的预后，主要与下述三个因素有关：一是引起血证的原因。一般来说，外感易治，内伤难治；新病易治，久病难治。二是与出血量的多少密切相关。出血量少者病轻，出血量多者病重，甚至形成气随血脱的危急重病。三是与兼见症状有关。出血而伴有发热、咳喘、脉数等症者，一般病情较重。

第十九节　消渴

消渴是由先天禀赋不足，复加情志失调、饮食不节等原因所导致的以阴虚燥热为基本病机，以多尿、多饮、多食、乏力、消瘦，或尿有甜味为典型临床表现的一种病证，也称为“消瘅”“消中”“膈消”“肺消”等。

本节之消渴与西医学的糖尿病基本一致。西医学的尿崩症，因具有多尿、烦渴的临床特点，可参考本节辨证论治。

【病因病机】

1. 禀赋不足

早在春秋战国时代，医家即已认识到先天禀赋不足是引起消渴的重要内在因素。《黄帝内经·灵枢·五变》说“五脏皆柔弱者，善病消瘅”，其中尤以阴虚体质最易罹患。

2. 饮食失节

长期过食肥甘，醇酒厚味，辛辣香燥，损伤脾胃，致脾胃运化失职，积热内蕴，化燥伤津，消谷耗液，发为消渴。

3. 情志失调

长期过度的精神刺激，如郁怒伤肝，肝气郁结，或劳心竭虑，营谋强思等，以致郁久化火，火热内燔，消灼肺胃阴津，而发为消渴。

4. 劳欲过度

房室不节，劳欲过度，肾精亏损，虚火内生，上蒸肺胃，致肾虚与肺燥、胃热俱现，发为消渴。

消渴的病机主要在于阴津亏损，燥热偏盛，而以阴虚为本，燥热为标，两者互为因果，阴愈虚则燥热愈盛，燥热愈盛则阴愈虚。消渴病变的脏腑主要在肺、胃、肾，尤以肾为关键。三脏之中，虽可有所偏重，但往往又互相影响。

消渴日久，则易发生以下两种病变：一是阴损及阳，阴阳俱虚。消渴虽以阴虚为本，燥热为标，但由于阴阳互根，阳生阴长，若病程日久，阴损及阳，则致阴阳俱虚。其中以肾阳虚及脾阳虚较为多见。二是病久入络，血脉瘀滞。消渴是一种病及多个脏腑的疾病，会影响气血的正常运行，且阴虚内热，耗伤津液，亦会使血行不畅而致血脉瘀滞。血瘀是消渴的重要病机之一，且消渴多种并发症的发生也与血瘀密切相关。

【辨证论治】

临证时应辨别上、中、下三消的主次，区别阴虚与燥热的标本轻重。本病的基本病机是阴虚为本，燥热为标，故清热润燥、养阴生津为本病的治疗原则。

本病常发生血脉瘀滞、阴损及阳的病变，也易并发痈疽、眼疾、劳嗽等病，故还应针对具体病情，及时合理地选用活血化瘀、清热解毒、健脾益气、滋补肾阴、温补肾阳等治法。

一、上消（肺热津伤）

症状：烦渴多饮，口干舌燥，尿频量多，舌边尖红，苔薄黄，脉洪数。

治法：清热润肺，生津止渴。

方药：消渴方加减。

方中重用天花粉以生津清热，佐黄连清热降火，生地黄、藕汁等养阴增液，尚可酌加葛根、麦冬以加强生津止渴的作用。若烦渴不止，小便频数，而脉数乏力者，为肺热津亏，气阴两伤，可加党参、石膏、知母等。

二、中消（胃热炽盛）

症状：多食易饥，口渴，尿多，形体消瘦，大便干燥，苔黄，脉滑实有力。

治法：清胃泻火，养阴增液。

方药：玉女煎加减。

方中生石膏、知母清肺胃之热，生地黄、麦冬滋肺胃之阴，川牛膝活血化瘀，引热下行。可加黄连、栀子清热泻火。若大便秘结不行，可用增液承气汤润燥通腑、“增水行舟”，待大便通后，再转上方治疗。本证亦可选用白虎加人参汤。方中生石膏、知母清肺胃、除烦热，人参益气扶正，甘草、粳米益胃护津，共奏益气养胃、清热生津之效。

三、下消

（一）肾阴亏虚

症状：尿频量多，混浊如脂膏，或尿甜，腰膝酸软，乏力，头晕耳鸣，口干唇燥，皮肤干燥、瘙痒，舌红苔少，脉细数。

治法：滋阴补肾，润燥止渴。

方药：六味地黄丸加减。

方中熟地滋肾填精，为君药；山萸肉固肾益精，山药滋补脾阴、固摄精微，二药在治疗时用量可稍大；茯苓健脾渗湿，泽泻、丹皮清泄肝肾火热，共奏滋阴补肾，补而不腻之效。阴虚火旺而烦躁，五心烦热，盗汗，失眠者，可加知母、黄柏滋阴泻火；尿量多而混浊者，加益智仁、桑螵蛸、五味子等益肾缩泉；气阴两虚而伴困倦，气短乏力，舌质淡红者，可加党参、黄芪、黄精补益正气。

（二）阴阳两虚

症状：小便频数，混浊如膏，甚至饮一溲一，面容憔悴，耳轮干枯，腰膝酸软，四肢欠温，畏寒肢冷，阳痿或月经不调，舌苔淡白而干，脉沉细无力。

治法：温阳滋阴，补肾固摄。

方药：金匮肾气丸加减。

方中六味地黄丸滋阴补肾，并用附子、肉桂以温补肾阳。本方以温阳药和滋阴药并用，正如《景岳全书·新方八略》所说："善补阳者，必于阴中求阳，则阳得阴助，而生化无穷；善补阴者，必于阳中求阴，则阴得阳长，而泉源不竭。"

消渴多伴有瘀血的病变，故对于上述各种证型，尤其是对于舌质紫黯，或有瘀点瘀斑，脉涩或结或代，以及兼见其他瘀血证候者，均可酌加活血化瘀药，如丹参、川芎、郁金、红花、山楂等。

消渴容易发生多种并发症，故在治疗本病的同时，应积极治疗并发症。白内障、雀盲、耳聋，主要病机为肝肾精血不足，不能上承耳目，宜滋补肝肾，益精补血，可用杞菊地黄丸或明目地黄丸。对于并发疮毒痈疽者，则治宜清热解毒，消散痈肿，可用五味消毒饮；在痈疽的恢复阶段，治疗上要重视托毒生肌；并发肺痨、水肿、中风者，则可参考有关章节辨证论治。

【转归预后】

消渴常病及多个脏腑，病变影响广泛，未及时医治及病情严重的患者，常可并发多种病证，如肺失滋养，日久可并发肺痨；肾阴亏损，肝失濡养，肝肾精血不能上承于耳目，则可并发白内障、雀目、耳聋；燥热内结，营阴被灼，脉络瘀阻，蕴毒成脓，则发为疮疖痈疽；阴虚燥热，炼液成痰，或血脉瘀滞，痰瘀阻络，蒙蔽心窍，则发为中风偏瘫；阴损及阳，脾肾衰败，水湿潴留，泛滥肌肤，则发为水肿。综观消渴的自然发病过程，常以阴虚燥热为始，病程日久，可导致阴损及阳，血行瘀滞，而形成阴阳两虚，或以阳虚为主，并伴血脉瘀阻的重证，且常出现各种严重的并发症。

消渴是现代社会中发病率甚高的一种疾病，尤以中老年发病较多。“三多”和消瘦的程度，是判断病情轻重的重要标志。早期发现、坚持长期治疗、生活规律、饮食控制的患者，其预后较好。儿童患本病者，大多病情较重。并发症是影响病情、降低患者劳动力和危及患者生命的重要因素，故应十分注意及早防治各种并发症。

第二十节　腰痛

腰痛是以腰部一侧或两侧疼痛为主要症状的病证，腰为肾之府，腰痛与肾的关系最为密切。

西医学中的风湿性腰痛、腰肌劳损、腰椎病变、泌尿系感染等疾病的过程中出现以腰痛为主要症状者，可参考本节辨证论治。

【病因病机】

1. 感受寒湿

多由居处潮湿，或劳作汗出当风，衣裹冷湿，或涉水冒雨而感受寒湿之邪，致腰部经脉受阻，气血不畅，而发生腰痛。

2. 感受湿热

感受湿热之邪，或寒湿内蕴日久蕴而化热，实热阻遏经脉气血运行，引发腰痛。

3. 跌扑外伤

跌扑外伤，或长期体位不正，或腰部用力不当，均可致气血运行不畅，腰部气机壅滞，血络瘀阻而生腰痛。

4. 肾亏体虚

先天禀赋不足，加之劳累太过，或久病体虚，或年老体衰，或房室不节，以致肾精亏损，无以濡养腰府筋脉，而发生腰痛。

【辨证论治】

腰痛辨证应先分虚实。虚者以补肾壮腰为主，兼调养气血；实者祛邪活络为要，针对病因，施之以活血化瘀，散寒除湿，清泻湿热等法；虚实兼夹者，分清主次，标本兼顾治疗。

一、寒湿腰痛

症状：腰部冷痛重着，转侧不利，逐渐加重，每遇阴雨天或腰部感寒后加剧，痛处喜温，得热则减，苔白腻而润，脉沉紧或沉迟。

治法：散寒除湿，温经通络。

方药：干姜苓术汤加减。

方中干姜散寒温中，以壮脾阳；白术健脾燥湿；茯苓健脾渗湿；甘草益气健脾。诸药合用，温运脾阳以散寒，健运脾气以化湿利湿，故寒去湿除，诸证可解。寒甚痛剧，拘急不适，肢冷面白者，加附子、肉桂、白芷以温阳散寒；湿盛阳微，腰身重滞，加独活、五加皮除湿通络；兼有风象，痛走不定者，加防风、羌活疏风散邪；病久不愈，累伤正气者，改用独活寄生汤扶正祛邪。

二、湿热腰痛

症状：腰部坠胀疼痛，痛处伴有热感，每于夏季或腰部着热后痛剧，遇冷痛减，口渴不欲饮，尿色黄赤，或午后身热，微汗出，舌红苔黄腻，脉濡数或弦数。

治法：清热利湿，舒筋活络。

方药：加味二妙散。

方中黄柏、苍术辛开苦燥以清化湿热；防己、萆薢利湿活络，畅达气机；当归、牛膝养血活血，引药下行直达病所；龟板补肾滋肾，既防苦燥伤阴，又寓已病防变。诸药合用，寓攻于补，攻补兼施，使湿热去而不伤正。临证多加土茯苓、木瓜以渗湿舒筋，加强药效。热重烦痛，口渴尿赤者，加栀子、生石膏、忍冬藤、滑石以清热除烦；湿偏重，伴身重痛、纳呆者，加防己、萆薢、蚕沙、木通等除湿通络；兼有风象而见咽喉肿痛、脉浮数者，加柴胡、黄芩、僵蚕发散风邪；湿热日久兼有伤阴之象者，加二至丸以滋阴补肾。

三、瘀血腰痛

症状：痛处固定，或胀痛不适，或痛如锥刺，日轻夜重，或持续不解，活动不利，甚则不能转侧，痛处拒按，面晦唇黯，舌质隐青或有瘀斑，脉多弦涩或细数。病程迁延，常有外伤、劳损史。

治法：活血化瘀，理气止痛。

方药：身痛逐瘀汤加减。

方中当归、川芎、桃仁、红花活血化瘀，以疏达经络；配以没药、五灵脂、地龙化瘀消肿止痛；香附理气行血；牛膝强腰补肾，活血化瘀，又能引药下行直达病所。诸药合用，可使瘀去壅解，经络气血畅达而止腰痛。若疼痛剧烈，日轻夜重，瘀血痼结者，可酌加全蝎、地鳖虫、穿山甲协同方中地龙起虫类搜剔、通络祛瘀作用；由于闪挫扭伤，或体位不正而引起者，加乳香配方中之没药以活络止痛，加青皮配方中香附以行气通络之力，若为新伤也可配服七厘散；有肾虚之象而出现腰膝酸软者，加杜仲、川续断、桑寄生以强壮腰肾。

四、肾虚腰痛

症状：腰痛以酸软为主，喜按喜揉，腿膝无力，遇劳则甚，卧则减轻，常反复发作。偏阳虚者，则少腹拘急，面色㿠白，手足不温，少气乏力，舌淡脉沉细；偏阴虚者，则心烦失眠，口燥咽干，面色潮红，手足心热，舌红苔少，脉弦细数。

治法：偏阳虚者，宜温补肾阳；偏阴虚者，宜滋补肾阴。

方药：偏阳虚者以右归丸为主方温养命门之火。方中熟地、山药、山茱萸、枸杞子培补肾精；杜仲强腰益精；菟丝子补益肝肾；当归补血行血。诸药合用，共奏温肾壮腰之功。偏阴虚者可以左归丸为主方，以滋补肾阴。方中熟地、枸杞、山茱萸、龟板胶填补肾阴；配菟丝子、鹿角胶、牛膝以温肾壮腰，肾得滋养则虚痛可除。若虚火甚者，可酌加大补阴丸送服。如腰痛日久不愈，无明显的阴阳偏虚者，可服用青娥丸补肾以治腰痛。

【转归预后】

腰痛患者若能得到及时正确的治疗，一般预后良好。但若失治误治，病延日久，痛久入络，气郁血阻于络脉，邪气益痼，营血益虚，腰部筋肉骨节失荣，可能转归、合并腰部强直、痿弱（痿病），瘫痪于床榻，则预后不良。

第二十一节　痹证

痹证是指人体肌表、经络因感受风寒湿邪引起的以肢体、关节等处疼痛、酸楚、麻木、重着及活动障碍为主要症状的病证，临床上具有渐进性或反复发作的特点，其主要病机是气血痹阻不通，筋脉关节失于濡养。

西医学中的风湿性关节炎、类风湿性关节炎、强直性脊柱炎、痛风、肌纤维炎、增生性骨关节炎等出现痹证的临床表现时，均可参考本篇内容辨证论治。

【病因病机】

1. 感受外邪

久居湿地，严寒冻伤，贪凉露宿，睡卧当风或冒雨涉水而致风寒湿邪内侵，气血运行痹阻；或因久居炎热潮湿，外感风湿热邪而痹阻经脉筋脉，致气血痹阻不通，而成行痹、痛痹、着痹或热痹。

2. 体虚感邪

劳倦过度，耗伤正气，或病后、产后气血不足，腠理空虚，卫外不固，外邪乘虚而入，致气血运行不畅，经络阻滞，筋脉关节失于濡养而为痹证。

【辨证论治】

在痹证中，风寒湿热不同邪气侵犯人体，可表现出不同的临床症状，一般风盛为行痹，寒盛为痛痹，湿盛为着痹，热盛为热痹。临证时应注意辨虚实，新病多实，久病多虚。痹证的治疗应以祛邪通络为基本原则，并根据邪气的偏盛，分别予以祛风、散寒、胜湿、清热等；久痹正虚者，应重视扶正，补肝肾、益气血是常用之法。

一、行痹

症状：肢体关节、肌肉疼痛酸楚游走不定，且关节屈伸不利，或伴有恶风、发热等表证，舌苔薄白，脉浮紧。

治法：祛风通络，散寒除湿。

方药：蠲痹汤。

方中蜂房、乌梢蛇、土鳖虫、螳螂通经活络以宣痹；威灵仙、羌活、防风、秦艽、豨莶草、青风藤疏风祛邪；当归养血活血；穿山甲搜剔络脉瘀滞。若疼痛以上肢关节为主者，可选加羌活、白芷、桑枝、威灵仙、姜黄、川芎祛风通络止痛；若以下肢关节为主者，可选加独活、牛膝、防己、萆薢、松节等祛湿止痛；以腰背关节为主者，多与肾气不足有关，酌加杜仲、桑寄生、淫羊藿、巴戟天、续断等温补肾气。

二、痛痹

症状：肢体关节疼痛较剧，甚至关节不可屈伸，遇冷痛甚，得热则减，痛处多固定，亦可游走，皮色不红，触之不热，苔薄白，脉弦紧。

治法：温经散寒，祛风除湿。

方药：乌头汤。

方中制川乌、麻黄温经散寒，宣痹止痛；芍药、甘草缓急止痛；黄芪益气固表，并能利血通痹；蜂蜜甘缓，益血养筋，制乌头燥热之毒。可选加羌活、独活、防风、秦艽、威灵仙等祛风除湿，加姜黄、当归活血通络。寒甚者，可加制附片、桂枝、细辛温经散寒。

三、着痹

症状：肢体关节疼痛重着、酸楚，或有肿胀，痛有定处，肌肤麻木，手足困重，活动不便，苔白腻，脉濡缓。

治法：除湿通络，祛风散寒。

方药：薏苡仁汤加减。

方中薏苡仁、苍术健脾渗湿；羌活、独活、防风祛风胜湿；川乌、麻黄、桂枝温经散寒；当归、川芎养血活血；生姜、甘草健脾和中。关节肿胀者，加秦艽、萆薢、防己、木通、姜黄除湿通络；肌肤不仁，加海桐皮、豨莶草祛风通络，或加黄芪、红花益气通痹。

四、热痹

症状：关节红肿疼痛，屈伸不利，痛不可触，得冷则痛减，常伴发热汗出，口渴心烦，舌苔黄腻，脉滑数。

治法：清热通络，疏风祛湿。

方药：宣痹汤加减。

方中防己、蚕沙除湿宣痹；滑石清热祛湿；薏苡仁、赤小豆利水渗湿；连翘、栀子清热凉血；半夏、杏仁通络宣痹。若湿浊甚者，加苍术，萆薢；舌质红，苔不厚腻者，可去半夏；痛甚者，加姜黄、海桐皮；局部热重者，加生石膏、知母、忍冬藤；肢体肌肤有斑者，加赤芍、丹皮。

【转归预后】

痹证治疗及时，病邪祛除，预后多佳。若失治误治，或治未痊愈，或摄生不当，反复感寒受邪，均可使病情反复发作，日渐加重，迁延不愈，日久可见关节肿胀畸形，甚至腰背部强直变形。若虽初发而感邪深重，严重影响功能活动或损伤内脏，则预后较差。

参考文献

1. 王键. 中医基础理论［M］. 2版. 北京：中国中医药出版社，2016.

2. 张登本. 中医学基础［M］. 北京：中国中医药出版社，2017.

3. 陈金水. 中医学［M］. 9版. 北京：人民卫生出版社，2018.

4. 孙广仁. 孙广仁中医基础理论讲稿［M］. 北京：人民卫生出版社，2016.

5. 李德新. 李德新中医基础理论讲稿［M］. 北京：人民卫生出版社，2008.

6. 郭霞诊. 程士德中医学基础讲稿［M］. 北京：人民卫生出版社，2008.

7. 印会河. 印会河中医学基础讲稿［M］. 北京：人民卫生出版社，2008.

8. 张伯讷. 张伯讷中医学基础讲稿［M］. 北京：人民卫生出版社，2009.

9. 梁繁荣，王华. 针灸学［M］. 4版. 北京：中国中医药出版社，2016.

10. 黄兆胜. 中药学［M］. 北京：人民卫生出版社，2002.

11. 郑洪新. 中医基础理论专论［M］. 10版. 北京：中国中医药出版社，2016.